皮膚科診断をきわめる

目を閉じて診る，
もうひとつの**診断学**

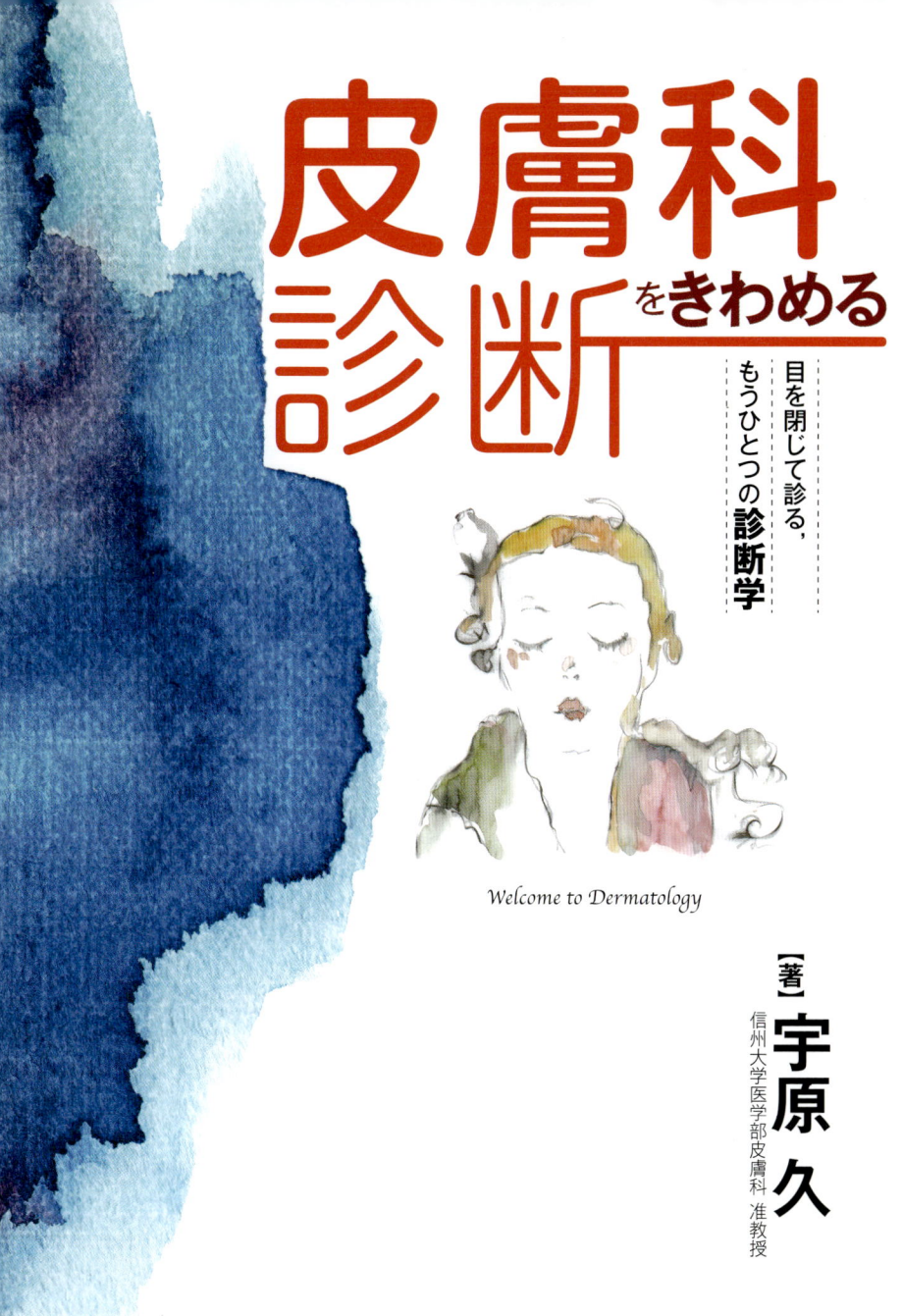

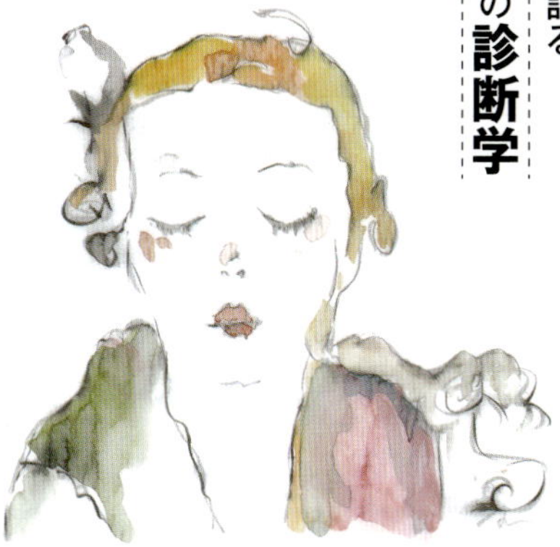

Welcome to Dermatology

【著】宇原 久
信州大学医学部皮膚科 准教授

秀潤社

著者紹介

宇原　久（うはら・ひさし）

1986年　北海道大学医学部卒
1987年　信州大学医学部附属病院助手（皮膚科）
1988年　国立がんセンター研究所病理部及び附属病院皮膚科任意研修医
1990年　諏訪赤十字病院皮膚科医長
1991年　信州大学医学部附属病院助手（皮膚科）
1995年　信州大学医学部附属病院　講師（皮膚科）病棟医長（-2011）
2011年　信州大学医学部 准教授（皮膚科）現在に至る

主な専門分野：皮膚がん
所属学会：日本皮膚科学会,日本癌学会,等

著書：どう診る,どう治す,皮膚診療はじめの一歩（羊土社,2013刊）
皮膚科への一歩（電子書籍）（http://p.booklog.jp/book/54744）
Web：うはら皮膚科（仮想クリニック）

見えてしまう危機

皮膚科のトレーニングをある程度積めば，皮膚疾患の多くは見ただけで診断がつくようになります．しかし，一瞬で問題が解決してしまうと，皮膚症状の裏側に潜む根本的な問題を見逃す危険性があります．直観的な（無意識下の）判断を一旦保留して，「本当にこの結論で間違いないだろうか？」と立ち止まる（問題を意識下に引きずり出す）ことは，医療に限らず，思い込みによるヒューマンエラーを回避するために大切なステップです．実際，医師は日常診療でこの段階を踏んでいます．皮膚科的には，まず眼で攻め（視診），一旦立ち止まり，他に見逃している点はないかと思いを巡らすわけです．しかし，さまざまな要因により，この最後の段階に漏れが起きることがあります．

私は症例報告の抄録を読むのが好きです．教科書にはない臨場感があるからです．10年ほど前からは興味のある抄録の収集も始め，データをクラウド型のメモ格納ソフトに入れて，診察時に活用するようにしています．年齢，性別，症候などを入れて検索をかけると，気づかなかった疾患が病歴とともにヒットするわけです．病歴という物語には主治医が「何かおかしい」と思ったきっかけがキラ星のように輝いており，それらこそが重要なキーワードになります．皮膚科的な症候に，これらのキーワードをつけて整理しておけば，重要な疾患を見逃さないためのチェックシートになるのではないかと思い，書籍化を計画しました．

本書は企画段階から臨床写真のない診断学を目指しました．本書の目的は自分が思いつかなかった鑑別疾患の発見です．したがって，なるべく皮膚の症候は曖昧に，少し広めにとらえておいたほうが良いと思ったからです．また，皮膚所見を詳細に分析できなくても，もっといえば医療従事者ではない一般の方でもイメージできる程度の皮膚症状に，一般の方でも理解できる症候のキーワードを組み合わせることにより，重要な疾患をあぶりだせるのではないかと考えたためです．キーワードの多くは，簡単な質問によってえられる病歴と症候です．ちょっと立ち止まって，この皮膚症状を示す疾患の中で最も危険な疾患は何か？と考え，それを簡単にチェックできれば，重大なエラーを回避できるのではないかと思ったのです．眼で攻め（視診），一旦立ち止まり（眼を閉じて視覚情報を簡素な言葉に変換してしまう），次に用意されている言葉の側から攻める（重要な疾患を想起すべきキーワードのチェック），といったイメージです．

各項は，クイズ，解説，病歴，まとめ，という流れで構成されています．クイズの中で最も大切な質問は「見逃してはいけない疾患は？」です．次の病歴集は本書の核となる部分です．ここには，皮膚科医にはあまりなじみはないが，他科では重要で，しかも皮膚症状とリンクしやすい疾患も盛り込みました．ノンフィクションである病歴は無味乾燥な解説文より臨場感があるため，疾患の理解に役立つのではないかと期待しています．

写真のない皮膚科診断学の本を出版するというギャンブルに乗ってくれた学研メディカル秀潤社とアイデアを形にしてくれた編集者の宇喜多具家さん，校正を手伝ってくれた息子の大地に感謝します．本書が皮膚疾患の診療に関わる方の助けになることを願っています．

2016年3月5日，太陽の塔が見える窓際で

宇原　久

本書の使い方

著者が意図した使い方です．

1）最初のページに簡単な病歴と質問が出ています．まずは，各項のタイトルとイラストと病歴から考えられる疾患を，次に，見逃してはいけない疾患と重症度に関係なく思いつく鑑別診断，そして鑑別のためのキーワードを挙げてみてください．
2）次のページに解説があります．最初のページの症例についてのコメントから始まります．該当する疾患は1つとは限りません．筆者自身のイメージですので，答えが合っていなくても何ら問題はありません．次に，大事な疾患についての解説に移ります．皮膚症状を伴う特に重要な疾患は複数の項目に繰り返し登場します．また◯◯か，と思われるかもしれません．しかし，「稀でも大事な疾患」が記憶に固定されることを意図したものですのでお付き合いください．
3）次に病歴集が続きます．疾患名は各病歴の先頭にありますが，もし2回以上読んでくださる方がおられるようでしたら，できれば疾患名は見ずに，病歴のみから疾患を予想できるかチャレンジしてみてください．
4）各項の最終頁のまとめは診察時のチェックリストとしての利用を想定しています．
5）辞書的な利用も本書が目指したところです．

目次 | Contents

絵でみる目次 | Contents

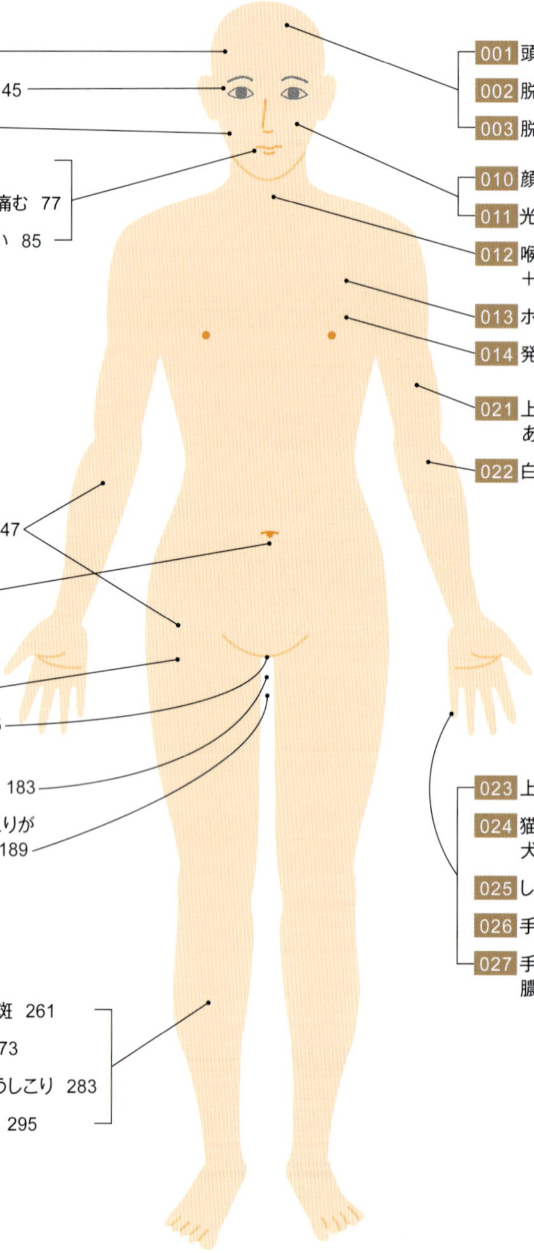

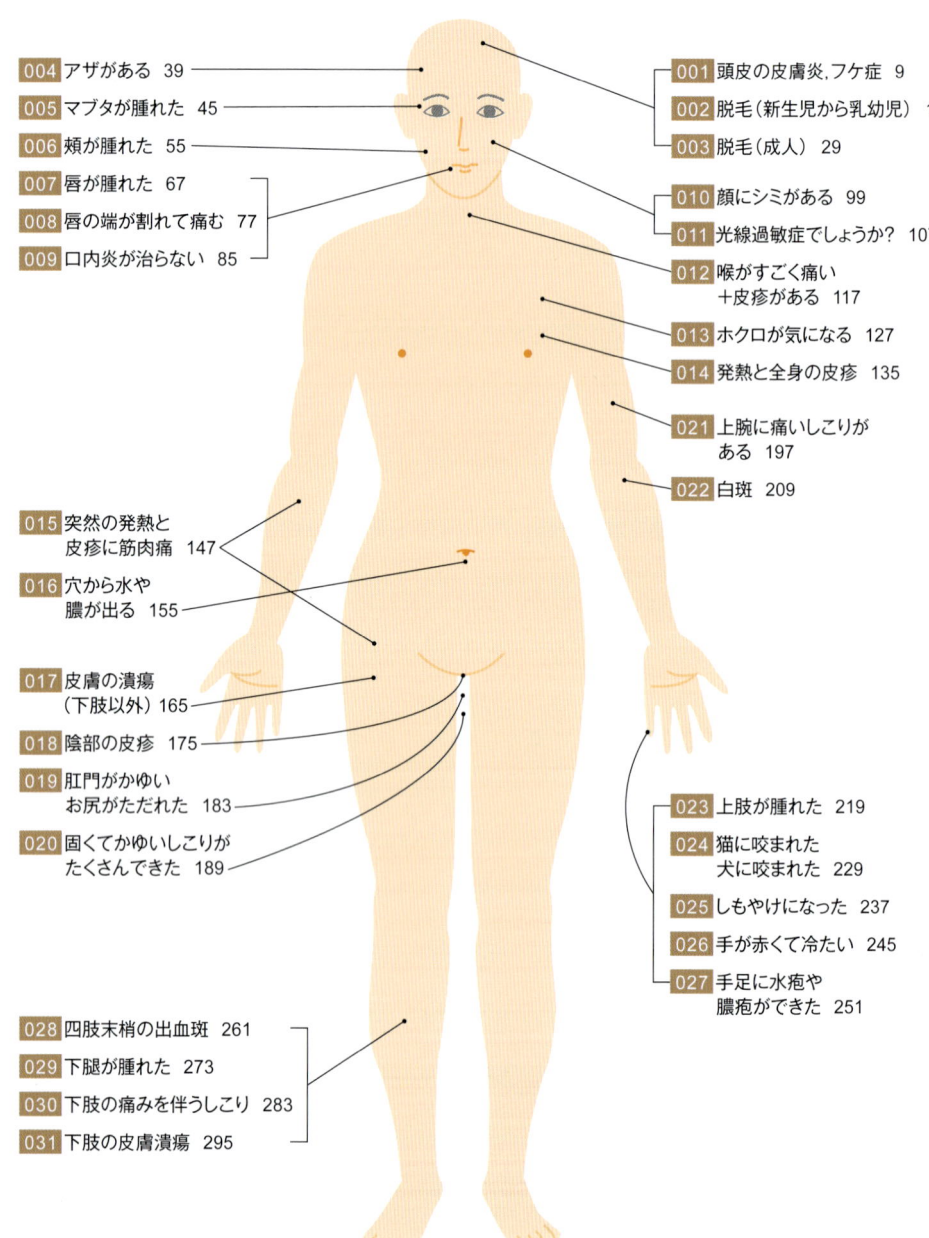

01 頭皮の皮膚炎，フケ症

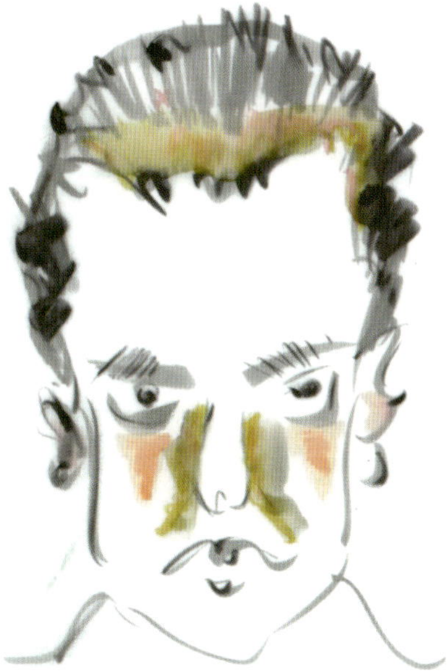

図 1

エピソード　40 歳代，男性．1 年前より頭皮と頬にかゆい皮疹が出没するようになった．脂漏性皮膚炎としてステロイド外用薬で軽快と増悪をくり返していた．2 カ月前より微熱，倦怠感，頸部リンパ節の腫脹が出現した．

Question

Q1	絶対に見落としてはいけない疾患は？
Q2	頭皮の皮疹でよくある疾患は？
Q3	鑑別診断のポイントは？

Dr.Uhara's Advice

図１の病歴は**HIV感染症**をイメージしています．**リンパ節腫脹が目立たなければ皮膚筋炎**が重要な鑑別疾患になります．急ぐのは皮膚筋炎の方です．

Answer

A1

絶対に見落としてはいけない疾患は？

皮膚筋炎，HIV感染症，白癬（とくにトンズランス），天疱瘡，ランゲルハンス細胞組織球症（乳幼児）です．

A2

頭皮の皮疹でよくある疾患は？

脂漏性皮膚炎，接触皮膚炎（シャンプー，毛染め，化粧品），ブラシなどを用いた過度の洗髪による脱脂，慢性湿疹，脂漏性角化症です．

A3

鑑別診断のポイントは？

・微熱や倦怠感などの全身症状（皮膚筋炎, HIV, 帯状疱疹, 白癬）
・リンパ節腫脹の有無（ウイルス感染症や湿潤した湿疹）
・患部が一部に限局している（感染症や湿疹）
・膿疱や滲出液がある（白癬）
・脱毛を伴っている（白癬）

診断に至るラダー

Q「脂漏性皮膚炎（フケ症）を疑ったときに注意すべきポイントはなんですか？」

A「乳幼児では背中の正中をみること（ランゲルハンス細胞組織球症），アトピー性皮膚炎様症状と下痢と中耳炎と体重増加不良の有無（免疫不全症）です」

Q「大人ではどうですか？」

A「倦怠感や微熱の有無（皮膚筋炎，HIV感染症）がなければ，真菌検査や接触皮膚炎の鑑別と，洗髪方法をチェックします」

解説

絶対に見落としてはいけない疾患

フケ症や頭皮のかゆみで受診する患者さんは少なくありません．この場合，まず**皮膚筋炎，HIV 感染症**の可能性がないかチェックします．稀ですが大切な疾患です．

1 皮膚筋炎

瞼や頬（歌舞伎の化粧のような分布）の紅斑（**図 2a**）や手指や肘膝の関節背面の紅斑（**図 2b**），背部に多数の引っ掻き傷（**図 2c**）があれば皮膚筋炎を疑います．

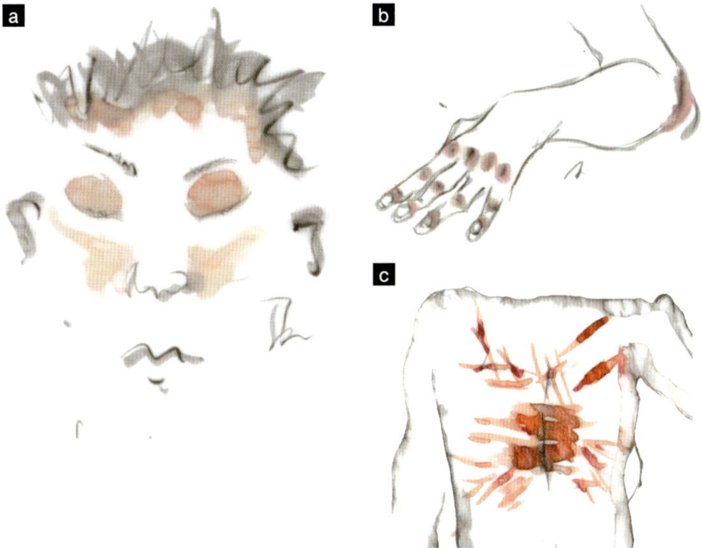

図２　皮膚筋炎
a）隈取様皮疹，b）関節背面の皮疹，c）背中の掻破痕．

皮膚筋炎の頭皮から生え際，耳回りの皮疹は鱗屑を伴うびまん性の淡紅色紅斑で，かゆみもあるため毛染めなどのかぶれ（接触皮膚炎）に似ています．

倦怠感や息切れがあれば間質性肺炎を疑って，その日のうちに対応が必要です．

2 HIV 感染症

微熱や倦怠感は HIV 感染症を疑うサインでもあります．皮膚筋炎と HIV 感染症は迅速な対応が必要です．それ以外の疾患は，診断のために許される時間に余裕があります．

コメント　図 1 は HIV 感染症をイメージしています．頭頸部に中等度以上の皮疹があると通常の湿疹でも後頭部，耳前後から頸部のリンパ節が腫れることはありますので，リンパ節腫脹自体は即恐ろしい状況を示すものではありません．

他に考えられる疾患

1 ランゲルハンス細胞組織球症

乳幼児で頭皮にフケ症を伴う場合はアトピー性皮膚炎や乳児湿疹の可能性が高いのですが，必ず**背部**をチェックします（**図 3**）．**1 mm 程度の小さい丘疹と点状出血が脊柱に沿って**多発していれば，ランゲルハンス細胞組織球症です．

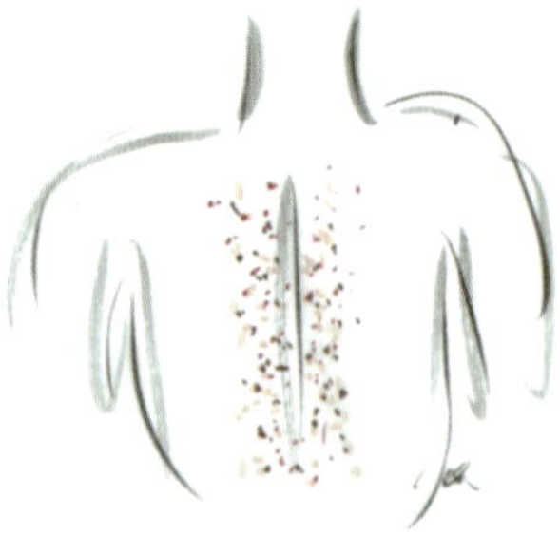

図 3　ランゲルハンス細胞組織球症
乳児脂漏性皮膚炎は必ず背中を見る．

コメント　ランゲルハンス細胞組織球症……樹状細胞の一種であるランゲルハンス細胞が，臓器に局所的またはびまん性の浸潤を伴い増殖する疾患です．患者の 70 ～ 80％は小児であり，日本における小児発症例は年に 60 ～ 70 人で，多臓器型は 1 歳未満に多く，ほとんどが 3 歳未満に発症します．原因は不明ですが，本症の 60％に *BRAF* 変異を認めることから同阻害剤の治験が行われています．（一部，日本 LCH 研究グループ HP より引用）

2 白癬

膿疱や滲出液を伴う場合は真菌や細菌の感染症を疑いますが，白癬の鑑別は必須です．ただし，**柔道部やレスリング部**で多発する白癬症（トンズランス→ p.23 参照）は軽いフケ症状のみで赤みなどの炎症がほとんどない場合もあるので，鱗屑を伴う皮疹でステロイド外用を行う場合は事前の真菌検査が必須となります．しかし，前治療としてステロイド外用薬（ローション）や抗菌薬などの投与が行われていると診断がむずかしくなります．直接鏡検や培養などのいくつかの同定検査を組み合わせたり，1回の検査で陰性でも，しつこく検査をくり返すことが必要です．

3 蕁麻疹

皮疹はないのに「掻きはじめると止まらなくなるほどかゆくなる」と訴える場合は蕁麻疹の可能性があります．頭皮以外の部位で皮膚描記が誘発できないか確認します．皮疹がないのにかゆみのみがある場合は，ステロイド外用薬より抗ヒスタミン薬の内服がよく効きます．

コメント

皮膚描記法……表面が平滑（傷がつきにくい）な棒やペンの後ろで背中や前腕をこすって，線状に隆起する膨疹が出てくれば蕁麻疹と診断できます．

4 脂漏性皮膚炎

鱗屑を伴った紅斑が頭皮全体にあり，とくに原因がない場合は脂漏性皮膚炎という診断になります．脂漏性皮膚炎の原因ははっきりしていませんが，常在する真菌などの関与が疑われており，抗真菌薬のケトコナゾールが，同症に対して保険収載されています．

コメント

接触皮膚炎に気をつけて……抗真菌薬入りのシャンプーをすでに使用している患者さんでフケ症やかゆみが治らない場合は，シャンプーにかぶれていることがあります．原因不明のフケ症はいったんシャンプーや整髪料の使用を2週間止めてもらうようにしています．かぶれを鑑別するためです．シャンプーは垢と脂を短時間に洗い落とす役割が主体ですので，抗菌薬，保湿剤や植物成分などの追加は本来不要です．いろいろ入っていればそれだけかぶれる危険性も増えると思います．

脂漏性皮膚炎は新生児・乳児と成人におきますが，対応は異なります．

①**新生児・乳児**……新生児・乳児はほとんどが自然に治癒します．背中に小さい丘疹と出血斑がないかチェックします．ランゲルハンス細胞組織球症の可能性があります．

②**成人**……成人の場合は，脂漏性皮膚炎様皮疹を呈する疾患は多数あるので，次のような原因の検索が必要です．

◆原因１：洗髪

個人的には，洗髪という行為が脂漏性皮膚炎を含めて頭皮（および顔面）の皮膚炎の原因としてかなりの部分を占めているのではないかと思っています．フケが出るのでフケを取り除くために一生懸命洗う，ブラシで頭皮をこする，などという行為が脱脂を助長し，頭皮に傷がつくことにより炎症を惹起している可能性です．このような例はとくに中高年の男性で皮疹が頭皮に限局しているような場合が多いと思います．個人的な経験では，（患者さんが受け入れるかが問題ですが）シャンプーとブラシの使用を止め（あるいは泡タイプのシャンプーを少量使用する），洗髪をお湯だけで行い，地肌になるべく触れないように洗髪をしてもらうだけで症状が改善した患者さんが少なからずいます．

◆原因２：毛染め，育毛剤などの外用によるかぶれ

頭皮の皮膚炎で全身的な問題がないと判断されれば，直近の毛染めの時期と髪につけている化粧品類や育毛剤の有無をチェックします．上腕などに10円玉大の場所を設定して，頭皮に塗っていたものを１日１回そこに外用してもらい，３～４日間続けてみて赤くなるか確認します．患者さん自身にやってもらうパッチテストです．赤くなれば患者さん自身も納得しやすくなります．前胸部や上背部に皮疹がある場合はシャンプーによる接触皮膚炎の可能性があります．

① [著明な脂漏性皮膚炎様紅斑を認めた皮膚筋炎]

70 歳代，女性．手指の腫脹と紅斑から始まり，徐々に全身倦怠感，顔面と頭皮の脂漏性皮膚炎様紅斑，労作時の息切れが出現した．経過中に間質性肺炎が増悪して死亡した．（冨満弘之 ほか: 茨城県農村医学会雑誌 26: 90-5, 2013）

コメント 著者らは「脂漏性皮膚炎様皮疹は本邦の皮膚筋炎に高頻度に認められることが報告されている」とコメントしています．

② [*Microsporum canis* によるケルスス禿瘡]

80 歳代，女性．頸部と頭部のかゆい皮疹で近医を受診し，脂漏性皮膚炎としてステロイドの外用を行った．いったん改善したが，その後増悪した．次に抗菌薬と抗ウイルス薬を投与されたが改善しなかった．初診時 37℃台の発熱と頸部リンパ節腫脹があり，頭部に膿疱，痂皮，紅斑を認めた．毛髪は粗で，顔面，頸部にも角化性紅斑を認めた．（水野麻衣 ほか: 皮膚の科学 12: 109-12, 2013）

コメント ステロイド外用薬は炎症（菌に対する免疫反応）を抑えるので赤みもかゆみもとれて，患者さんは楽になります．しかしステロイドの使用により（皮膚科医からすると）皮疹は見たことのない異様な所見を呈するようになり，診断を困難にします．この症例のように，“発熱と頸部リンパ節腫脹があり，頭部に膿疱，痂皮”という症状があると，細菌感染を疑って抗菌薬を処方されてしまうかもしれません．しかし抗菌薬により，真菌にとって敵になる常在菌が消えて症状はさらに悪化してしまいます．頭皮の細菌感染を疑ったら必ず白癬の鑑別をしなければいけません．

③ [無症候性 HIV-1 感染に伴う HIV 関連皮膚疾患]

30 歳代，男性．1 年前より頭部と顔面に瘙痒を伴う紅斑が出現し，ステロイド薬外用と抗ヒスタミン薬で治療したが，軽快と増悪をくり返していた．顔面の皮疹が拡大し，発熱も認めるようになった．初診時，頭部，顔面，頸部に粃糠様鱗屑を伴う紅斑，体幹，四肢の紅斑，肘頭と膝蓋には角化性局面を伴っていた．ステロイド薬の外用と抗ヒスタミン薬の内服で皮疹は消褪傾向を示したが，その後も同様の皮疹がくり返し出現していた．4 回目の再燃時には，顔面，体幹，四肢末梢に浸潤の強い紅斑や紅色丘疹が多発し，踵部から角化を伴い，頸部リンパ節腫脹を認めた．病理組織学的所見は，角層は正常角化と不全角化が水平方向，垂直方向にみられ，表皮の不規則な肥厚，顆粒層の部分的な肥厚，表皮突起の延長を認め，ケラチノサイトの個細胞壊死を伴っていた．また，真皮にはリンパ球，組織球が浸潤しており，リンパ球は大型でクロマチンが凝集し異型性を有していた．（永田尚子 ほか: 皮膚科の臨床 54: 1075-9, 2012）

コメント 教育的な症例です．組織結果のみでは悪性リンパ腫も鑑別にあがるかもしれません．乾癬様皮疹＋慢性の発熱をみたら，梅毒とHIV感染の除外が必須です．

④［ランゲルハンス細胞組織球症］

5カ月，男児．生後3カ月ごろより頭部と体幹に皮疹が出現した．受診時，胸腹部に鱗屑を伴う粟粒大〜米粒大の紅斑と丘疹が散在し，腹部には出血性丘疹を伴っていた．背部には黄色の痂皮を伴う丘疹，紅斑が散在していた．陰部，鼠径部，肛門周囲には紅色丘疹，浸潤を伴う局面を認めた．頭部には鱗屑，痂皮を伴う脂漏性皮膚炎様の皮疹を認めた．（牧原亜矢子 ほか: 皮膚科の臨床 56: 255-9, 2014）

コメント 乳児例は1 mm以下の細かい丘疹に点状出血が混じるのが特徴です．

⑤［頭部の脂漏性皮膚炎様皮疹を初発症状とした落葉状天疱瘡］

60歳代，男性．左前頭部に痛みと落屑を伴う紅斑が出現した．臨床および病理所見から脂漏性皮膚炎あるいは整髪料による接触皮膚炎と診断した．整髪料の中止とステロイド薬の外用を行ったが症状は悪化した．初診から10カ月後，体幹に瘙痒を伴う紅斑が出現し，その後弛緩性の水疱も出現してきた．血中抗デスモグレイン1抗体が陽性だった．（芦川大介 ほか: 臨皮 62: 306-8, 2008)）

コメント 落葉状天疱瘡は表皮角層下が裂けるため，臨床症状は伝染性膿痂疹（とびひ）とそっくりです．伝染性膿痂疹はブドウ球菌の毒素で表皮細胞間のデスモゾームが切れるので，病理組織学的にも落葉状天疱瘡とほぼ同じです．組織（最終的な攻撃部位）も同じなので臨床も似てきます．軽症の落葉状天疱瘡は頭皮や背部などに1〜2cmの痂皮や落屑を伴う少しじくじくしたびらん（まさしく膿痂疹）が数個散在するだけという場合もあります．抗菌薬の効かない，60歳以上の，かゆい，膿痂疹様の皮疹が出没する場合は抗デスモグレイン1抗体（できれば3とBP180抗体も）を調べたほうがよいかもしれません．

⑥［カンジダ性毛包炎］

70歳代，男性．頭頂部に異常な感覚を自覚して近医皮膚科を受診し，脂漏性皮膚炎の診断でステロイドローションによる治療を約3カ月受けた．当科初診時，紅斑の中央に脱毛と痂皮と膿疱を認めた．鏡検にて *Candida* 属真菌を認めた．（津田憲志郎 ほか: 皮膚病診療 28: 667-70, 2006）

コメント　ステロイド外用薬で皮疹が悪化した場合は，必ず真菌検査を行います．

⑦［皮膚筋炎］

70歳代，女性．両頬部から鼻尖にかけて淡い紅斑．病理組織学的には真皮上層の血管周囲に軽度のリンパ球浸潤を認めたのみであった．脂漏性皮膚炎を考えてステロイド薬の外用のみで経過観察していたが，2カ月後に顔面の皮疹が拡大し，爪囲紅斑と前胸部に掻破性皮膚炎と多形皮膚萎縮が出現した．3カ月後には体幹の皮疹が全体に拡大し，同時に体重減少と両上肢の把握痛を訴えた．CK，アルドラーゼは正常であったが，LDHは高値であり，胸部X線にて両上肺野に間質性陰影を認めた．間質性肺炎による呼吸不全で死亡した．（近藤美幾 ほか: J Visual Dermatol 5: 228-9, 2006）

コメント　爪周囲の紅斑はSLEと皮膚筋炎のサインです．多形皮膚萎縮とは皮膚がペラペラに薄くなり，細かい褐色斑，白斑，血管拡張などが混在した状態で，放射線治療後の皮膚，菌状息肉症（皮膚T細胞性リンパ腫），皮膚筋炎に認められます．

⑧［Multicentric reticulohistiocytosis］

60歳代，女性．約1カ月前より顔面に脂漏性皮膚炎様の皮疹と手指に紅色の丘疹と結節が出現した．乳癌の肺と胸膜転移，癌性胸水に対して化学療法を受けていた．原病の治療による病状の沈静化とともに軽快した．（太田智秋 ほか: 臨皮 58: 732-4, 2004）

コメント　手指の皮内から皮下に何かがたまったような感じで（サルコイド様），ぼこぼこに腫れます．全体に紫紅色を呈します．珍しい疾患です．組織像が特徴的です．皮膚科の専門医試験に時々出ます．

まとめ

電話（ことば）で判断できる 見逃してはいけない頭皮の皮膚炎　質問集

「頭皮にかゆい皮疹ができて悪化してきたのですが・・・」

・「上眼瞼が腫れていませんか？」……皮膚筋炎
・「だるさや息切れや発熱はありませんか？」……皮膚筋炎，HIV 感染症
・「背中にかきむしったようなかゆい皮疹はありませんか？」……皮膚筋炎
・「手指の関節部に一致して発赤やかさかさ（湿疹）はありませんか？」……皮膚筋炎
・「爪の根元の甘皮に黒い点々（小出血）はありませんか？」……皮膚筋炎
・「（乳児の場合）背中に小さい赤いぶつぶつがありませんか？」
　……ランゲルハンス細胞組織球症
・「じくじくしていませんか？毛が抜けてはげていませんか？」……白癬
・「格闘技をやっていませんか？」……白癬
・「（中高年男性の頭皮のみに症状）洗髪時にブラシを使用していませんか？」
　……刺激による皮膚炎
・「何もできていないのに掻きはじめたら止まらないかゆみですか？」……蕁麻疹

02 脱毛（新生児から乳幼児）

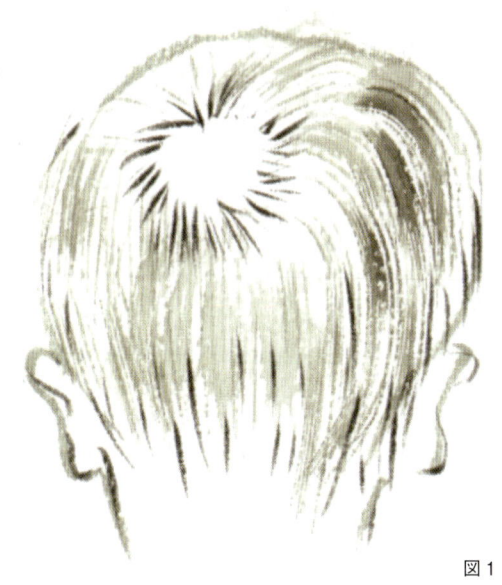

図1

エピソード　生後4日の男児．出生時より後頭部正中に10×12 mm大で淡紅色の軟らかい萎縮性の脱毛斑を認めた．脱毛斑は長い毛髪によって密に取り囲まれていた．

Question

Q1	新生児や乳幼児の脱毛で，絶対に見逃してはいけない疾患は？
Q2	新生児や乳幼児の頭部に脱毛斑があったときに考える疾患は？
Q3	診察のポイントは？

Dr.Uhara's Advice

図1のような正中部の脱毛や母斑は，**髄膜瘤**などの頭蓋内と連続した皮下病変の存在を疑わせます．

Answer

A1 **新生児や乳幼児の脱毛で，絶対に見逃してはいけない疾患は？**

新生児から乳幼児では**髄膜瘤**などの頭蓋内と交通のある病変です．また，**ビタミンD依存性くる病II型**などの代謝性疾患，**ビタミンや亜鉛などの欠乏症**です．幼児から小児では**白癬**です．

A2 **新生児や乳幼児の頭部に脱毛斑があったときに考える疾患は？**

新生児期には生理的な脱毛と後頭部の脱毛があります．後者は早産児に多く褥瘡対策と同じ予防が大切です．皮膚科に紹介されてくる新生児の小型の脱毛斑としてもっとも多いのは脂腺母斑です．

A3 **診察のポイントは？**

脱毛周囲の剛毛や脱毛部に赤や黒茶のあざがないかどうか，または脱毛部に痂皮，膿疱，易脱毛がないかチェックします．脱毛＋開口部周囲の皮疹では微量栄養素の不足を疑います．ミルクアレルギー（特殊ミルク）やてんかん（ケトン食）などの特殊な食事療法の有無を聞きます．

診断に至るラダー

Q「新生児や乳児の脱毛を診察するポイントを教えてください」

A「まず1点目は，部位（正中にないか）とアザの合併です．あれば皮下に髄膜瘤や骨の欠損がないか注意します．2点目は生下時は正常でも生後半年ぐらいしてから症状が顕在化する先天性あるいは栄養障害型の脱毛症があるということです．生下時が正常でも，先天性の疾患を除外してはいけません」

Q「小学校入学以後のお子さんで，注意すべきポイントはありますか？」

Ⓐ「大人と同じで脱毛部に落屑や痂皮，膿疱，湿潤，黒い点々などがあれば必ず真菌検査を行います．紡錘形の脱毛で，毛の長さがバラバラで掻き傷や血痂の付着などがあれば抜毛症を疑います．メンタル的なサポートが必要です」

解説

生下時より頭部に小型の脱毛斑がある場合に鑑別すべき疾患はたくさんあります．もっとも多いのは**脂腺母斑**であり，生下時は正常色から黄色の斑ですが，徐々に表面が顆粒状になり黄色から橙色調が強くなってきます．

もっとも注意が必要なのは**頭蓋内と関連する病変の有無**です．頭部正中に生まれつきある脱毛，剛毛，あざの下には頭蓋内と交通する（骨欠損を伴う）嚢腫性病変が隠れていることがあります．

乳幼児には稀ですが，脱毛部に痂皮，膿疱，易脱毛があれば**白癬**の可能性があるため真菌鏡検（皮膚の鱗屑と毛の両方）が必須です．

絶対に見逃してはいけない疾患

1 髄膜瘤（新生児から乳児）

眉間から脊柱にいたる正中に存在し，**脱毛斑周囲に剛毛や血管腫**の合併などがあれば（**図2**），頭蓋内と交通している場合があるので，画像評価が必要になります．（髄膜瘤→ p.40 を，アザ→ p.41 を参照）

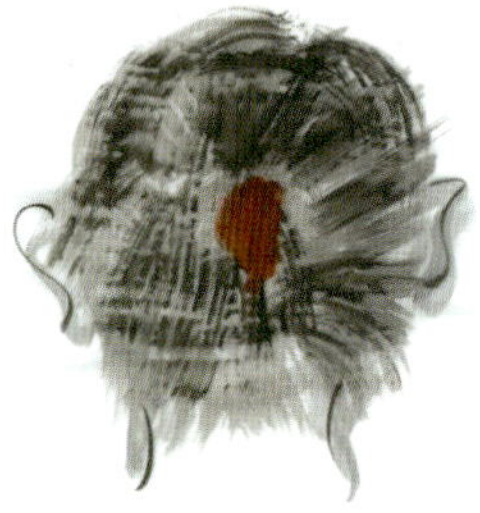

図2　正中の脱毛斑やアザの下には何かあるかもしれない．

2 ビタミンD依存性くる病II型

生下時の毛髪は正常ですが，**生後半年ごろから脱毛**し始める疾患です．生後半年ごろから髪質の変化や脱毛が始まる毛髪異常症はたくさんあり，くる病のみに特異な現象ではありません．たぶん，生後半年という時期に新生児（胎児

期）から幼児期へ毛の質がスイッチするのではないかと個人的には想像しています．（メモ参照）

メモ 先天性外胚葉奇形に伴う毛髪異常

外胚葉形成不全（歯，毛，汗腺に異常）は約100種あるが，捻転毛が多いです．生下時には問題なく，幼少児期に異常が出てくるので，「先天性」という言葉に惑わされないようにしましょう．

（下村 裕：日皮会誌 121: 1841, 2011, セミナリウム）

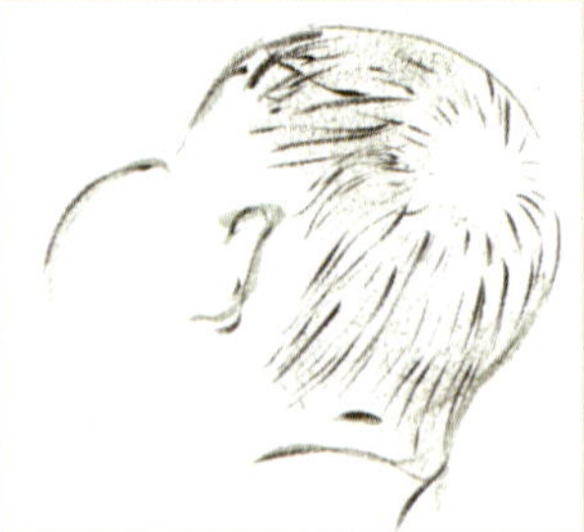

図3　乳児の脱毛
生後6か月以上たってから異常が出現する先天性疾患があることに注意する．

3 ビオチン・カルニチン・セレン，亜鉛欠乏症

ミルクアレルギー（アミノ酸調整乳など），てんかん（ケトン食），フェニルケトン尿症，メープルシロップ尿症，ホモシスチン尿症，ガラクトース血症クレチン症などに対して特殊な食事療法を行っているときに，ビオチンや亜鉛の欠乏がおきることがあります（→ p.179，185 も参照）．

脱毛に開口部周囲の落屑や痂皮を伴う境界明瞭な紅斑（乾癬や先天性魚鱗癬様）は，微量栄養素の不足を疑います．皮膚症状のほかに倦怠感や下痢を伴うことがあります．体質的に母乳に亜鉛が含まれない母親から生まれたお子さんの場合は病歴からの診断は困難です．亜鉛欠乏では血清アルカリフォスファターゼが低値を示します．微量栄養素の欠乏による脱毛は，供給低下が始まってから3～6カ月後に症状が出ることが多いといわれています．

4 頭部白癬（とくに幼児期）

脱毛部分に紅斑や膿疱などの炎症所見を伴っていたり，毛が容易に抜けるような場合は必ず真菌検査を行います．「膿疱があるから」といって細菌感染を疑って安易に抗菌薬の外用や内服を行ってしまうと，真菌感染症は悪化します（体が抗菌薬によって無菌培地になるため）．またステロイドローションは使用を始めた数日間は炎症が抑えられて（赤みとかゆみが減って）症状が軽くなりま

すが，その後悪化します（永久脱毛となることがあり，医療上大きな問題となる可能性があります）．猫から感染する白癬では炎症症状が強くなります．

◆トンズランス

格闘技選手の間に蔓延している白癬（トンズランス）は集団感染がおき，家人が持ち込んで家族全員に感染している場合があります．毛がまばらに抜けているが，かゆみや炎症が少ない場合があるので注意が必要です．

本症は放置しても症状は自然に軽快しますが，菌が毛穴に入り保菌者となるといわれています．したがって，1人にトンズランス感染がみつかったら，症状の有無に関係なく家族や所属するスポーツ団体全員の検査が必要です．脱毛部に多発する細かい黒い点（black-dots）は診断の参考になります．トンズランスは毛の内部に真菌成分が認められるのが特徴です（つまり，皮膚の鱗屑には真菌成分が見つからないことがある）．

5 剣創状強皮症

限局性強皮症の中で，被髪頭部にナイフで切られたような紡錘形の脱毛としてみられます．脱毛部の皮膚に光沢とへこみと固さがあります．全身性強皮症のように全身の皮膚硬化や内臓病変を伴いませんが，本症にはブドウ膜炎を合併することがあります．

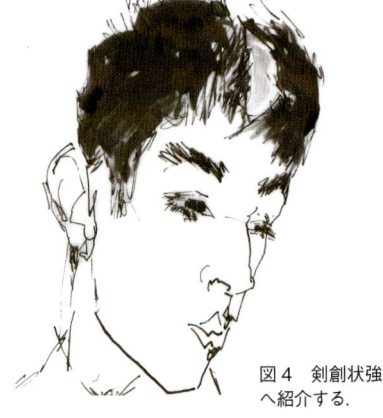

図４　剣創状強皮症は，眼科へ紹介する．

その他の疾患：新生児から乳児

1 脂腺母斑

新生児の頭部の円形の脱毛斑としてはもっとも頻度が高い疾患です．生下時は脱毛部の皮膚は正常から淡い紅斑ですが，徐々に褐色調になり，成長とともに局面上に隆起してきます．放っておくと，中年以後に毛由来の良性・悪性腫瘍ができることがありますが，予防的な切除は（美容的な目的を除き）思春期以後でよいと思います．

2 先天性皮膚欠損

頭頂部に多く，びらん・潰瘍や瘢痕様を呈します．**髄膜瘤**の存在をチェックする必要があります．

3 先天性三角形脱毛

生後から数歳ごろまでに気づくことが多い疾患です．楕円から三角形の脱毛斑として認められます．前頭骨と側頭骨の境界に好発します．頭部の両側に発症する例があります．

Yamazaki らによる 52 症例のレビューによれば，症例の半数以上（55.8%）は 2 ～ 9 歳の小児期，36.5%は出生時に発見され，成人で発見されたものは 3.8%（2 例）のみで，3 例は家族歴があったと記載されています．また，合併症として，色素血管母斑症，Down 症候群，Dandy-Walker 症候群などの先天性疾患がみられたとのことです．（**病歴紹介②**参照）

4 先天性円形脱毛

稀です．

5 fibrous plaque

結節性硬化症の前頭部に好発します．被髪部内にも発症して，黄色，赤，正常色の局面を呈します．

結節性硬化症の他の皮膚症状は，顔に多発するニキビ様紅色丘疹（血管線維腫），葉状白斑，結合織母斑，Koenen 腫瘍（指爪基部の多発性突起）です．

6 色素失調症

新生児の四肢に，列序性に並ぶ痂皮を伴う紅斑や小膿疱が特徴的な所見ですが，頭頂部に脱毛斑を伴うことがあります．

7 梅毒性脱毛

感染後２～３カ月以上たってから出現する，いわゆる２期疹です．頭髪全体が疎になる場合と，側頭部から後頭部を中心として毛の薄いところと濃いところが混在する虫食い状の脱毛が特徴です．

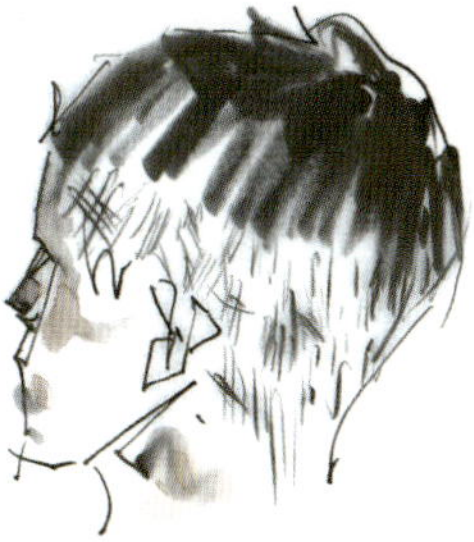

図５　梅毒性脱毛

脱毛以外に２期疹の他の症状を伴うことが多く，掌蹠の１～２ cm 大までの真円の浸潤を触れる紅斑（乾癬様）は確認しやすい所見です．咽頭痛も重要です．

HIV 感染を伴っていると早期に神経梅毒に移行するため，梅毒と同時に検査を行います．

その他の疾患：幼児

1 抜毛症（トリコチロマニア）

頭頂部や側頭部に長楕円形の乏毛領域として認められることが多い疾患です．毛の長さがまちまちである点と，地肌に傷や血痂の付着などを伴えば可能性が高くなります．ただし，真菌感染症の鑑別が必ず必要です．後頭部の抜毛の場合は，いじめによることがあります（後方から引っ張られている）．

病歴紹介

① [閉鎖性脳瘤]

生後 4 日の男児．出生時より後頭部正中に 10 × 12 mm 大で淡紅色の軟らかい萎縮性の脱毛斑を認めた．脱毛斑は長い毛髪によって密に取り囲まれていた．脱毛斑の周囲には 9 × 6 cm 大の単純性血管腫があった．超音波検査と MRI 検査で病変部では頭蓋骨を通って頭蓋内へと連続していた．（國井隆英 ほか: 臨皮 63: 953-6, 2009）

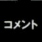

コメント　あざが正中にある＝皮下病変の存在を疑います．図 1 の症例です．

② [三角形脱毛症]

15 歳男性．出生時より右側頭部に 1.5 × 2.5 cm の脱毛領域があった．病理組織検査にて毛包の縮小を認めた．毛包に伴う皮脂腺は正常に分化していた．（Yamazaki M et al: J Dermatol 37: 360-2, 2010）

③ [頭部白癬（*Trichophyton tonsurans* 感染症）の家族内発生例]

3 カ月の女児．生後 2 カ月より前頭部に鱗屑を伴った脱毛斑が生じた．毛孔に一致した黒点が認められ，KOH 法で毛内性の菌要素が確認された．真菌培養所見から *Trichophyton tonsurans* による頭部白癬と診断した．父親の頭部からヘアブラシ法で同菌が分離された．父親は柔道家だった．（中尾匡孝 ほか：西日皮膚 77: 55-8, 2015）

コメント　本疾患は診断がむずかしいため，“格闘技”というキーワードと丁寧な診察とブラシを用いた真菌培養が必要です．治療は内服が基本です．

④ [ぶどう膜炎を伴った剣創状強皮症]

4 歳 3 カ月の女児が健康診断で発見された左眼視力不良で受診した．1 年前から剣創状強皮症で皮膚科に通院中で，同時期から左眼に羞明があった．
（白井久美 ほか：臨眼 66: 89-93, 2012）

コメント 長細い紡錘形の完全な脱毛＋皮膚に萎縮（周りよりへこんでいる）＝剣創状強皮症です．眼科に紹介します．④と同じ症例が眼科から複数報告されています．幼児に剣創状強皮症（とくに前頭部や前額部の縦長の皮膚の陥凹と脱毛）を認めたら，眼に注意です．なお，同じ紡錘形でも脱毛部に長さの異なる毛が残存する場合は抜毛症を疑います．

⑤［加水分解乳による哺育中にみられたビオチン欠乏症］

4カ月，男児．生後数日から哺乳後に嘔吐をくり返したため，新生児・乳児消化管アレルギーを疑われて加水分解乳による哺育を開始された．生後3カ月ごろから間擦部のびらん・紅斑と脱毛が出現した．（岸田寛子 ほか：皮膚の科学 11: 215-9, 2012）

コメント ビオチンの補充のみでは，二次性カルニチン欠乏症を併発することがあります．

⑥［ステロイド抵抗性の難治性アトピー性皮膚炎として加療されていたビオチン欠乏］

8カ月，男児．生後3カ月から湿疹が出現し，難治性アトピー性皮膚炎としてステロイド薬と特殊ミルクを変更しながら加療されていた．眼瞼，口唇，肛門周囲の粘膜皮膚移行部の難治性湿疹と脱毛を認めた．尿中有機酸分析を行い，ビオチン欠乏と診断した．（虫本雄一 ほか：アレルギーの臨床 30: 543-7, 2010）

コメント 理由もなくアレルギーを心配して民間療法による特殊食や調整乳を与えている場合があります．また，テーマからは外れますが，生後半年までの乳児の難治性アトピー性皮膚炎＋下痢＋体重増加不良（＋中耳炎）は先天性の免疫不全を疑います．

⑦［梅毒性脱毛の小児例］

11歳，女児．初診の約3カ月前から頭部にびまん性，一部斑状の脱毛が進行してきた．（谷口彰治 ほか：臨皮 51: 672-4, 1997）

コメント 梅毒性の脱毛は両側頭部におきる場合と虫食い状に抜ける場合があります．

まとめ

新生児乳幼児の脱毛で重要な疾患を見逃さないポイント

・脱毛部の皮膚の状態が薄黄色からオレンジ色……脂腺母斑
・脱毛部の皮膚の状態が赤や黒のあざや剛毛がある……皮下の囊腫の存在
・脱毛部の皮膚の状態がじくじくしている……白癬
・脱毛部に黒い点がある……白癬
・脱毛＋格闘技……白癬（トンズランス）
・口や鼻腔周囲（開口部周囲），肛門周囲に皮疹
　……亜鉛（ALP 低値）やビオチン欠乏
・生後半年より乏毛……先天性の毛髪異常（多数の疾患あり），くる病
・乏毛部の毛の長さがばらばら（＋血痂皮）
　……抜毛症（後頭部ならいじめの可能性あり）
・前頭部や前額部の縦長の皮膚の陥凹と脱毛
　……剣創状強皮症（ブドウ膜炎：眼科紹介）
・側頭部に顕著あるいは虫食い状……梅毒

03 脱毛（成人）

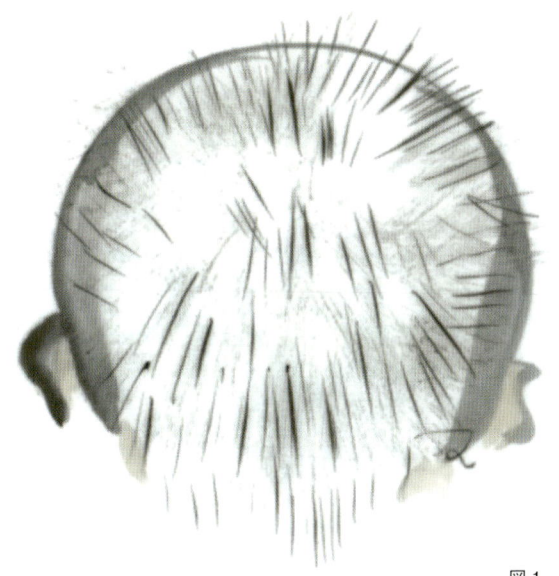

図 1

エピソード

47 歳，男性．痤瘡で皮膚科に通院中である．1 年前から後頭部の脱毛と頸部，肩，膝の関節痛，1 カ月前から 40℃の発熱が出現した．白血球減少，抗核抗体 320 倍，尿蛋白＋だった．

Question

Q1 成人の脱毛症で絶対に見逃してはいけない疾患は？

Q2 よくある疾患は？

Q3 診察のポイントは？

Dr.Uhara's Advice

図1はミノサイクリンによる薬剤性ループスの例です．鑑別の第1歩はいつも薬剤性の除外です．

Answer

A1 **成人の脱毛症で絶対に見逃してはいけない疾患は？**
梅毒と白癬と薬剤性脱毛です．

A2 **よくある疾患は？**
円形脱毛症と男性型脱毛です．

A3 **診察のポイントは？**
脱毛部の皮膚の状態をみます．紅斑や膿疱，痂皮などの炎症の有無と易脱毛の有無です．脱毛部分の毛穴に黒い点が詰まっているような所見（balck dots）は白癬を疑う所見です．皮膚面が瘢痕上に固く，へこんで，赤紫あるいは蠟状に光沢がある場合は，円盤状エリテマトーデスなどの局所の細胞障害性変化を疑います．また，脱毛症の原因検索のためにチェックすべき症状は，下痢，全身倦怠感，乾癬様皮疹，神経障害，などです．

診断に至るラダー

Q「思春期以後の頭部の脱毛を診察するときのポイントはなんですか？」

A「まずは体調を聞きます．倦怠感，咽頭痛，下痢があれば梅毒，SLE，甲状腺疾患などの全身疾患の鑑別が必要です．次に診察です」

Q「診察のポイントを教えてください」

A「もっとも多い円形脱毛症は島状に抜けますが，必ず脱毛部の皮膚をみます．浮腫と紅斑を伴うことも稀にありますが，円形脱毛症の皮膚はほぼ正常です．皮膚に痂皮や鱗屑，湿潤，膿疱などがあれば円形脱毛症以外の原因検索，とくに白癬の検査が必須です」

Q「皮膚の異常以外に注意すべきポイントはありますか？」

A「髪の毛が全体に疎になっている，あるいは側頭部だけ，後頭部だけ疎になっているなどの脱毛の場合は，まずは薬剤と中毒性疾患の除外が必要です．精神科関連の薬剤を筆頭に，脱毛をおこす薬剤は多数あります」

解説

絶対に見落としてはいけない疾患

1 白癬

脱毛部分に紅斑や膿疱などの炎症所見を伴っていたり，毛が容易に抜けるような場合は必ず真菌検査（KOH 検査）を行います．「膿疱があるから」といって細菌感染を疑って安易に抗菌薬の外用や内服を行うと，真菌感染症は悪化してしまいます．体が抗菌薬によって無菌培地になるためです．また抗菌薬が効かないなら感染症はないと判断してステロイドローションを使うと白癬は当然のようにさらに悪化します．ゆえに，白癬は絶対見落としてはならないのです．

白癬の中には，本来人間以外の動物を宿主とする白癬菌（代表的なものは猫から感染する *Microsporum canis* など）の感染もあります．*M. canis* は小児の顔や頭部に好発します．猫を抱いてうつるからかもしれません．*M. canis* による皮膚症状は炎症が強く，細かい紅斑が多発し，髪の毛の抜け方が軽いこと，顔面という部位から白癬を疑いにくいので，誤診しないようにいつも注意しておく必要があります．

また，格闘技でうつる白癬 *Trichophyton tonsurans* は，赤みなどの炎症が目立たない場合も少なくないので，頭部に毛がまばらな領域があったら必ず KOH 検査や培養が必要です．家族内や所属するスポーツ団体（とくにレスリングや柔道などの格闘技）において集団的に感染している可能性があるので，関係者へも連絡してもらいます．

治療：頭部白癬の治療は，外用ではなく内服が基本です．

2 その他の絶対に見落としてはいけない疾患：梅毒，薬剤性脱毛

頭の髪の毛全体がまばら（密度がばらばら）に抜けている場合に鑑別すべき疾患は，多数あります．

側頭部を中心に虫食い状に（完全な脱毛斑というよりいろいろな密度で）抜けてきた場合は梅毒（**図 2**）（→ p.25），閉経前の女性の頭頂部から側頭部の乏毛は休止期脱毛（原因不明，難治）を疑います．血液検査では甲状腺疾患（→**メモ 1**）と貧血の有無を調べます．これらが否定されれば，薬剤性脱毛を鑑別します．

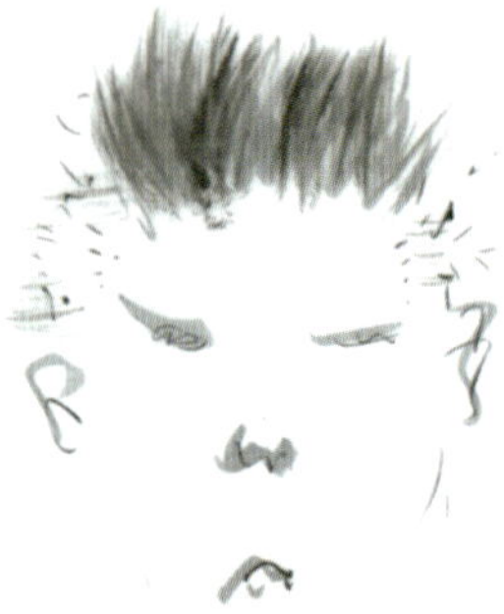

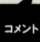

図 2　側頭部の虫食い状の脱毛は梅毒を考える．

メモ 1　甲状腺機能低下症を疑う症状

●認知障害	●まぶたの浮腫	●脱毛（ボリューム減少）
●表情に乏しい	●胸水	●心嚢液
●鉄欠乏性貧血	●グロブリン増加	● LDH
● CK 増加	●高コレステロール	
●筋力低下	●蛋白尿	●尿酸値増加

コメント　皮膚科的には脱毛，爪の脆弱化，下腿前面の皮疹があれば甲状腺ホルモンの検査を行います．やる気がおきない，だるい，食欲がない，体重が減った，などのうつ様の症状も重要な所見です．

よくある疾患と鑑別

1 円形脱毛症

円形脱毛症（**図 3**）は脱毛を主訴として皮膚科を受診する中でもっとも多い疾患です．丸く抜けていれば診断は比較的簡単ですが，もし皮膚面に痂皮や鱗屑がある場合は，前述の白癬との鑑別が必須です．白癬と異なり，円形脱毛症の皮膚面は基本的に正常です．早期は赤くむくんで痛がることは時々ありますが，鱗屑はありません．

円形脱毛症の診察のポイントは，以下の 4 つです．

① 脱毛が始まってからの期間
② 脱毛の範囲（被髪頭部の全面積に対する脱毛部の比率）
③ 今現在，毛が抜けやすいか（軽く引っ張ってみます）
④ 脱毛部に新しい毛が生えてきているか（白い産毛から黒く細い毛まで）

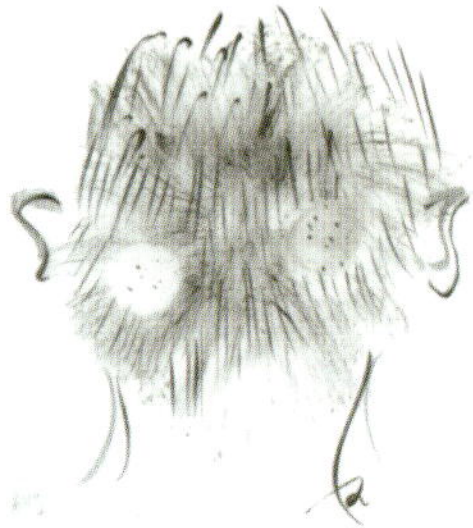

図３　円形脱毛症（部分的に丸く抜ける）

①②については，発症後１カ月以内であればまだ悪化する可能性があり，２～３カ月で③の易脱毛がなければピークが過ぎて，これから回復期に入る可能性があります．④の新生毛（白い産毛がびっしりと生えている）があれば回復しつつあると説明できます（→ p.37 メモ２参照）．ちなみに，円形脱毛で毛穴に一致して黄色い点が見えたら，まだ活動性があるので，さらに悪化する可能性があります（**図４**）．一方で，半年から１年以上治癒傾向がなく，脱毛の範囲が50％以上であれば，回復する可能性は少なくなります．アトピー性皮膚炎の合併，15歳以下の発症，毛の生え際を中心に帯状に抜けているタイプは，とくに難治といわれています．

円形脱毛が１～２個であれば，未治療で多くは自然に治癒します．そのため，ストレスの原因探しにはあまり意味がないことを説明します．

一方，円形脱毛が数個以上の場合は意外と治りにくい場合があるので，安易に「簡単に再生する」と言わないほうがよいと思います．

円形脱毛症の一種で，女性に突然脱毛が始まり，全頭の毛髪が短期間に抜け落ちてしまうが，急速に回復するタイプがあります．Acute diffuse and total alopecia of the female scalp といいます．脱毛症になったときの精神的ダメージは小さくないので，患者さんと家族の気持ちをサポートするような配慮が必要です．

2　男性型脱毛

男性型脱毛（若禿）は前頭部の両端と頭頂部と後頭部の間が薄くなってきます．男性型脱毛は女性にもおきます．

病歴紹介

① [Acute diffuse and total alopecia of the female scalp]

34 歳，女性．頭頂部の拇指頭大の脱毛に気づいた．ステロイド薬の外用を行ったが脱毛が急速に進行し，発症後 4 カ月で全頭脱毛になった．（金澤典子 ほか: 皮膚の科学 13: 365-9, 2014）

コメント 中高年の女性の頭髪が急速に抜けて全頭脱毛になる病態です．毛髪は復活することが多いと言われています．

② [全禿頭と多発性囊腫を伴ったビタミン D 依存性くる病Ⅱ型]

54 歳，男性．出生後より下肢骨発育障害があった．出生時は毛髪を認めたが乳児期に汎発性脱毛となった．20 歳ごろより全身に大豆大までの小結節が多発し時に排膿するようになった．初診時，頭部，眉毛の汎発性脱毛を認め，睫毛も粗であった．また全身に半球状に隆起する小結節が散在していた．低身長で下肢骨は彎曲短縮し，大脳基底核の石灰化を認めた．*VDR* 遺伝子の異常が判明した．（宗次太吉 ほか: 臨皮 66: 517-22, 2012）

コメント 先天性の要因による脱毛症（あるいは縮毛などの毛髪異常も）は必ずしも生下時から始まるとは限りません．生後半年ごろから異常が目立ってくる場合も少なくありません（→ p.21 参照）．

③ [Cronkhite-Canada 症候群]

59 歳，男性．主訴：下痢，四肢末端のびまん性の褐色の色素沈着と爪の萎縮と脱落，頭部の脱毛．低蛋白血症を認めた．胃全体と十二指腸に小ポリープが多発していた．プレドニンの投与第 16 病日ごろから下痢の回数は減少し，爪の萎縮も改善し，血清蛋白の上昇がみられた．（片上利生 ほか，Prog Dig Endosc 59, 112-3/118, 2001）

コメント 脱毛＋下痢は Cronkhite-Canada 症候群や亜鉛欠乏などの栄養障害性疾患で認められます．

④ [毛包性ムチン沈着症]

19歳, 男性. 2週間前より右眉毛部に浸潤性紅色皮疹が出現し, 眉毛は脱落した.

組織学的には，毛孔が開大して内腔にムチンを満たしており，毛包上皮にも網状の変性とムチンの沈着を認めた．毛包周囲にはリンパ球，組織球および好酸球の浸潤がみられた．（竹村卓也 ほか: 臨皮 53: 750-2, 1999）

コメント 皮膚のリンパ腫の場合があります．脱毛部は少しむくみのある赤い斑です．

⑤［第２期梅毒］

26歳，女性．舌全体がしみて食べられない，全身倦怠感，強い持続性咳嗽，頭髪脱毛，両足蹠部に乾癬様皮疹を認めた．口腔内右側舌側縁部に径 10～15 mm 前後の類円形丘疹を３個認め，さらに両側口蓋扁桃に著明な腫脹と赤発，両側口蓋舌弓部に舌下面と同様の乳色斑を認めた．（佐藤 敦 ほか: 日口外誌 47: 52-4, 2001）

コメント 掌蹠に，少し浸潤の触れる 1 cm 大までの真ん丸の紅斑が散在していたら，梅毒を疑います．

⑥［成人の里吉症候群］

65歳，女性．60歳から後頭部と眉毛が脱毛した．30歳から下痢が始まり，46歳時に水泳中に全身に痛みを伴う筋 spasmus があった．筋 spasmus は重篤化し頻回になった．（Ikeda K et al: Intern Med 37: 784-7, 1998）

コメント 著者らは「里吉症候群は間歇性筋 spasmus，脱毛，下痢を特徴として 20 歳以下に多く，成人の症状は小児例と異なり多彩である」とコメントしています．

⑦［硝子工場における慢性職業性タリウム（Tl）中毒が疑われた症例］

29歳，男性．脱毛，腹痛，下痢，及び四肢のぴりぴり感を訴え，神経学的診察で軽度の手袋靴下型多発ニューロパチーがあった．硝子製造の為に Tl 含有原料を４年間扱っていた．患者の毛髪の Tl 含量は硝子製造業務停止後 32 カ月時点で 20 ng/g，彼の後継者では業務停止後 13 カ月後に 576 ng/g であった．（Hirata M et al: Ind Health 36: 300-3, 1998）

コメント 多彩な症状があったら，まず中毒を除外します．最初から変性疾患や代謝性疾患，膠原病などの鑑別に行くと診断学の袋小路に入り込んで出られなくなります．次の症例⑧もそうです．

⑧［円形脱毛斑が先行した塩酸ミノサイクリンによる薬剤誘発性ループス］

47歳，男性．1年前から後頭部の脱毛斑と肩・頸部・膝関節痛，1カ月前から発熱が出現した．頭部の脱毛斑が急速に拡大し40℃までの発熱が連日続くようになったため入院した．7年前から痤瘡でミノサイクリン100 mg/日を断続的に内服していた．白血球減少，抗核抗体320倍，尿蛋白を認め，ミノサイクリンによる薬剤誘発性ループス（drug-induced lupus erythematosus: DILE）を疑い内服を中止したところ，症状は速やかに消失した．その後，自己判断で再度内服したところ，翌日の夜から関節痛と40℃の発熱を認めた．ミノサイクリンの中止後，脱毛は徐々に軽快した．（白山純実 ほか: 臨皮 65: 1022-6, 2011）

コメント　脱毛はSLEの症状として有名ですが，とくに体調に問題がない元気な方であれば，脱毛のみから検査を行ってSLEと診断されることはきわめて稀です．SLEにおける脱毛は活動性が高いときの症状であり，通常は脱毛以外にSLEを疑う皮膚症状や発熱や倦怠感などの全身症状があるからです．世の中にはあまたの診断基準がありますが，診断基準を満たしても必ず薬剤性を除外する必要があります．

⑨［下垂体腺腫を伴ったシュミット症候群］

55歳，男性．夏になると全身倦怠と筋力低下の発作があり，3年前から体重減少と脱毛が始まった．発熱，筋力低下，視力障害，嘔吐で救急入院した．低血圧，低体温，低Na血症あり．FT4 0.7 ng/dL，cortisol ＜ 1.0 μg/dL，TSH（6.08 μU/mL），ACTH（48.4 pg/mL），PRLとFSHの上昇，DHEA-S低下を認め，MCHA，TGHAは強陽性であった．両耳側半盲があり，脳MRIで下垂体腫瘍が発見された．（Otsuka F et al: Endocr J 43: 495-502, 1996）

コメント　脱毛＋倦怠感は梅毒と下垂体甲状腺障害を疑うサインです．

⑩［男性型脱毛で卵巣腫瘍が発見された女性例］

60歳，女性．初診の約1年前より毛髪が疎になり，顎髭が目立ちはじめてきた．初診時，前頭部から後頭部にかけて不正形の脱毛斑が多発していた．脱毛部に病毛はなく軟毛化していた．左右頬部下部，下顎部には硬毛がみられ，嗄声であった．（古賀宣江 ほか: 臨皮 66: 513-6, 2012）

⑪ **[脱毛症を契機として診断されたVogt- 小柳 - 原田病]**

54 歳，女性．頭痛と眼痛を主訴に近医眼科を受診し，虹彩炎を指摘されたが原因は不明であった．その約 1 カ月後に脱毛が出現した．初診時，頭頂部を中心に脱毛を認めた．白毛や白斑は認められなかった．精査で夕焼け状眼底と感音性難聴が確認された．（阿座上和子 ほか: 西日皮膚 68: 28-32, 2006）

コメント Vogt- 小柳 - 原田病の皮膚症状は白斑が有名ですが，脱毛も頻度の高い症状です．脱毛＋眼症状が診断のきっかけになった症例です．

メモ2 円形脱毛症のダーモスコピー（トリコスコピー）

脱毛症診療の際，毛根部分をダーモスコピーで観察すると，そのパターンにより脱毛症の種類や病期がわかります（この診断技術をトリコスコピーとよぶこともあります）．以下は円形脱毛症に特徴的な所見とされるものです．

- **病勢が強い（悪化時に認められる所見）**：黒点（毛が脱落した後の残存毛），感嘆符毛（根本ほど細い毛），黄色点（毛幹を失った状態，**図 4**）
- **回復中に認められる所見**：無数の短軟毛（長さ 1cm 以下の細い白い毛）（白毛があってもまばらだと男性型脱毛です）

（乾 重樹：MB Derma 223: 118-22, 2014 より）

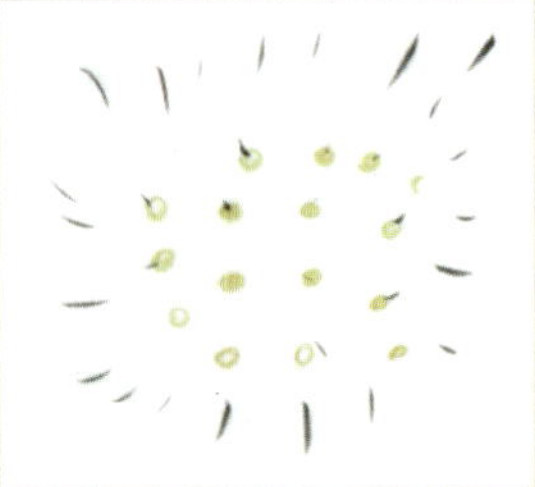

図 4　円形脱毛で毛穴に一致した黄色い点をみたら，まだ活動性がある（抜ける）

まとめ

成人の脱毛で重要な疾患を見逃さないポイント

・脱毛部の皮膚に痂皮や膿疱，湿潤した感じがある……白癬
・円形ではなくびまん性
　……薬剤性（精神神経科領域の薬も多いので，安易に薬が原因であると言わないような配慮が必要）
・中高年の女性の頭髪が一気に抜けてきた
　……Acute diffuse and total alopecia of the female scalp
・側後頭部を中心にびまん性から虫食い状……梅毒
・脱毛＋下痢……Cronkhite-Canada 症候群や亜鉛欠乏などの栄養障害性疾患
・脱毛＋倦怠感……梅毒と下垂体甲状腺障害
・脱毛＋発熱や関節痛……膠原病と薬剤
・脱毛＋感覚異常……タリウムなどの中毒
・脱毛＋頭痛や眼痛……Vogt- 小柳 - 原田病
・脱毛＋女性の男性型脱毛，顎髭増加……ホルモン産生腫瘍（卵巣腫瘍など）

メモ3 一夜にして髪の毛が白くなった

恐怖や精神的なダメージを受けた後に一夜にして髪が白くなったというような話がいろいろな小説に出てきます．これは現実におこりうることでしょうか？

円形脱毛症が治って再生してくる毛は白いことがよくあります．「毛が生えてこない」と訴える患者さんの頭をみると，脱毛部にきちんとした太さの白髪が生えそろっていることが結構あります．黒い毛と白い毛が混じっている方では，黒い毛だけが抜けて白い毛だけ残っていることもあります．円形脱毛症は自己免疫疾患です．黒い毛（メラニン）は攻撃対象になりやすいようです．

さて，冒頭の疑問に戻ります．ごま塩頭の方に突然全頭型の円形脱毛症がおきたと仮定すると，一晩とはいいませんが，数日間で白髪のみの頭になる可能性はありそうです．

04 アザがある

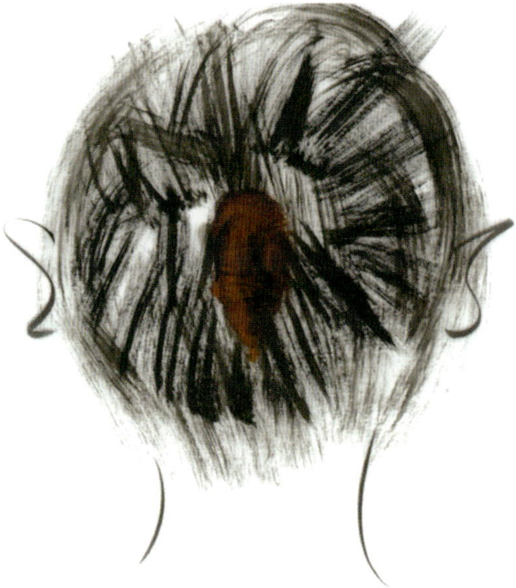

図 1

エピソード 生後 2 カ月の女児．頭頂部に赤いアザがある．

■Question

Q1 赤ちゃんの頭部や脊柱上に，赤や黒や青いアザがあったときに診察すべきポイントはなんですか？

Dr.Uhara's Advice

図1のような症状があれば，アザの下に髄膜瘤などの疾患や，頭蓋内や脊柱内と交通がないかチェックが必要です．

Answer

A1 赤ちゃんの頭部や脊柱上に，赤や黒や青いアザがあったときに診察すべきポイントはなんですか？

アザ以外にも多毛，小さい陥凹（尾骨部＝先天性皮膚洞），皮下の脂肪腫様の軟らかいしこりなどがあれば，画像検査が必要です．

解説

絶対に見落としてはいけない疾患

1 髄膜瘤，二分脊椎

◆1．新生児の頭頸部から肛門までの正中に生じた「アザ」には注意する

頭部から脊柱にかけて体の正中に血管腫や色素細胞母斑や青色母斑などのアザがあるときは，かならず下床に嚢腫，頭蓋内や脊髄から連続した髄膜瘤，二分脊椎などがないか確認が必要です．

また皮膚表面が正常でも，体の正中（頭蓋内や脊髄から連続した髄膜瘤）や腹部・腰部・外陰部・陰嚢・鼠径部（腸ヘルニア）の皮下にしこりを触れ，切除を行う場合は，必ず術前にMRIなどの画像検査が必要です．

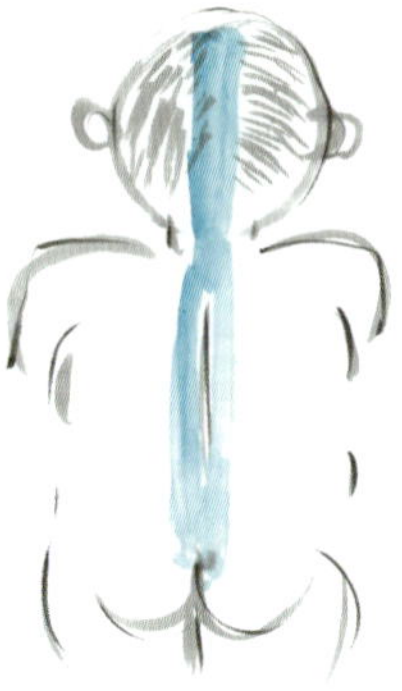
図2 正中のアザに注意する

◆2．髄膜瘤，二分脊椎とは

二分脊椎とは脊椎骨の一部の形成不全により，脊髄が脊椎の外に出て癒着や損傷をおこし，さまざまな神経障害をおこす状態です．脊髄髄膜瘤はその中でも代表的な疾患で，腰部や仙骨部に皮膚欠損を伴う腫瘤によって診断されます．何らかの皮膚症状を伴うことが多く（**→病歴紹介①②**），膀胱直腸障害や下肢障

害の症状が出てくる1歳くらいまでに予防的手術をすることが推奨されています．（日本脊髄学会 HP より）

よくある疾患

1 赤アザ，茶アザ，黒アザ，青アザとは

◆1．赤アザ

血管腫あるいは血管の異常による病変です．生下時には目立たないことが多いが生後徐々に点状の赤い皮疹が出始めてイチゴのように増大してくる infantile hemangioma（従来の苺状血管腫）と，生下時より存在し，体の成長の分だけ増大する capillary malformation（従来の単純性血管腫）が代表的です．顔面にある場合は，眼と頭蓋内病変のチェックが必要です．

◆2．茶アザ

茶，黒，青は基本的にはメラニンによる色であり，表皮に少しのメラニンがあれば茶，表皮から真皮の浅いところにあれば黒から灰色，それよりも深いと青く見えます．乳幼児では，カフェ・オ・レ様の均一な茶色の斑は**神経線維腫症**（多発）や1個のみ（内部に黒い点が多発していることもある）なら**扁平母斑**などが，よくある疾患です．

◆3．黒アザ

メラニンを作る細胞が先天的に増えている状態です．いわゆる色素細胞母斑です．濃い毛が生えていることもあります．サイズが重要で，頭頸部で9 cm以上（成人換算で20～25 cm），それ以外の場所で6 cm以上ある場合は，**メラノーマ**が発症する率が高くなるといわれています．また中枢神経系にも母斑ができていることがあるので，専門医への紹介が望ましいと思います．

なお，黒アザはないが濃い毛だけが生えている場合で，正中からそれている場合は，**平滑筋母斑**の可能性があります．

◆4．青アザ

メラニンを作る細胞が皮膚の真皮からさらに深いところに増えている状態です．**青色母斑**といいます．ふつうは1 cm以下と小型で，少ししこりを触れます．**蒙古斑**や眼のまわりなら**太田母斑**もよくある疾患です．

病歴紹介

① [髄膜過誤腫]

12歳，女性．生下時より後頭部に禿髪があり，脂腺母斑と診断されていた．治療を希望して来院した．初診時，後頭部正中に3×2 cm大のやや赤みを帯びた無毛部を認め，その皮下には弾性軟で可動性なく炎症所見もない扁平な腫瘤を認めた．頭部MRIで後頭部皮下に12×9×3 mm大のガドリウムで軽度増強される平板状結節を認め，同部より後頭骨の小欠損部に向かう索状構造物が認められた．潜在性二分頭蓋を疑った．皮下腫瘤は瘢痕組織様の索状物として頭蓋内に連続していた．病理組織学的に異所性に発生した皮膚髄膜腫で，痕跡的に茎を有する髄膜過誤腫と診断した．（三川信之 ほか: 形成外科 49; 1135-40, 2006）

② [脂肪髄膜瘤などの潜在性二分脊椎]

47例の脂肪髄膜瘤の皮膚症状について検討した．全例に何らかの皮膚症状を認め，内訳は皮下腫瘤34例（72.3%），皮膚小陥凹26例（55.3%），血管腫14例（29.8%），瘢痕7例（15.9%），human tailまたはcaudal appendage 6例（12.8%），多毛症4例（8.5%），結節3例（6.4%），色素母斑2例（4.3%），皮膚欠損1例（2.1%）であった．以上のことから腰仙部近傍の腫瘤や皮膚異常をみた場合は脂肪髄膜瘤などの潜在性二分脊椎を念頭に置くべきと思われた．（三川信之 ほか: 日形会誌 23: 543-9, 2003）

③ [腰仙部の体表異常と潜在性脊髄閉鎖障害]

腰仙部の体表異常を主訴とした149例（女児80例，男児69例）について検討した．初診時年齢は平均9.5カ月であった．腰仙部の体表異常は皮膚陥没または皮膚洞113例，皮下膨隆37例，母斑7例，人尾，皮膚欠損各6例，発毛2例であった．脊髄MRIにて脊椎管内の異常は79例（53%）に認め，脊髄脂肪腫70例，脊椎管内と交通のある皮膚洞4例，その他5例であった．そのうち脊髄の係留は脊髄脂肪腫の44例，皮膚洞の2例に認めた．皮膚陥没のみの68例のMRI所見では，20例（29.4%）に脊椎管内の異常を認めた．（三木綾子 ほか: 形成外科 47: 1035-40, 2004）

コメント 皮膚の陥凹のみでも30%に脊柱管内に異常があるという報告です．乳幼児の腰仙部のへこみには注意が必要です．

④［貧血母斑を伴った pseudo-human tail］

生後 15 日，女児．生下時より左臀部の索状腫瘤を認めた．腫瘤の近傍には貧血母斑を伴っていた．生後 1 カ月時に切除し，病理組織学的に pseudo-human tail と診断した．下肢の神経症状や膀胱直腸障害はなかった．その後，臀裂の偏位が強くなり，術創部の皮下に軟らかい隆起が目立ってきたため二分脊椎を疑った．CT・MRI で L5 以下のレベルに脊柱管内に脊髄と連続した脂肪腫を認めた．（和田麻衣子 ほか: 西日皮膚 77: 210-3, 2015）

コメント　著者らは「Human tail は尾骨の有無で true human tail と pseudo-human tail に分けられ，Pseudo-human tail には二分脊椎などの合併症を伴うことが多い．二分脊椎では仙尾部にさまざまな皮膚症状を高率に合併し，深部で脊髄腔と連続していることもあり，術前に CT や MRI などの画像評価を十分に行う必要がある」とコメントしています．

⑤［脊柱管内に類上皮嚢胞を合併した先天性皮膚洞］

11 カ月，女児．仙骨部正中に紅斑を伴う皮膚小陥凹を認め，MRI で診断した．先天性皮膚洞は，中枢神経系先天異常のうち閉鎖障害の一種であり，腰仙部正中に軽微な皮膚症状（血管腫，皮膚小陥凹など）を呈することも多く，見逃されやすい．放置により重篤な中枢神経症状や髄膜炎をひきおこすこともあり，早期診断，早期治療が必要である．（森 布衣子 ほか : 皮膚病診療 33: 173-4, 2011）

コメント　先天性皮膚洞の 60％は髄膜炎の発症によって発見されるという報告もあるようです．（南 博明 ほか，小児科臨床 63；1599-1602, 2010）

⑥［二分脊椎］

26 歳，男性．生下時より仙骨部に皮下腫瘍があり，脂肪腫の診断で経過観察されていた．9 歳時に尿失禁があり潜在性二分脊椎症と診断された．14，16，19 歳時に脊椎癒着剥離術を受けたが両下肢麻痺は増悪し自力歩行困難となった．（橋本うらら ほか : 日本褥瘡学会誌 11: 544-8, 2009）

⑦［鼻部皮膚洞］

8 カ月，男児．生後 1 カ月に鼻根部の小孔に気づき , 時にチーズ様の分泌物が認められた．6カ月より右眼瞼部の発赤を伴う前額部腫脹が出現した．MRI 著明に造影される病変を認めたが，頭蓋内との交通はなかった．（溝上達也 ほか：小児の脳神経 27: 235-8, 2002）

まとめ

アザをみたとき

皮膚科一般にいえることですが，表面を見て引き下がるのではなく，きちんと触って，下に何か隠れていないかチェックすることが大切です．点のように小さい陥凹や軟らかい腫瘤（脂肪腫のように感じても）が正中にある場合には，専門科に相談しましょう．

05 マブタが腫れた

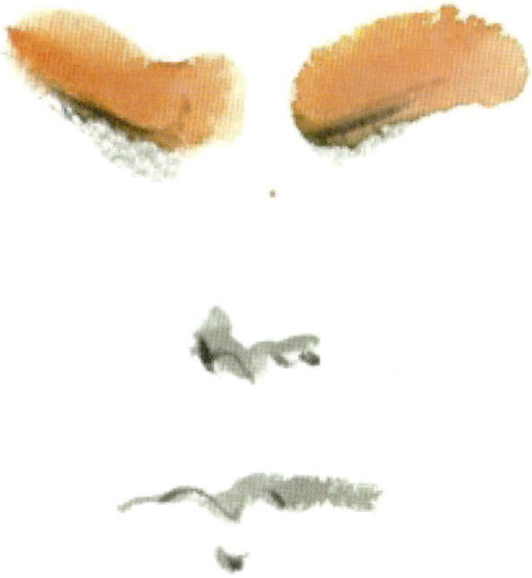

図 1

エピソード	50 歳代，女性．1 週間前より上眼瞼の浮腫が出現した．頭髪の生え際や背中がかゆい．全身倦怠感もある．

Question

Q1	絶対に見逃してはいけない命にかかわる疾患は？
Q2	ほかに聞くべき症候は？
Q3	患者本人に思い当たる原因がない場合に瞼が腫れる疾患として頻度が高いのは？

Dr.Uhara's Advice

図1の病歴であれば，まず皮膚筋炎を鑑別しなければいけません．

Answer

A1

絶対に見逃してはいけない命にかかわる疾患は？

両瞼が腫れてきたときに，見逃してはいけないのは皮膚筋炎と悪性リンパ腫です．

A2

ほかに聞くべき症候は？

倦怠感，微熱，食欲低下，内服している薬剤，毛染めの時期，草花への接触歴です．糖尿病の有無と風邪症状などの感染症の先行です．

A3

患者本人に思い当たる原因がない場合に瞼が腫れる疾患として頻度が高いのは？

とくに思い当たる誘因がなく，急に瞼が腫れだした場合にもっとも頻度が高いのは，虫刺され（朝起きたら片方の瞼が腫れていた）や接触皮膚炎です．

診断に至るラダー

Q「瞼が腫れた場合の診断の流れはどのようになりますか？」

A「緊急性が高いのは急性発症の皮膚筋炎で，いつ来院してもよいように頭の隅に置いておかなければいけない疾患です．息切れや倦怠感があれば，間質性肺炎の治療が可能な医療機関にその日のうちに送ります（図1の病歴）．皮膚筋炎は頭頸部や背部にかゆみの強い湿疹様の皮疹を伴うことがよくあります．毛染めなどの接触皮膚炎に似ていますので，注意が必要です」

Q「ほかに緊急性が高い疾患はありますか？」

A「次に緊急性が高いのは，何らかのアナフィラキシーや補体欠損症ですが，1～2時間以上経過していて全身状態に問題なければ，急ぐ必要はありません」

Q「他にはありますか？」

Ⓐ「頻度としては接触皮膚炎や虫刺症などが多いのですが，これらは後回しでかまいません（使用中の化粧品と石鹸シャンプーは一時中止してもらいます）」

Ⓠ「シャンプー等を中止しても，瞼の腫れがひかないときはどう考えますか？」

Ⓐ「1カ月を超えて瞼の浮腫が持続している場合は，悪性リンパ腫や肉芽腫症，甲状腺疾患などの除外が必要になります」

解説

絶対に見落としてはいけない疾患

1 皮膚筋炎 / 多発筋炎

◆注意すべき他の症状やポイント

息切れ，空咳，微熱，倦怠感：間質性肺炎を合併している可能性があります.

◆診察すべき部位（図2）

手指と肘と膝：爪上皮の点状出血，爪周囲紅斑，指関節背面の紫紅色紅斑（少し隆起してカサカサしているか，萎縮してペラペラになっている），髪の毛の生え際や耳の周囲の湿疹様の皮疹，背中の掻き傷，肘や膝の紫紅色紅斑，上腕などを把握して，筋肉痛がないかチェックします.

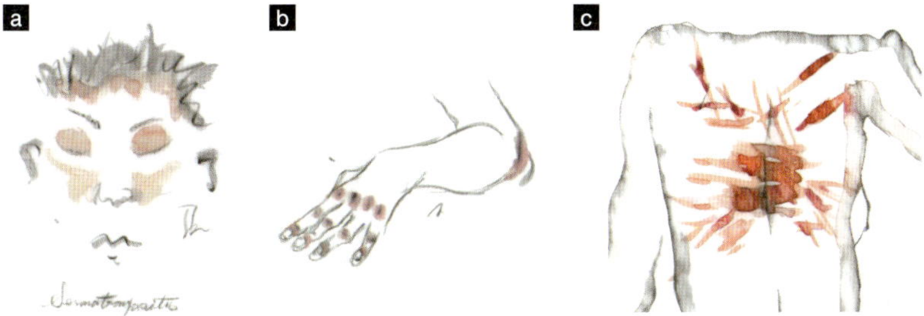

図2　もっとも危険な疾患：皮膚筋炎（p.11 も参照）
手指と肘膝の関節背面を見て，背中を見る（全身症状がなくても，すぐに救急対応が必要）.

◆**まず行う検査**

CK と LDH と SpO_2 を調べます．これらが正常値でも，息切れ，空咳，微熱，倦怠感などの間質性肺炎を示唆する臨床所見があれば，自己抗体の結果などを待たずに，その日のうちに総合病院に紹介しなければいけません．

◆**ポイント**

皮膚筋炎は呼吸器症状があると，初発から急速に間質性肺炎が悪化して死に至ることがあります（**病歴紹介①**参照）．眼瞼腫脹は皮膚科医が日常診療で出会う症候の中ではもっとも恐ろしいサインの1つです．肺のCT（単純レントゲンではわからない）と，膠原病内科や呼吸器内科の協力を要請する必要があり，ただちに動かなければいけません．

2 悪性リンパ腫（EBV関連，NK/TやB細胞性）

◆**注意すべき他の症状やポイント**

発症から月単位で続いている難治性の浮腫として受診することが多い疾患です．かゆみ痛みなどの自覚症状はあまりなく，全身症状も普通は乏しいです．進行すると流涙や鼻閉などを訴えることがあります．

◆**まず行う検査**

皮膚生検です．病理依頼書にはリンパ腫の疑いがある旨を記載します．

◆**ポイント**

早期は病理所見が乏しいため，最初からリンパ腫を疑って免疫染色などを行わないと，非特異的な所見と診断されることがあります．1回目で診断できない場合でも，症状が続くようであれば，時間をあけてくり返し生検が必要です．PET/CT も有効です．

3 甲状腺機能低下症（眼瞼浮腫は片側性の場合がある）

◆**注意すべき他の症状やポイント**

倦怠感，食欲不振．うつ症状と似ています．眼瞼浮腫は片側の場合もあります．

◆**まず行う検査**

FT3，FT4，TSH です．

◆**ポイント**

甲状腺機能低下症で CK 値が上昇することがあるので，これを筋炎と間違えないことです.

稀だが鑑別にあげる疾患

1 むくみのみの場合

・**上大静脈症候群**：顔全体がむくみます．胸部 CT を撮ります.

・**シェーグレン症候群**：まずは抗核抗体，SS-A，SS-B を調べます.

・**副鼻腔炎**：顔のレントゲンを撮り，耳鼻科に紹介します.

・**薬剤性（降圧剤, 目薬）**：降圧剤による浮腫については「唇が腫れた」（→ p.67）の項を参照のこと.

2 硬さがある場合

・**浮腫性硬化症**：糖尿病によるものと，溶連菌感染後におきる場合とがあります．ムチンの沈着症です．皮膚表面はわずかに赤みを伴いますが，痛みなどの自覚症状を欠き，圧痕を残さない硬性浮腫を呈します．糖尿病の有無と ASLO の検査を行い，生検で診断します.

・**サルコイドーシス**：自覚症状の出現率は 60 ～ 70%といわれています（咳, 痰, 呼吸困難，眼のかすみ，飛蚊症，不整脈，心不全，感覚障害，ミオパチー，リンパ節腫脹など）．前額や鼻周囲に数 mm 大の表面平滑な紅色結節，あるいは膝に瘢痕様の皮疹がないか探します（**図 3**）．あれば同部を生検します.

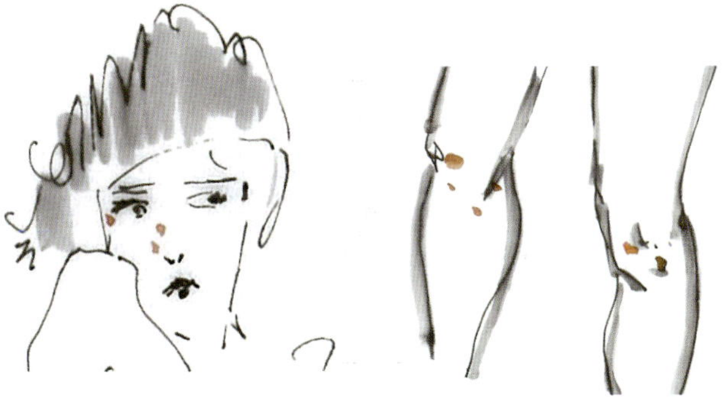

図 3　サルコイドーシスを疑ったら，顔の紅色結節か，膝の瘢痕様皮疹がないか探す.

検査は胸部 X 線（両側肺門部 LN 腫脹），血液検査（血清 ACE，カルシウム），尿（カルシウム），ツ反，ガリウムシンチ，気管支肺胞洗浄液検査（リンパ球数，CD4／CD8 比）などです．（日本サルコイドーシス／肉芽腫性疾患学会の HP より）

・**パラフィノーマ**：過去に美容目的で何か注入したことがないか聞きます．生検か PET/CT を行います．

・**Churg-Strauss 症候群**：下肢に浸潤を触れる紫斑がないか探します．あればそこを生検します．

・**偽リンパ腫**：生検．

・**木村氏病**：生検．

・**IgG4 関連疾患による涙腺炎**：IgG4 の検査と患部の MRI の撮像を行います．瞼＋耳下腺腫脹（顎下）が特徴です．

・**Merkerson-Rosental 症候群（肉芽腫性眼瞼炎）**：肉芽腫症であり，生検が必要です．

・**糖尿病性浮腫性硬化症**：典型例は肩から上背部全体の赤みを帯びた固い腫脹です．生検してムチン沈着を証明します．

よく見かける疾患

1 虫刺され

「朝起きたら片側の瞼が腫れていた」というように，原因を自覚していない場合は，患者の不安は大きくなります．

2 接触皮膚炎

眼瞼の接触皮膚炎の原因としては，つけまつ毛の接着剤のグルー，アイシャドウなどの化粧品（アイシャドウの色はクロムなどの金属によるため，金属アレルギーの有無も聞く），花粉症（瞼にしか症状が出ない場合がある），ビューラー（金属アレルギー），水中眼鏡のゴム部分，毛染めなどです．直近の毛染めの有無については必ず聞きます．

コメント 頭皮，毛の生え際，耳周囲から首にかけてかゆみのある一見湿疹風の所見は皮膚筋炎の特徴でもあるため，常に皮膚筋炎をみのがさないように注意する必要があります．

接触皮膚炎は突然発症しますが，原因を避けない限り長く続きます．「以前から使っていたのだからかぶれるはずはない」と言い張る患者さんも少なくないため，使っている化粧品を丁寧に聞き出す必要があります．

瞼はもっともかぶれの症状が出やすい部位です．かぶれの原因が顔や手についても，瞼にしか症状が出ないことがあります．また，食物や微粒浮遊物（胡椒や花粉）による即時型アレルギーも常に考えておくべき原因です．

数時間から１～２日で消失するがくり返す場合

1 蕁麻疹，アナフィラキシー

空中に舞っている塵成分（胡椒や線香の煙や松脂成分：airborne allergy），シャンプーや石鹸（加水分解小麦や加水分解大豆などの含有），食物などに対するアレルギーの鑑別が必要です．瞼が腫れる前の行動について詳しく聴取します．

2 遺伝性血管性浮腫

C4，CH50を調べます．打撲（ボールが当たった）や情動刺激後に皮下，粘膜に浮腫が出現し悪化します．さ声（気道浮腫）．顔面，四肢の浮腫は左右非対称です．くり返す急性の腹痛（腸管イレウス）を主訴として救急部の常連になっていることがあります．血管浮腫情報センター（http://www.hae-info.jp/）へ連絡します（症例蓄積と解析のため）．

病歴紹介

①［皮膚筋炎］

50歳代，女性．上眼瞼の浮腫，全身倦怠感，乾性咳嗽が急速に出現した．筋力低下はなかったがCPKは軽度上昇していた．急速進行性間質性肺炎と診断し，ステロイドパルス療法，シクロスポリA，シクロフォスファミドを投与したが初診より約1カ月で死亡した．（喜多川千恵 ほか: 西日皮膚 73: 140-3, 2011）

②［甲状腺機能亢進症］

40歳代, 男性．3カ月前より右上眼瞼の浮腫が出現した．自覚症状はなかった．検査ではγ-GTP，TG，fT3，fT4の高値，TSHの低値を認めた．追加検査で, TSH刺激性レセプター抗体と抗甲状腺ペルオキシダーゼ抗体の高値を認め, Basedow病と診断した．（舩越 建 ほか : 皮膚臨床 49: 104-5, 2007）

コメント　全身疾患なのに片側発症例です．

③［IgG4関連疾患］

50歳代，女性．主訴：両眼瞼腫脹．組織検査で低悪性度MALTリンパ腫を疑い，リツキシマブとCHOP療法，放射線療法を行った．初回治療から2年後に眼窩腫脹の再発と両顎下腺に新たな病変が出現した．再度，リツキシマブを8回投与したが，PDG-PET で腫瘍は陽性であった．リツキシマブの最終サイクルから1年後に涙腺および顎下腺に腫瘍が再発した．顎下腺生検で，間質性線維症と硬化性唾液腺炎が認められた．（Murakami J: Modern Rheumatology 23: 1226-30, 2013）

コメント　眼瞼の皮下結節で組織学的にリンパ濾胞を認める場合はB細胞リンパ腫，偽リンパ腫，シェーグレン症候群，木村病，IgG4関連疾患を疑います．

④［縦隔型肺癌による上大静脈症候群］

60歳代，男性．両眼瞼浮腫で近医を受診し，血管性浮腫の診断でプレドニゾロンの内服を開始した．症状は一時軽快したが，減量にて悪化したため，当院を紹介された．初診時，両眼瞼に淡い紅斑を伴う浮腫がみられた．病理組織学的所見は真皮上層の血管周囲にリンパ球主体の炎症細胞浸潤と浮腫を認めた．採血検査では抗核抗体640倍（nucleolar pattern）で，抗Jo-1抗体と抗二本鎖

DNA 抗体は陰性だった．日内変動のある呼吸苦を伴うため胸部造影 CT 検査を行い，中縦隔に主気管支内へ突出する軟部腫瘤を認め，上大静脈にも一部浸潤していた．（畠田優子 ほか: 臨皮 65: 1045-8, 2011）

コメント　皮膚科的には気づきにくい疾患です．

---

⑤ **［眼瞼浮腫で初発した浮腫性硬化症］**

67 歳，男性．主訴：左上眼瞼の腫脹．眼科にて抗菌薬やステロイド薬の内服治療を行ったが軽快しなかった．初診時，左上眼瞼には淡紅色浮腫性硬化局面を認めた．MRI 所見や皮膚生検では異常所見はみられなかった．肉芽腫性眼瞼炎や皮膚筋炎，クインケ浮腫などを考え，トラネキサム酸，トラニラスト，クラリスロマイシン，シクロスポリン，プレドニゾロン投与を行ったが改善しなかった．その後，右眼瞼，両頬部まで浮腫性硬化が拡大したため，初診約 2 年 8 カ月目に再度生検した．病理組織学的に真皮の膠原線維間にアルシアンブルー陽性のムチン沈着を認めた．HbA1c の軽度上昇を認めたこと，先行する感染歴がなく，軽快傾向を示さないことから，糖尿病性浮腫性硬化症と診断した．（梁川志保 ほか: 皮膚臨床 56: 467-70, 2014）

---

⑥ **［上眼瞼瘻孔を形成した前頭洞嚢胞］**

65 歳，女性．右上眼瞼の腫脹．近医で抗菌薬治療を受けたが改善せず，白色粥状の排膿を来すようになった．皮膚科を受診し，MRI で前頭洞病変を認めたため耳鼻科を紹介された．精査により右前頭洞嚢胞とその反復する感染に伴う上眼瞼瘻孔形成と診断した．（安田誠 ほか: 日鼻誌 51: 102-8, 2012）

コメント　常に皮膚の“下”に何かないか気にすることの重要性を示しています．

---

⑦ **［著明な両側眼瞼腫脹を生じた皮下脂肪織炎様 T 細胞リンパ腫］**

24 歳，女性．発熱と体幹，四肢に多発する紅斑と関節痛があり，病初期には自己免疫疾患との鑑別に苦慮していた．経過中に著明な両眼瞼腫脹を生じ，皮膚筋炎や原発性皮膚リンパ腫を疑った．ゴットロン徴候や爪囲紅斑，筋関連酵素の上昇はなく，再検した病理組織で，脂肪細胞を取り囲んで浸潤する異型細胞を認めた．（林 健太郎 ほか : 西日皮膚 77: 487-91, 2015）

コメント 本症例のように，全身症状がなく眼瞼腫脹あるいは眼瞼内結節のみの症例も報告されています．膠原病と悪性リンパ腫の症状はとても似ているので，両者は鑑別診断上，対で考えるべき疾患です．

まとめ

マブタが腫れた患者をみた時，重要な疾患を見逃さないポイント

眼瞼腫脹は急性でも慢性でも，危険な疾患や日常あまり遭遇することの少ない疾患の初期症状の可能性があります．「**眼瞼腫脹はすべて注意する**」という態度で臨む必要があります．

06 頬が腫れた

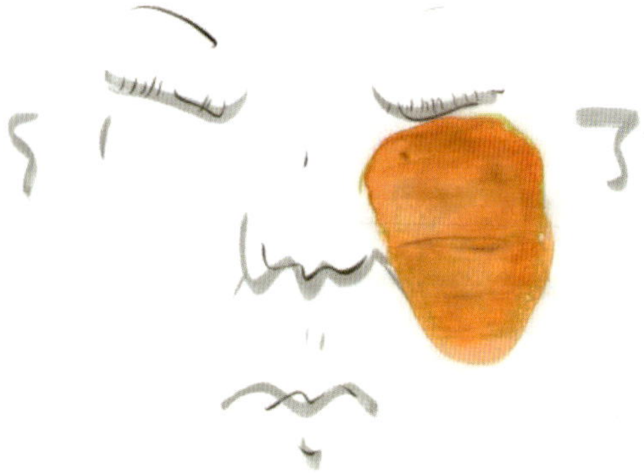

図1

エピソード	90歳，女性．突然左頬に腫脹が出現した．熱感と疼痛を伴っている．セフェム系抗菌薬の内服やメロペネムの点滴を行ったがさらに悪化した．

Question

Q1	絶対に見落としてはいけない疾患は？
Q2	突然片方の頬が赤く腫れて痛みや熱感を訴えるときに考える疾患は？
Q3	問診すべきポイントは？
Q4	すぐに行うべき検査は？

Dr.Uhara's Advice

図1の病歴は丹毒や蜂窩織炎を疑いますが，見逃してはいけないのは皮膚の下にある病気です．歯科関連の感染や副鼻腔炎からの波及や放線菌感染症（歯科治療歴があれば）（「**病歴紹介**」参照），稀に上顎がんなどもあります．原疾患の処置を行わないと抗菌薬のみでは治りません．顔面の皮膚軟部感染症には単純X線撮像が必須です．

Answer

A1 絶対に見逃してはいけない疾患は？

ガス壊疽，壊死性筋膜炎などの重症軟部感染症，上顎洞や歯が感染源となっている疾患，慢性に経過している場合は悪性リンパ腫と深在性エリテマトーデスです．

A2 突然片方の頬が赤く腫れて痛みや熱感を訴えるときに考える疾患は？

日常的にもっとも頻度が高く，きちんとした検査と治療が必要になるのは蜂窩織炎や丹毒などの common な皮膚軟部細菌感染症です．

A3 問診すべきポイントは？

- 受診直近に食事は摂れたか（とくに高齢者：食欲低下は重症のサインです）
- 排尿（食欲低下と脱水の有無がわかる）
- 開口障害（深頸部膿瘍の疑いがあり危険です）
- 糖尿病の有無（糖尿病があれば死に直結する重症感染症に移行する危険性が高くなります）
- 内服薬（とくに骨粗しょう症の薬（骨壊死）．持病もわかります）
- 歯科での治療歴（放線菌症）
- 普段の血圧（受診時の血圧と比較するため）
- 抗菌薬アレルギーの有無（治療のため）
- 家族に溶連菌に関連する疾患に罹患している方はいないか（家族内感染）

A4

すぐに行うべき検査は？

・体温（高温でも低温でも重症です）
・血圧（普段の最高血圧より 20 ～ 30 mmHg 低ければエンドトキシンショックの前触れかもしれません）
・AST/ALT/CPK/LDH
・CRP（発症早期にはあまり上がっていないことがあります）
・プロカルシトニン（重症の場合）
・頭部の単純 X 線（副鼻腔や歯との関係，ガス像の有無をみます）

診断に至るラダー

Q「頬に痛みを伴う腫脹が，急に始まったときの診断のポイントはなんですか？」

A「急性発症で感染症を疑ったら，必ず単純X線写真を撮ります．これにより，副鼻腔や歯科関連の基礎疾患が隠れていないかを調べます．また糖尿病の有無を必ず聞きます．あれば十分な対応が必要になります．高齢の患者では，直近の食事がいつも通り摂れたかを聞くと，倦怠感や発熱などの全身症状の有無を予測できます．なお，免疫抑制剤や副腎皮質ホルモン剤を内服中の方は，発熱や局所の炎症がマスクされて実際より症状が軽く見えるので，注意します」

Q「慢性に腫れている場合はどうですか？」

A「症状が 1 カ月以上持続している場合も，必ず単純X線写真を撮って，下床に原因がみつからなければ生検を検討します．とくに悪性リンパ腫と深在性エリテマトーデスの鑑別が重要です．ともに血液検査や画像での診断は困難ですので，生検（皮下脂肪含む）が必須です」

Q「図1の症例のポイントを教えてください」

A「高齢で抗菌薬の点滴があまり効かないという病歴ですから，細菌感染症であればドレナージされていない死腔が下に隠れている可能性を考えます．単純X線写真やCTが必要になるわけです」

解説

痛みの程度は鑑別上有用な所見になります．①**痛みを伴うとき**，②**自覚症状が乏しいとき**，③**その他**の順に解説します．

頬が腫れて，痛みを伴うとき

1 丹毒，蜂窩織炎

◆ 丹毒と蜂窩織炎のみわけかた

急に頬が腫れて痛みと赤みと熱感を伴う場合に，頻度の高い疾患は細菌感染症です．

- **溶連菌による真皮を主体とした感染を丹毒**
- **ブドウ球菌による皮下脂肪組織を主体とする感染を蜂窩織炎**

と呼びます．臨床的にこれらを区別することはなかなかむずかしいのですが，丹毒の疑いが強いのは①赤色調が強く（日焼け様）**強く痛がる**場合，②所属リンパ節の方向に線状に紅斑が伸びている（**リンパ管炎**）場合，③出血斑を伴う場合です．

丹毒の炎症の場は真皮であり蜂窩織炎（皮下脂肪）より浅いのですが，同居人への感染や命に係わる危険性（壊死性筋膜炎や toxic shock-like syndrome）は圧倒的に丹毒のほうが高く，さらに溶連菌は感染時も危険ですが治ってからも腎炎などをおこすことがあり，もっとも厄介な細菌といえます．

◆ 感染経路を特定する

診断と治療のためには細菌の感染経路を特定しておく必要があります．顔の蜂窩織炎は，鼻腔（鼻をほじった），外耳道（耳そうじ）などの近隣の傷からおきることが多いと思います．丹毒は上記に加えて咽頭扁桃などの上気道に感染した菌が局所の皮膚で繁殖しておきることがあります．したがって丹毒をおこした家族内に猩紅熱（溶連菌感染症）が発生していたり，その逆もあります．**家族歴**の聴取が必要です．

◆ 歯科関連・副鼻腔は感染源として重要である

頬の軟部感染症の感染源としてさらに重要なのは，歯科関連と副鼻腔です．

必ず口腔内の痛みや鼻汁の有無を聞きます．蜂窩織炎と丹毒を疑ったら血液検査とともに初診時に顔面の単純 X 線を撮像します．耳鼻科や歯科への紹介も必要です．また，副鼻腔炎が蜂窩織炎の原因であることがわかっても，その副鼻腔炎をおこしている原因（閉塞の原因）がさらに上顎がんなどの腫瘍性病変であったということもあります．耳鼻科に任す領域ですが，注意が必要です．

メッセージ 蜂窩織炎や丹毒と診断できても，そこで引き下がらない．もう一歩前へ．

2 帯状疱疹

◆ 頬の腫れと痛みを初発症状とする帯状疱疹

蜂窩織炎や丹毒以外で，片方の頬が赤く腫れて痛む日常的な疾患は帯状疱疹です．

通常，帯状疱疹は**点状**の紅斑や丘疹で発症します．そのため，全体的にべたーっと赤くなる丹毒や蜂窩織炎と区別することはあまりむずかしくありません．しかし，稀に点状ではなく斑状の紅斑として始まる帯状疱疹があります．

◆ 帯状疱疹を疑うのは

- **皮疹がない部位（同じ神経支配領域）にも痛みがある**
- **皮疹が出る前の 2 ～ 3 日間痛みのみが先行していた時期がある**
- **リンパ節の腫脹があっても圧痛の程度は弱く，CRP が 2 以下である**

これらの場合には，帯状疱疹の可能性が高くなります．一方，丹毒や蜂窩織炎では圧痛を伴う所属リンパ節腫脹（耳下腺周囲から同側の顎下部，胸鎖乳突筋最上部前縁）を必ず伴います．

顔面に皮疹がある場合は，必ず口蓋部をみます．患側の**口蓋部に点状の紅斑や水疱**が散在していれば，まず帯状疱疹です．これはもっとも診断価値の高い所見です．ただし口蓋部に皮疹がない場合でも帯状疱疹を否定できません．次に，口蓋部と耳に皮疹があるときは，難聴やめまいなどの内耳障害がないか聞きます．また眼病変は皮膚症状より少し遅れて出ることがあります．

帯状疱疹は発症 3 日以内に治療を開始することが帯状疱疹後神経痛の唯一の予防策であるため，細菌感染症との鑑別が困難であれば，まずは抗菌薬と抗ウイルス薬の両方を開始してから専門医に送ってもよいと思います．

頬が腫れているが，痛みなどの自覚症状が乏しいとき

頬の腫脹が週単位で持続している場合で，前述の副鼻腔や歯科的な基礎疾患が否定され，皮下脂肪のみの炎症であると判断した場合に鑑別すべき疾患は，ムチン沈着と肉芽腫とリンパ腫です．痛みや炎症症状が乏しい場合は，稀だが重要な疾患が隠れています（**図2**）．

危険な順に，

- **悪性リンパ腫**（本来自覚症状は乏しいのですが，副鼻腔にできると閉塞による副鼻腔炎の症状が主体になり，排膿していったん軽快しても再発をくり返すといった病歴をとることがあります）
- **原因不明の肉芽腫症**（サルコイドーシス，肉芽腫性口唇炎など）
- **溶連菌感染後におきる成年性浮腫性硬化症**
- **糖尿病に伴う浮腫性硬化症**（多くは上背部から肩にみられることが多い．紅斑を伴う硬性浮腫）
- **美容目的でのヒアルロン酸の注入後**（患者は言わない，単純X線で写らない，MRIが有効）や外傷で埋入した金属（記憶していない場合もあります．単純X線が有用です）などに対する異物反応
- **酒皶に伴う肉芽腫**

などです．単純X線で明らかな異物がない場合で，症状の乏しい慢性の頬の腫脹については，皮膚生検が必須です．

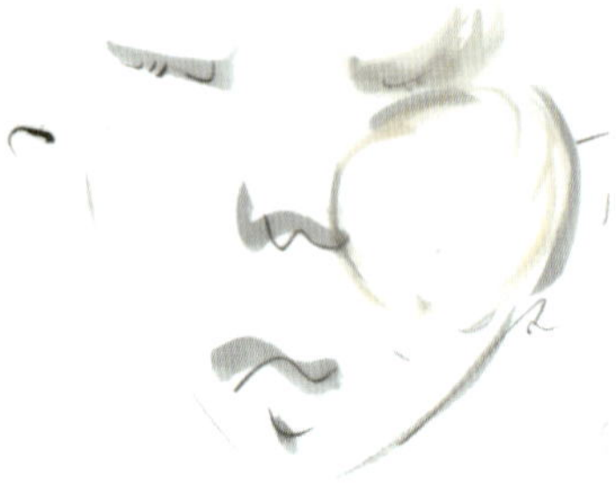

図2　慢性に腫れている場合は危険です．悪性リンパ腫とエリテマトーデスの鑑別を！

その他の疾患

ほかに上顎洞がん，上顎洞内血腫（血小板減少患者など），縦隔気腫（炭酸ガスレーザーなどの歯科治療後，キャンプファイヤーで大声を出した後：胸部単純 X 線検査や胸部 CT 検査を行う），ボタン型アルカリ電池の鼻腔内挿入（血性鼻漏），歯からの細菌感染症（歯の痛みがないか聞く，口腔内をみる，咽頭までの腫脹があれば危険）（**図3**，外歯瘻），唾石症（耳下腺領域に問題なく頬だけ腫れる場合がある），顎骨壊死（耳前部腫脹，ビスフォスフォネート治療中）などの報告があります．頬の腫脹の原因は多彩です．

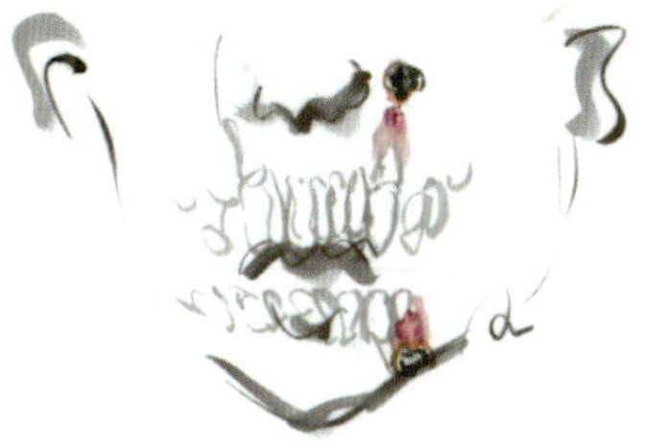

図３　歯からの細菌感染症（外歯瘻）：鼻の横か下顎骨の上．

病歴紹介

① [糖尿病患者における左頬部蜂窩織炎]

90歳代，女性．左頬部腫脹と開口障害でフロモックスとメロペンで改善しなかった．CTで左下6番歯からの蜂窩織炎と診断した．頬部皮膚を切開しペンローズドレーンの挿入を行い顔面の腫脹は消失した．軽快後に原因歯を抜歯した．糖尿病および糖尿病性腎症により透析中で，糖尿病による右足膝下切断術後で入院中だった．（占部一彦 ほか: 大阪府歯科医師会雑誌 701: 24-25, 2009）

コメント　顔面の蜂窩織炎では上顎洞と歯の状態を必ず調べます．直近の歯科治療の既往も聞きます．図1の症例です．

② [非クロストリジウム性のガス壊疽]

60歳代，女性．左**歯痛**と左**頬部腫脹**が出現した．腎結核後遺症で透析中であり，**食思不振**のために入院中だった．発症4日目のCTで左頬部皮下軟部組織の腫脹を認めた．一部に**ガス像**を認めたが，明らかな膿瘍形成は認めなかった．第7病日から頬部の握雪感と捻髪音を認め，**皮膚の一部が自壊**し，左顔面神経麻痺が出現した．第9病日，**広範囲のデブリードマン**とCLDM 1,200 mg/日投与を開始した．創部からグラム陰性桿菌である*Citrobacter freundii*が検出された．（渡辺麗子 ほか: 耳鼻・頭頸外科 80: 481-5, 2008）

③ [遺伝性のC1インヒビター低下による血管浮腫]

20歳代，男性．15歳ごろより打撲後の頬部腫脹がときどき出現していた．今回，野球のバットで左前頭部を打撲した後に顔面の浮腫と嗄声が生じた．母親にも同様のエピソードがみられた．C4は著明に低下していたためC1インヒビターを投与し，翌日には軽度の浮腫を残すのみとなった．約3年後，本症例が救急外来に搬送されてきた．顔面は著明に腫脹し，すでに心肺停止状態であった．（渋谷倫子 ほか: J Visual Dermatol 4: 710-1, 2005）

コメント　他に歯科治療などが契機になります．

④ [開口障害を伴った基底細胞母斑症候群]

20歳代，女性．左側頬部腫脹と開口障害を主訴とした．初診時に両眼の著明な解離，左手掌の径 1mm の陥凹を認めた．パノラマ X 線，CT，MRI 各所見にて，両側下顎臼歯部の骨欠損と左側下顎の埋伏歯，左側咬筋の肥厚を認めた．組織試験採取では歯原性角化嚢胞で，臨床所見より基底細胞母斑症候群と診断し，嚢胞摘出術および埋伏歯の抜歯を行った．術後 5 カ月現在，開口障害は改善し嚢胞の再発も認めない．（北川友紀子: 大阪歯医師会誌 654: 23-5, 2004）

⑤［頬部蜂窩織炎を来した基底細胞母斑症候群］

18 歳，女性．疼痛を伴う頬部腫脹を主訴とした．右急性上顎洞炎と頬部蜂窩織炎と基底細胞母斑症候群と診断した．右上顎洞根本術と上顎洞底部の埋伏歯を摘出後に抗菌薬の全身投与と上顎洞洗浄を行い軽快し，再発もなかった．摘出標本は歯原性角化嚢胞だった．（佐久間康徳 ほか: 耳鼻咽喉科展望 44: 359-63, 2001）

コメント　頬の蜂窩織炎の原因が上顎洞炎で，なおかつその原因が基底細胞母斑症候群だったという症例です．奥が深いです．

⑥［ガス産生性顔面・深頸部膿瘍］

60 歳代，男性．**咽頭痛**，右頬部腫脹，**開口障害**を主訴とした．CT で右扁桃窩から咬筋周囲に高度ガス像，副咽頭間隙に膿瘍形成を認めた．抗菌薬を投与したが頬部ガス像が増加したため切開排膿と洗浄を行った．さらに右耳下腺前方の咬筋周囲の圧痛や膿の流出が続いたため，右耳下腺前方より再度開放ドレナージを行ったところ症状は著名に改善した．（安達正明 ほか：耳鼻と臨床 47: 247-50, 2001）

コメント　開口障害は危険だ！！

⑦［上大静脈症候群］

60 歳代，男性．両側の耳下腺部から頬部にかけて軽度の発赤を伴うびまん性の浮腫性腫脹を認めた．両側性慢性耳下腺炎の疑いで精査を行ったところ，胸部 X 線及び CT 写真で右上縦隔から肺門部にかけて腫瘤と右肺の胸水貯留とリンパ節腫大と右気管支の圧排が認められた．低分化型肺大細胞癌と診断された．（柳川 徹 ほか: 日本口腔外科学会雑誌 48: 28-30, 2002）

⑧ **[耳下腺唾石症]**

60 歳代，女性．初診時，耳下腺炎所見に乏しく頬部の腫脹のみが目立った．耳下腺炎症状に乏しいものでは静脈石，石灰化上皮腫，唾液腺腫瘍などの他の頬部腫脹，石灰化を認める疾患との鑑別が必要と思われた．（栢野香里 ほか: 耳鼻・頭頸外科 71: 765-9, 1999）

⑨ **[頬部良性腫瘍を思わせた外歯瘻]**

12 歳，女児．初診時，左頬部に直径 3 cm の**硬い**可動性の**腫瘤**を認めた．全身の発熱はなく，局所にも炎症所見はみられなかった．血液検査では，白血球数，血沈，CRP など正常であった．3 カ月後に摘出術を計画し，その間，経過観察を行っていたが，初診の 1 カ月後に左頬部皮膚に皮下膿瘍を形成し自壊してきた．**X 線写真**を撮ると下顎左側第一大臼歯遠心根尖に直径 3 mm の透過性病変を認め，同部を解放したところ排膿した．原因歯の根管治療，根管充填後，根尖病巣は消失し，頬部切開部は瘢痕や陥凹を残さず治癒した．（甲原玄秋 ほか: 小児歯誌 35: 526-31, 1997）

コメント　皮下の結節で下床と可動性がない（下とくっついている）場合は，切除前に単純 XP 線画像を撮っておいたほうがよいかもしれません．

⑩ **[陳旧性顔面異物例]**

3 カ月前より左側頬部腫脹が出現し，CT 上で左咬筋筋膜に接する部位に不透亮像を認めた．手術にて 5 × 2 × 1mm 大のタングステン鋼を摘出した．摘出には X 線透視下に探索子と鉗子を用いた．40 年前の演習中の事故により頬部に刺入したと思われた．（鎌田利彦 ほか: 耳鼻咽喉科臨床 89: 51-6, 1996）

コメント　あまり積極的に画像検査をしない皮膚科では見逃されるかもしれません．

⑪ **[浮腫性硬化症]**

60 歳代，男性．約 1 年前より**両頬**の紅斑と**皮膚硬化**が発症した．初診時には**両眼瞼**に発赤と腫脹を認めた．ASO は 206 IU/mL だった．糖尿病と掌蹠膿疱症を合併していた．（馬渕智生 ほか: 日皮会誌 121: 2516, 2011）

コメント 両頬が硬性（水によるむくみではなく全体に固い感じ）に腫れて，淡い紅斑を伴っているが張っている感じ以外にかゆみなどの自覚症状が乏しい場合に考える疾患は，上記の浮腫性硬化症（ムチン沈着）のほかに酒皶，リンパ腫があります．結局は生検が必要になることが多いと思います．

⑫ ［鼻性悪性リンパ腫］

50 歳代，女性．8 カ月前から両頬部および鼻背部に軽度圧痛を伴う浮腫性紅斑が出現した．初診の 12 カ月後に LDH 値が 448 まで上昇した．頭部 CT にて右副鼻腔内に軟部組織充満像，右鼻腔内に腫瘍塊を認め，鼻腔腫瘍の病理組織学的所見から non-Hodgkin's malignant T-cell lymphoma, diffuse, large cell type と診断した．（伊奈慎介 ほか: 皮膚臨床 42: 563-5, 2000）

コメント 原因不明で LDH 高値は，悪性リンパ腫を疑います．LDH が正常上限値の 1.5 ～ 2 倍を超えている時は，たいがい何か悪いことがおきています．

⑬ ［皮下脂肪織炎様 T 細胞性リンパ腫］

19 歳，男性．左頬部の腫脹で複数の医療機関を受診したが診断不明だった．発熱が出現し，検査で白血球減少，肝機能障害，MRI にて Weber-Christian 病が疑われ皮膚科へ紹介された．左頬～下顎にかけて熱感を伴うびまん性の腫脹がみられ，同部位の皮下には 1 ～ 2 cm 大の硬結が複数触知された．PET/CT で頸部，胸部，腹部，上腕の皮下組織に集積が認められた．生検組織で確定診断した．（中里信一 ほか : 皮膚臨床 55: 1204-5, 2013）

⑭ ［男児に生じた猫引っ搔き病］

7 歳，男児．初診数日前より右側頬部に疼痛を覚え，腫脹を生じた．右側頬部に示指頭大，弾性軟で可動性を有する腫瘤を触知し，軽度圧痛を訴えた．歯科病変はなく，血液検査にも異常なかった．クラリスロマイシンで腫瘤はやや縮小したが消失しなかった．その後，両側顎下部に痛みを伴う腫瘤が出現した．生検組織像はリンパ節炎で猫引っ搔き病が疑われた．2 週間前に飼い猫に顔面を引っ搔かれたことが判明し，検査で抗 *B.henselae* IgG が高値を示した．（鈴木円 ほか，小児口腔外科 20: 54-7, 2010）

まとめ

頬が腫れた患者が受診した際に，重要な急性期疾患を見逃さないための質問集

・今朝食事は摂れましたか？（食欲低下は重症）
・排尿はありましたか？（食欲低下と脱水の有無がわかる）
・口が開けにくい感じはありませんか？（深頸部膿瘍の疑い）
・糖尿病はありますか？（あれば身構える．抗菌薬の適切な選択と十分な量が必要）
・骨粗鬆症の治療をしていませんか？（顎骨壊死）
・歯の治療をしましたか？（放線菌症）
・同側の上の歯肉に炎症はありませんか？（歯根部の炎症）
・鼻から血や膿は出ませんか？（副鼻腔炎や上顎がん）
・口の中の上あごの片方のみに皮疹はありませんか？（帯状疱疹）
・以前に美容目的で何か注入したことはありますか？（異物）
・最近ご家族の中に発熱と皮疹が出た方はいませんか？（溶連菌の家族内感染）
・普段の血圧はいくつですか？（受診時の血圧と比較するため）
・薬のアレルギーはありませんか？（治療のため，抗菌薬アレルギーの有無）

07 唇が腫れた

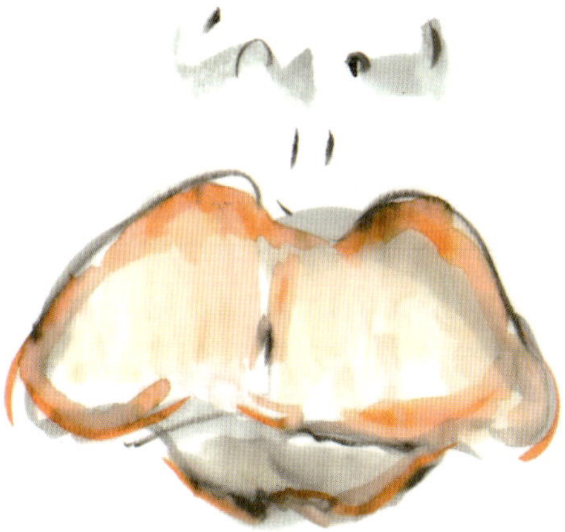

図 1

エピソード	30 歳，女性．頭痛薬を内服したら口唇が腫脹した．

Question

Q1	見逃してはいけない疾患は？
Q2	よくある疾患は？
Q3	ほかに聞くべきポイントは？

Dr.Uhara's Advice

図１の病歴からは食物アレルギー，降圧剤によるものと固定薬疹を疑います．

Answer

A1

見逃してはいけない疾患は？

見逃してはいけないのは口腔アレルギー症候群や食物依存性運動誘発型などの食物性アレルギー，固定薬疹，リンパ腫，遺伝性血管性浮腫です．図１は鎮痛薬による固定薬疹です．

A2

よくある疾患は？

とくに思い当たる誘因がなく急に唇が腫れた場合にまず考える疾患は，口腔アレルギー症候群や食物依存性運動誘発型などの食物性アレルギーや降圧薬による口唇腫脹，固定薬疹を鑑別します．

週を超えて持続していれば接触皮膚炎（リップクリーム，歯磨き粉，口腔内洗浄剤，うがい薬），月単位で持続していれば肉芽腫性口唇炎やサルコイドーシスの鑑別を行います．

A3

ほかに聞くべきポイントは？

症状発症直前の食事内容，運動との関連，内服した薬剤について詳しく聞きます．過去に同じ症状があればそのときの状況も有益な情報になります．口唇に外用しているリップクリームの有無，内服している薬剤（とくに降圧薬と頓服で内服する鎮痛薬や抗ウイルス薬），歯周炎などの口腔内環境です．

診断に至るラダー

Q「口唇腫脹の診断のポイントはなんですか？」

A「『解説』のように，発病時の状況と持続時間についての詳細な問診が必要です．原因としては即時型アレルギー，薬剤性，唇に外用あるいは接触しているものによる接触皮膚炎が多いと思います．薬剤やサプリメントの聴取も必須です（図1の症例）」

解説

鑑別のポイント

口唇が腫れる疾患の鑑別には発症時の様子と持続時間が役に立ちます．

1 数分の間に急激に腫れてきた．数時間から１～２日で消失する．

唇以外に舌，口腔粘膜，咽頭喉頭，瞼にも腫脹が出現するが，首から下に皮疹はない（蕁麻疹はない）場合に考える疾患は，口腔アレルギー症候群と遺伝性血管性浮腫，薬剤性，とくに固定薬疹です．

肉芽腫性口唇炎も，早期は腫脹が数日程度で自然軽快する，といった経過を取ることがあります．

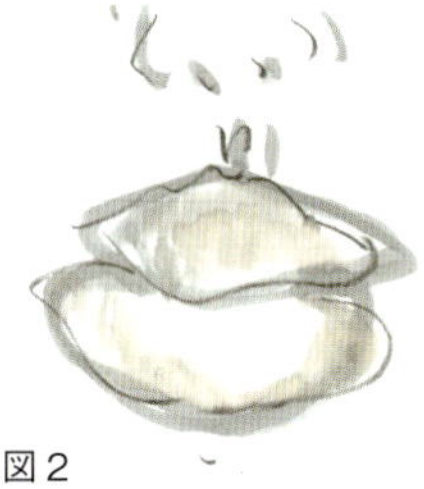

図２

コメント　遺伝性血管性浮腫：C4，CH50を調べる．打撲（ボールが当たった）や情動刺激後に皮下，粘膜の浮腫や，さ声（気道浮腫）などが出現する．顔面，四肢の浮腫は左右非対称である．くり返す急性の腹痛（腸管イレウス）を主訴として救急部の常連になっていることがある．血管浮腫情報センター（http://www.hae-info.jp/）へ連絡する（症例蓄積と解析のため）．

2 なんとなく唇が腫れてきた．１～２週続いていて治らない．

接触皮膚炎を鑑別します．まず聞くのはリップクリームの使用の有無です．ステロイド外用薬や医療用の外用剤でかぶれていることもあります．また金属アレルギーがあると，金管楽器のマウスピースやメンテナンス用のラッカー，歯磨き粉にかぶれていることがあります．基本的には歯磨き粉と口唇に接触しているすべてのものを中止させる必要があります．パッチテストが有効です．

3 なんとなく唇が腫れてきた．１～２カ月続いていて治らない．

肉芽腫性口唇炎やサルコイドーシスの鑑別が必要になります．悪性リンパ腫は稀ですが，生検が必要になります．頻度的には肉芽腫性口唇炎が多いと思います．貧血や下痢などがあればクローン病などの腸疾患の可能性があるので，関連科に紹介します．

メモ1 絶対に間違えない，固定薬疹と単純ヘルペス

口唇に痛みを伴う皮疹が突然出た時は，口唇ヘルペスを疑うことが多いと思います（**図3**）．再発性の単純ヘルペスは風邪や生理時などの体調の悪い時に出やすいので，余計疑うことになります．

しかし，風邪や生理時に鎮痛剤を頓服で飲んでいれば，固定薬疹の可能性が出てきます（**図4**）．固定薬疹は原因薬内服後数時間以内に毎回同じ部位に出現します．ピリピリとした痛みを伴い紅斑から水疱になり，治っても色素沈着を残します．

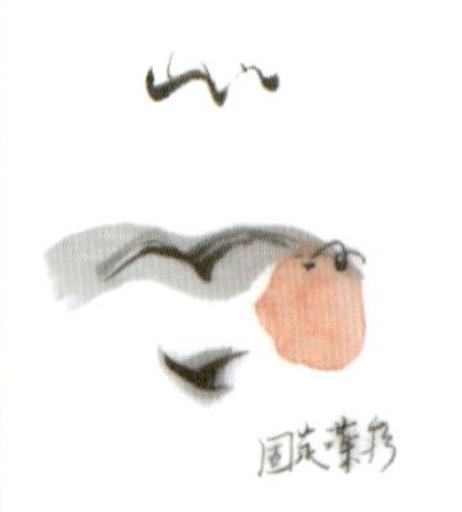

図3　固定薬疹

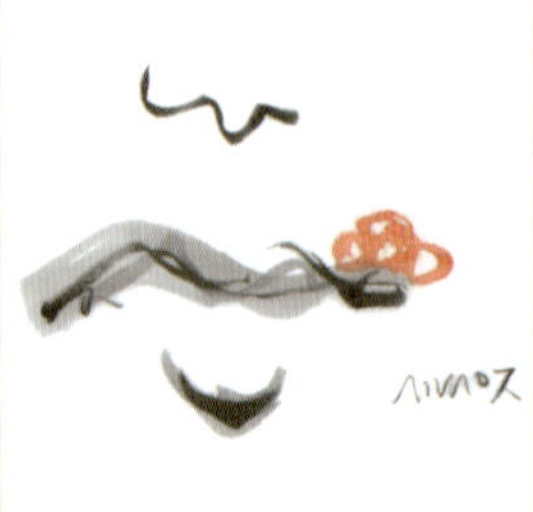

図4　単純ヘルペス

メモ2 外来でおこなう食物負荷試験の有用性と危険性について

食物アレルギーの原因検索のために，食物負荷試験が必要になることがあります．しかし，食物負荷試験はアナフィラキシーショックを誘発することがあります．

数間らは，食物摂取によりアレルギー症状が出現した既往歴や，IgE抗体が高いため何らかの食物制限を行っていた147例を対象に，外来で食物負荷試験を実施し，その安全性を検討しています．負荷試験の結果，誘発症状は38例（25.8%）に認められました．負荷開始15分以内では口唇腫脹やのどの違和感など局所の粘膜症状が多く，咳や呼吸苦などの呼吸器症状，嘔吐，頻脈，意識レベル低下など全身症状は負荷後30～60分と遅めに発現したとのことです．負荷後約2時間で帰宅させ，帰宅後に誘発症状が出現した例が3例いましたが，いずれも症状は蕁麻疹であり，重篤なものはなかったとのことです．

以上より，この論文では，外来での食物負荷試験は施行例の選択と，負荷後の観察時間の厳守に注意すれば安全に施行できるが，帰宅後に誘発症状が出現する例もあるため，帰宅後に問題が発生した場合の対応法を十分に計画しておく必要があると述べています．（引用文献：数間 紀夫ほか：埼玉県医学会雑誌 44: 299-301, 2009）

① [パルブアルブミンによる魚類アレルギー]

28歳，女性．イブプロフェンを内服し，1時間半後に卵・キャビア・鯛・アスパラガスなどを摂取した直後に口唇腫脹や呼吸苦，手足の痺れが出現した．RAST検査とプリックテストで多数の魚類に陽性を示した．ELISA法でパルブアルブミンIgEが陽性，コラーゲンは陰性であった．（篠原理恵 ほか: 皮膚臨床 56: 1270-4, 2014）

コメント パルブアルブミンとコラーゲンは魚アレルギーの原因アレルゲンです．パルブアルブミンは水溶性なので，かまぼこ，ちくわ，はんぺん，魚肉ソーセージなどのすり身製品は食べられることがあるようです．コラーゲンは水に溶けず，加熱によって出てきます（ゼラチンです）．エビやカニなどの甲殻類アレルギーのアレルゲンはトロポミオシンで塩水に溶け出してきます．荒れた手で塩ゆでのカニをたべていると感作されやすいのでアトピー性皮膚炎患者は食べ方に注意が必要です．また，魚アレルギーの方のアレルゲンが寄生虫のアニサキスだったという症例も報告されています．

---

② [アンジオテンシン変換酵素阻害薬（イミダプリル）による血管浮腫]

62歳，女性．10カ月前より高血圧でアムロジピンとジルチアゼムの内服を開始した．3週間前より狭心症に対してジルチアゼムに加えてイミダプリル錠を開始したところ，翌日より下口唇の腫脹と手掌熱感および頸部リンパ節腫脹が出現した．（山下雅代 ほか: 病院薬学 26: 411-7, 2000）

---

③ [遺伝性血管性浮腫]

35歳，男性．29歳時に抜歯後の感染を契機に顔面腫脹が出現した．以後年に1回程度，外傷などを契機に顔面および咽頭浮腫をくり返しており，手足がグローブ状に腫脹することもあった．精査を受けたが原因不明であった．今回，6回目の眼瞼，口唇，頭部浮腫と呼吸苦が出現した．血清IgE値は高値を示した．局所麻酔下に気管切開術が行われた．（花栗 誠 ほか: 耳鼻・頭頸外科 86; 1109-13, 2014）

---

④ [唾石症]

33歳，男性．上口唇左側の無痛性腫瘤を主訴として来院した．上口唇の左犬歯領域に結節性の硬い腫脹が認められた．CT画像で上口唇に石灰化物を認めた．病理組織学的診断は唾石症を伴った唾液腺炎であった．（Iida Y et al: Oral Radiology 30: 249-54, 2014）

⑤［フキノトウによるアナフィラキシーショック］

27歳，女性．パスタを食べたところ，口唇の腫脹，嘔気，動悸，全身の膨疹が出現し，2時間後に意識が消失した．パスタにはフキノトウ，アボカド，キャベツ，チーズが入っていた．特異的IgE抗体はヨモギ4，オオブタクサ4，フランスギク4，タンポポ4，アボカド2であった．プリックテストでは，フキノトウ雄花（加熱，非加熱とも）2+，アボカド2+，キャベツ2+，ヨモギ2+であった．口含み試験ではフキノトウのみが陽性だった．（菊池里奈子 ほか: 臨皮 68: 395-7, 2014）

コメント　多数の具材が入った食品によるアレルギーの原因検索における問診の大切さがわかります．「普段パスタを食べても問題ないのに……」ということであれば，具材やタレ，運動との関係，一緒に食べた（飲んだ）食品を必ず聞きます．

⑥［アリルイソプロピルアセチル尿素とイブプロフェンによる口唇部固定薬疹］

34歳，女性．頭痛に対して鎮痛薬を使用したところ口唇の腫脹を生じた．数カ月後に別の鎮痛薬を使用したところ，上下口唇と手背の水疱および手指の紅斑を生じ，色素沈着を残した．（稲葉 豊 ほか: 皮膚の科学 12: 26-30, 2013）

コメント　口唇腫脹の原因を患者さんが最初からお話ししてくれるとは限りません．固定薬疹は患者さん自身も頓服薬との関係について気づいていないことが多いと思います．

⑦［歯磨きクリーム中のL-carvoneによるアレルギー性接触口唇炎］

症例1　55歳，女性．15年前より口唇及びその周囲の瘙痒感を訴えていた．

症例2　53歳，男性．4年前より口唇の腫脹と発赤を訴えていた．両例ともL-carvoneと歯磨きクリームの貼布試験で陽性だった．（Tanabe N et al: Environ Dermatol 1: 165-7, 1994）

コメント　1年以上続く口唇の皮疹や腫脹をみたら，リップクリームとともに歯磨き粉を疑う必要があります．

⑧［化粧品による接触性口唇炎］

37歳，女性．口唇に瘙痒感を伴う発赤，腫脹，小水疱が出現した．パッチテストで患者が使用していた化粧下地が陽性であり，使用を中止したところ症状は数日で改善した．（芳澤 享子ほか: 新潟歯学会雑誌 42: 103-6, 2012）

コメント

接触皮膚炎はありふれた疾患ですが，原因検索を行わずに外用薬のみが処方されている症例は少なくありません．接触皮膚炎は薬疹と同じで「止めれば治るが，止めなければ治らない」ので，診断＝治療になる疾患です．

⑨［複数のステロイド外用薬による接触皮膚炎］

69歳，女性．顔面の皮疹．プロピオン酸アルクロメタゾン軟膏を処方したところ外用直後から紅斑および口唇の腫脹が生じた．患者は以前にプロピオン酸アルクロメタゾン，酪酸プロピオン酸ヒドロコルチゾン，ブデソニドでパッチテスト陽性であったが，初診時薬剤アレルギーカードを提示し忘れていた．成分パッチテストでは主剤のみ陽性であった．またプロピオン酸デキサメタゾン，酪酸ヒドロコルチゾンもパッチテストで陽性であり交差反応と考えた．（赤松 佳奈 ほか: 臨皮 65: 567-71, 2011）

コメント

治らない場合は自分の治療を疑う（医原病）ことが必要ですが，容易なことではありませんね．

コメント

代表的な商品名を（）に示します．プロピオン酸アルクロメタゾン軟膏（アルメタ®），酪酸プロピオン酸ヒドロコルチゾン（パンデル®），プロピオン酸デキサメタゾン（メサデルム®），酪酸ヒドロコルチゾン（ロコイド®）

⑩［後天性 C1-INH 欠損性血管浮腫］

51歳，女性．とくに誘因なく両眼瞼腫脹と左頬部の腫脹，夜間に上口唇の腫脹，その後喉頭浮腫が出現した．3年前と2年前に嘔気，腹痛，腹部膨満感が出現したことがあった．また前腕の打撲後に，手の腫脹を3回くり返していた．家族歴はなかった．（吉福孝介 ほか: 耳鼻咽喉科臨床 103: 1135-9, 2010）

⑪ [アンギオテンシン転換酵素阻害薬(マレイン酸エナラプリル)が原因と考えられた血管性浮腫]

38歳，男性．1～2日間持続する舌や顔面の腫脹が2カ月に1回程度みられるようになり，徐々に悪化してきた．初診時，顔面全体が腫れて口唇および口腔頬粘膜の腫脹がみられた．1年前より高血圧，心不全に対してマレイン酸エナラプリルを内服している．検査で遺伝性血管性浮腫やNSAIDs不耐症は除外された．(長島 真由美ほか : J Environ Dermatol Cutan Allergol 4: 220-4, 2010)

コメント 内服期間が長いからといって，薬剤との関連性を否定してはいけないということです．症状もたまにしかおきないため，薬を疑いにくいです．

⑫ [マムシ草による口唇口内炎]

69歳，男性．観賞用のマムシ草の赤く熟した実を口にしたところ，直後から激痛とともに舌～口唇が浮腫性に腫脹し，口腔内に小潰瘍が多発した．(石川博康 ほか: 臨皮 63: 458-60, 2009)

コメント 著者らは「マムシ草のようなシュウ酸塩含有植物の中毒は決して稀ではなく，とくに形や色が派手なマムシ草の実は小児が興味をもちやすいため，保護者と医療関係者は十分な注意が必要である」とコメントしています．

⑬ [初診時に悪性リンパ腫が疑われた下口唇硬性下疳]

35歳，男性．2カ月前より下口唇の結節と左頸部の腫瘤が出現した．結節は径9 mmで，中央部にびらんを伴っていた．左頸部には腫大したリンパ節を触れたが圧痛はなかった．悪性リンパ腫を疑いリンパ節生検を行った．術前検査で梅毒血清反応が陽性を示し，病理組織学的に粘膜固有層全層に形質細胞を主体とした稠密な細胞浸潤を認めた．(田村 舞 ほか: 臨皮 61: 1054-6, 2007)

コメント 梅毒は常に頭の隅に置いておかないといけない疾患ですね．形質細胞の集簇は梅毒を疑う重要なサインです．

⑭［鼻型 NK/T 細胞リンパ腫］

67 歳，男性．上口唇に境界不明瞭な弾性硬の腫瘤があり，腫瘤の中心は潰瘍化していた．病理組織は炎症細胞の浸潤だった．しかし，その後に外鼻の変形と 39℃の発熱と倦怠感が出現した．再度生検を行ったが悪性所見は認めなかった．CT では悪性リンパ腫や口唇癌が疑われた．3 回目の生検でも悪性所見は認めず，不明熱や多量の発汗，LDH 上昇などより悪性リンパ腫を疑い，4 回目の生検を行ったところ鼻型 NK/T 細胞リンパ腫と診断できた．（大槻哲也 ほか: 日口外誌 53: 514-8, 2007）

⑮［Crohn 病に併発した肉芽腫性口唇炎］

31 歳，男性．3 カ月前から口唇の浮腫と口内炎を生じた．1 年前から下痢と血便が出現し，Crohn 病の疑いでメサラジン 1,500 mg/ 日の内服投薬を受けている．赤唇上部の病理組織学的所見から診断した．（濱谷詩織 ほか: 臨皮 61: 522-4, 2007）

⑯［口唇・喉頭蓋に発症したサルコイドーシス］

49 歳，女性．口唇腫脹と嗄声が出現した．数回の生検，Ga シンチ，CT などにより診断が確定した（佐藤 信清ほか: 耳鼻と臨床 31: 478-80, 1985）

⑰［サルコイドーシスとの鑑別が困難であった口腔パラコクシジオイデス症］

57 歳，男性．舌の違和感および倦怠感が出現し，近医内科で舌および肺サルコイドーシスと診断され，プレドニゾロンを投与中であった．疼痛を伴う口唇の腫脹で口腔外科を受診し，生検病理所見でサルコイドーシスと診断された．プレドニゾロンの増量などが行われたが，4 カ月後に下口唇の顕著な腫脹と口腔内の激痛で再診した．二次感染を疑い，セフジニル投与で軽快したが，再増悪した．この時点でパラグアイ成育歴が申告され，南米特有の真菌症を疑って特殊染色を行ったところ，Grocott 染色陽性の黒褐色類円形を呈する菌体を確認し，パラコクシジオイデス症と診断した．（藤原久子 ほか: 日口外誌 61: 36-40, 2015）

コメント 海外生活歴は重要なヒントになりますね．よく診断できたと症例だと思います．

まとめ

口唇の腫脹で注意すべきポイント

- 年に何回か間欠的におきる
……降圧薬による口唇腫脹（毎日内服していてもたまにしか腫れない），固定薬疹（鎮痛薬などの頓服歴），遺伝性血管性浮腫（歯科治療や打撲などの先行，顔のむくみや腹痛などの既往）
- 数カ月以上持続して腫れている
……悪性リンパ腫，肉芽腫性口唇炎（歯科金属，歯周炎），サルコイドーシス，歯磨き粉
- 口唇の一部が硬くしこっている……梅毒，悪性リンパ腫，唾石
- 果物や魚介類の摂取後……口腔アレルギー症候群
- 小麦，エビ，魚の摂取＋運動後……食物依存性運動誘発型アナフィラキシー
- 慢性で硬い口唇腫脹＋下痢 または ＋貧血……クローン病

08 唇の端が割れて痛む

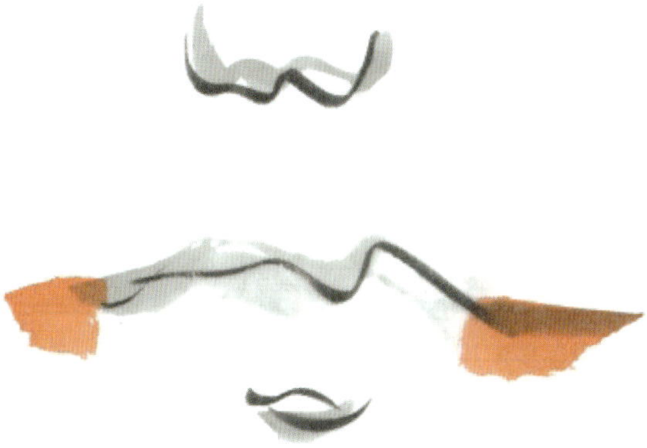

図1

エピソード	10歳，男児．口角がただれて，割れて痛い．

Question

Q1	まず考える疾患は？
Q2	他に診察する部位は？
Q3	必要な検査は？

Dr.Uhara's Advice

図1の症状でもっとも多いのは唾液（舌でなめるなど）による皮膚障害です.

Answer

A1	**まず考える疾患は？** 唾液による浸軟化かカンジダ症です.
A2	**他に診察する部位は？** 口腔粘膜や舌です.
A3	**必要な検査は？** 真菌検査です.

診断に至るラダー

Q「口の端が割れて痛むと訴える方がいますが，診断のポイントはなんですか？」

A「口の端が割れる症状を口角炎といいます．まずはカンジダがいないか検査します．カンジダがいれば抗真菌薬を1～2週使用しますが，カンジダの感染はおそらく二次的なものです」

Q「カンジダが二次的要因とすると，主たる原因はなんですか？」

A「原因の多くは唾液あるいは舌でなめることです．割れて痛いとそれだけで舌でなめたくなるので，いったんステロイド外用薬で炎症を抑えます」

Q「ステロイド外用薬のポイントは？」

A「外用は1週間程度で十分です．長く外用すると，今度は逆にカンジダが付きます」

Q「ビタミンなどの栄養が不足しているのでしょうか？」

A「栄養障害をおこしうる特別な状況にない限り，日本においては一般に栄養不足による口角炎は稀だと思います」

解説

まず考える疾患

1 口の端が割れるのは，ビタミン不足？

口角炎はよくある疾患ですが，一般にはビタミンなどの栄養素の不足を心配する方がいます．しかし，症状が口角炎のみで舌や目じり，鼻腔出口などの粘膜と皮膚の境界部に異常がなく，普通に食事を摂れる場合は，栄養素の不足を心配する必要はまずないと思います．

もし粘膜あるいは粘膜皮膚周囲の皮膚にも症状があれば，HIV 感染症，梅毒，天疱瘡，薬剤性，栄養素（鉄，亜鉛，ビタミン）の欠乏を鑑別する必要があります．下痢の合併は栄養素の欠乏やそれをおこす腸疾患，あるいは HIV や梅毒などの感染症を疑う重要なサインです．

2 口角炎をみて，まず考える疾患 ①浸軟化

口角炎のほとんどが唾液による皮膚の浸軟化（ふやけ）によると思います．口角炎のフランス語 perlèche は「強く（激しく）なめる」だそうです．**図1** の病歴は典型的な唾液による口角炎です．さらに唇の周りを舌でなめる癖がある場合は，唇の周囲の舌が届く範囲の皮膚が赤茶色になります．

3 口角炎をみて，まず考える疾患 ②カンジダ症

口の中の粘膜も外側の皮膚も同じ扁平上皮です．前者の口腔粘膜は水の中で生活するための上皮であり，「水には強いが乾燥には弱い」という性格のケラチンで細胞が支えられています．一方，後者の皮膚は，「乾燥に強いが水には弱い」という性質を持っています．

赤色口唇の外側は皮膚ですから，水には弱い部位です．何らかの原因で口角に唾液がたまりやすくなる（顎関節症やダウン症などで口角がいつもくっついているような場合など）と，次のような経過でカンジダ感染がおこります．

「口角に唾液がたまる」→「ふやける」→「割れる」→「痛いので舐める」→「さらにふやけて症状が悪化する」→「治らない傷が肉芽を作る」→「カンジダやブドウ球菌などの感染が二次的におきる」

なお，カンジダのみで強い皮膚症状を呈することは稀だと思います．割れた口角に感染しているカンジダやブドウ球菌自体が口角炎の原因ではありません(症状には多少関係しているかもしれませんが)．ふやけているから彼らが住み着けるわけです．

つまり，乾燥した状態になれば，とくに治療をしなくても感染はなくなります．水仕事の多い方の指の間や，オムツの下のカンジダ症と一緒です．したがって，カンジダ症を治療した後は，口角炎の治療が必要です．

4 口角炎の検査と治療

病歴により必要な検査は異なります．

・腸の病気や栄養素を吸収できないなんらかの病気のある方
・口角炎のほかに舌がつるつるテカテカで食べ物や熱い飲み物がしみる方(鉄が不足している可能性があります．どこかで出血しているかもしれません)
・鼻の穴や目じり，肛門周囲もただれている方(亜鉛やアミノ酸や脂肪酸が不足しているかもしれません)

などがあれば，それぞれに合った検査を行います．

それ以外の元気な方で，口角炎だけある場合は，真菌検査を行います．カンジダの有無を調べるためです．カンジダがいたら，数日間抗真菌薬を外用します．

それでも口角炎が持続するようでしたら，中等度程度までのステロイド外用薬を1週間程度使用します．ただし，ステロイド外用を1～2週以上続けるとカンジダが付きます．舌でなめないようにお願いし，ステロイドで軽快した後はワセリンなどによる保護に切り替えます．

口角炎が長い期間続いていて，治療をしてもすぐ元に戻ってしまう方は，口がうまく開かないとか，唾液が口の中にたまりやすい，などの原因があるかもしれません．このような場合は歯科や耳鼻科での診察も必要です．

その他の疾患

稀ですが，高齢者やシェーグレン症候群などで，唾液が少ないために乾燥して口角部が割れる方がいます．

メモ 舌と口唇の皮膚炎と全身疾患

・小児，乾燥してガサガサの口唇炎
……口呼吸（鼻閉：アトピー性皮膚炎や喘息の合併多い）
・半年以上続く下口唇のみの発赤やびらん
……口唇がん（盛りあがっていなくても），扁平苔癬（頬粘膜の発赤や四肢に紫色の皮疹が合併していることがある）
・1カ月以上続く上下の口唇炎……リップクリーム，歯磨き粉
・1週間前から口唇の一部に1cm以下のしこりと発赤とびらん……梅毒
・口唇の端に痛く丸い紅斑がときどきできる……固定薬疹（鎮痛剤，抗ウイルス剤）
・乳児，不機嫌，口周囲に放射線状のしわを伴う発赤……SSSS
・口唇やその周囲がだんだん黒ずんできた……固定薬疹（感冒薬，鎮痛剤）
・口唇肥厚，全身の瘢痕や傷痕，嗄声……皮膚粘膜ヒアリノーシス
・舌腫大，開口障害，1－3指の夜明けのしびれ（手根管症候群），目周囲の紫斑
……アミロイドーシス（骨髄腫）
・頬粘膜，熱いものやしょっぱいものがしみる，赤みのみでびらんなし
……扁平苔癬
・歯肉の一部が青黒くなってきた……アマルガムなどの歯科金属
・歯肉全体が黒ずんできた……Addison病，ミノサイクリン

病歴紹介

① [ペラグラ]

62歳，男性．両手，足蹠に紫紅色の紅斑，鼻翼に紫褐色の痂皮の固着した紅斑，口角炎，舌肥厚が生じた．最近下痢が続いている．3カ月前より味覚異常が出現し，流動食を摂取していた．ニコチン酸アミドVit B群，パントテン酸の内服により2週間後に皮疹はほぼ消失した．（大野 佐代子 ほか: 皮紀要 78: 203-6, 1983）

コメント 皮疹＋下痢の組み合わせは，栄養素の不足や，HIVなどの感染症を疑う重要なサインです．

② [HIV感染症]

53歳，男性．難治性の口角炎・口内炎を主訴に受診した．口角のびらんと硬口蓋から軟口蓋にかけて発赤びらんが認められた．帯状疱疹を反復している病歴より検査を行いHIV陽性が判明した．また，同時に施行した梅毒検査も陽性だった．（川田晃弘 ほか: 耳鼻咽喉科臨床 106: 753-8, 2013）

コメント 難治性口内炎では天疱瘡，HIV感染，薬疹の鑑別が必須です．

③ [鉄欠乏性貧血]

51歳, 男性. 舌炎および口角炎による疼痛を主訴とした患者で血液検査の結果, 血清鉄値の低下および低色素性小血球性貧血の所見を認め，治療により症状が著明に改善した．（大滝晃一 ほか: 歯学 74: 218-25, 1986）

コメント 消化器がんの検査が必要です．

④ [亜鉛欠乏症]

75歳，男性．脱毛，爪甲の肥厚と変形，口角炎，舌の萎縮と味覚障害，四肢，臀部，項部の紅斑落屑局面を認めた．慢性関節リウマチ，気管支拡張症，肝硬変，慢性膵炎，肺結核の既往と長期の飲酒歴があった．血清亜鉛値の低下を認めた．硫酸亜鉛の内服を行ったが効果はなく，静注により臨床症状が改善した．
（近藤早苗 ほか: 日皮会誌 103: 1183-8, 1993）

コメント 血中および尿中の亜鉛値は硫酸亜鉛の内服では増加しません．亜鉛ジピコリネートが有効です（亜鉛ジピコリネート：吸収効率を高めるようにピコリン酸でキレート加工した亜鉛）．

⑤［吸収不良症候群に伴う壊死性遊走性紅斑］

46歳，男性．1年前より脱毛，口唇・口角炎と，四肢末端，腰部，陰部等の落屑性紅斑とびらんが増悪してきた．20年前に胃切除術と長期の飲酒歴があり，糖尿病，慢性膵炎，肝硬変を合併していた．貧血，低アミノ酸，低血清亜鉛に加え，多種の栄養素が低値を示した．アミノ酸の補液単独で速やかに改善した．（敷地孝法 ほか: 皮膚臨床 39: 477-81, 1997）

⑥［Cole-Engman 症候群］

49歳, 男性．口角の疼痛, 瘙痒性皮疹, 網状色素沈着, 爪の萎縮性変化, 掌蹠角化, 口角炎，舌右辺縁の白板症を伴っていた．（大竹直樹 ほか: Skin Cancer 11: 411-6, 1997）

コメント Cole-Engman 症候群：皮膚の網状色素沈着，爪甲の萎縮菲薄化，口腔粘膜の白斑角化症様変化，再生不良性貧血．

⑦［AIDS 患者にみられる口腔症状の臨床的検討］

AIDS 患者 9 症例の口腔症状について検討した．口腔カンジタ症は 9 症例中 6 例（偽膜性カンジタ症 5 例，紅斑性カンジタ症 1 例）に認められ，抗真菌薬の内服で良好な結果が得られ，口腔乾燥症が全例に認められた．その他，口角炎が 5 例，ヘルペス性歯肉口内炎が 4 例，帯状歯肉紅斑が 3 例，歯肉出血が 2 例，多発性齲蝕 2 例，カポジ肉腫が 1 例であった．（高木伸二 ほか: 日本口腔外科学会雑誌 47: 341-5, 2001）

⑧［ソラフェニブによる手足症候群］

59歳，男性．腎癌に対してソラフェニブトシル酸塩 800 mg/ 日の内服を開始したところ，3 日後から口腔内アフタならびに口角炎と手掌・足底に疼痛を伴う水疱，四肢に小紅斑が出現した．（国本佳代 ほか: 皮膚臨床 51: 1312-3, 2009）

コメント 分子標的薬のほか，さまざまな殺細胞性抗がん剤（S-1 など）が口角炎の原因になります．

まとめ

口角炎をみたら

1）口の中や他の部位（舌，歯肉，鼻腔出口など）に皮疹がないか，下痢がないか，食事が摂れているか聞く．
2）口角炎だけなら真菌検査を行う．
3）カンジダが陽性なら数日間抗真菌薬を外用し，口角炎が残っていれば中等度の強さまでのステロイド外用薬を 1 週間使用し，ワセリン保護に移行する．舌でなめないように指導する．
4）粘膜疹を伴うときは，薬剤性，天疱瘡，HIV 感染，栄養素の欠乏を疑う．下痢，倦怠感，体重減少＋粘膜疹は HIV や梅毒の感染と栄養素の欠乏をおこす基礎疾患の存在を疑う重要なサインである．

09 口内炎が治らない

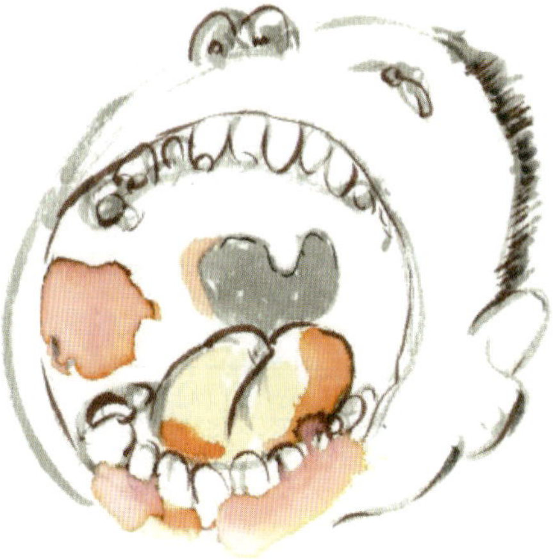

図 1

エピソード

40 歳代，男性．1 年前より口唇，歯肉から舌縁，頬粘膜にびらんが出現した．近医を受診したが原因が不明であり，難治性口内炎としてプレドニゾロン 30 mg/ 日を処方された．プレドニンを減量すると，口内炎が悪化した．食事がとれないため体重が 10 kg 減った．

Question

Q1 絶対に見逃してはいけない疾患は？

Q2 よくある疾患は？

Q3 ほかに聞くべき症候は？

Dr.Uhara's Advice

図1の病歴からは薬疹，尋常性天疱瘡，HIV 感染症を疑います．

Answer

A1

絶対に見逃してはいけない疾患は？

天疱瘡，成人T細胞性白血病（ATL）などの血液疾患，HIV 感染症，がん，薬剤性の口内炎です．

図1からはまず，薬疹，天疱瘡，HIV 感染症を考えます．また，稀ですが歯磨き粉やうがい薬による接触皮膚炎があります．

A2

よくある疾患は？

多くは原因不明の小さく丸い口内炎で，アフタと呼びます．アフタは再発をくり返すことが多く，慢性再発性アフタといいます．

A3

ほかに聞くべき症候は？

体重減少があれば重症です．ほかには常用薬，手術の既往（ビタミン欠乏），ベーチェット病を疑う症候，他の部位の皮膚粘膜症状，発熱や下痢の有無について聞きます．

診断に至るラダー

Q「口内炎の診断のポイントはなんですか？」

A「口内炎の原因は多数あります．ベーチェット病の鑑別だけで終わりにしないことです．真円のアフタ性口内炎と，口腔内のびまん性のびらん潰瘍とに分けて考える必要があります」

Q「気をつけることはなんですか？」

A「後者のびまん性のびらん潰瘍では，天疱瘡（歯の根元の歯肉部の潰瘍から始まることが多く，デスモグレイン抗体の検査で診断可能），扁平苔癬（頬粘膜網目状白斑），HIV感染症（咽頭痛，倦怠感，口腔内カンジダ症），薬疹（すべての皮膚粘膜疾患で鑑別が必要）の鑑別が重要です．また体重減少は重症度を反映しています．図1は原因検索をしないままに副腎皮質ホルモン剤で対応された天疱瘡の例であり，それほど珍しくない病歴です」

解説

口の中がただれて痛む，しみるといった症状を訴える方は少なくありません．患者さんは「口内炎が治らない」と訴える場合が多いと思います．多くは原因不明の小さく丸い口内炎で，**アフタ**と呼びます．歯が当たる部分に潰瘍ができている場合は歯科受診を勧めます（歯に金属がかぶせてある場合は金属アレルギーの可能性があります）．アフタは再発をくり返すことが多く，**慢性再発性アフタ**といいます．原因がわからないことも多いと思います．ベーチェット病が鑑別にあがるのは，この小型の丸い口内炎のみです．ただし，ベーチェット病は教科書的には有名ですが，めったにある疾患ではありません．

絶対に見逃してはいけない疾患としては，薬剤性，天疱瘡，成人T細胞性白血病（ATL）などの血液疾患，HIV感染症，扁平上皮がん，歯磨き粉やうがい薬による接触皮膚炎です．前述のように小さく丸い口内炎（アフタ）は原因がわからないことが多いのですが，アフタが多発していたり，病変がびまん性に広範囲にある場合は，上記の6疾患を鑑別しなければいけません．

まずは，歯磨き粉とうがい薬を中止して他の疾患の鑑別に入ります．上記を鑑別しないで（“難治性”などというわけのわからない形容詞のついた）適当な病名をつけて，安易に抗ウイルス薬や抗菌薬やステロイド薬の内服をギャンブル的に試してはいけません．**くどいようですが，口内炎＝ベーチェット病，という短絡的な考え方は捨てましょう．**

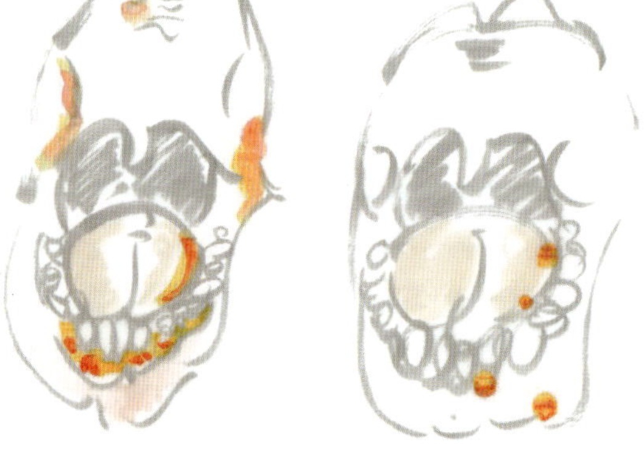

図2　びまん性の口内炎（左）とアフタ性口内炎（右）

口内炎＝ベーチェット病の鑑別だけでおしまいという考え方はもうやめよう．

絶対に見落としてはいけない疾患

口内炎は，①**小型で丸く深い潰瘍を呈するアフタ**と，②**ある程度の広さをもったびまん性のびらん潰瘍を呈する場合**とに分けて考えます．

1 尋常性天疱瘡（非アフタ型の口内炎）

◆注意すべき他の症状やポイント

4週間以上続く粘膜びらんをみたら必ず本症を疑います．**歯と歯肉の際から**ただれ始めることが多く，口唇や歯肉，頬，口蓋などにびらん潰瘍が拡大します．中年から初老期の健康な方に突然発症します．

皮膚における水疱の出現は，粘膜症状に1〜2カ月遅れることがあります．口腔粘膜の症状のみで皮膚症状がないと，（こんな病名はないが）“難治性歯肉口内炎”として，長期間保存的に治療されている症例が少なくありません．原因不明の口内炎が続く場合は，皮膚科受診を勧めます．

また稀ですが，悪性リンパ腫などの基礎疾患に伴って（治療済みを含む）発症する，腫瘍随伴型天疱瘡があります．この場合は水疱症というよりはStevens-Johnson症候群（粘膜皮膚眼症候群）様になります．

◆診察すべき部位

全身の皮膚（天疱瘡の水疱は弱いので，水疱ではなく1〜2 cm大のびらんしかない場合がある）と肛門（口腔内と同様にびらん潰瘍が出現する）です．

◆まず行う検査

デスモグレイン1と3の抗体検査です．デスモグレインが陰性でも，コマーシャルベースで調べることのできない自己免疫性水疱症があるため，難治性の口内炎で診断がつかない場合は，ステロイド内服を行わずに皮膚科に紹介することをお勧めします．皮膚科では生検を行い，コマーシャルで調べられない特殊な自己抗体を調べるため，治療前の血清を用いて検査を進めます．

2 扁平苔癬（非アフタ型の口内炎）

GVHDやSLEなどと似た細胞障害性の疾患（T細胞が表皮細胞を殺す）です．口唇全体に白くふやけた角質を伴うびらん面として認められ，飲み物や塩気のある食物を摂取すると，しみて痛みます．両頬の粘膜に紅斑や網目状（細かいレース状）白斑があればほぼ間違いありません．4週間以上持続する下口唇や粘膜のただれがあったら，前述の天疱瘡に加えて本症を疑います．

本症の原因検索として，薬疹とHCV感染症の有無を調べます．薬剤はとくに原因として重要であり，十分な聴取が必須です．

コメント 口唇粘膜や頬粘膜が白くふやけるのは，肥厚して角化した粘膜が唾液でふやけるためです．正常な粘膜上皮は水の中で生活するための上皮のため，白くふやけることはありません．いわゆる白板症は，粘膜上皮が皮膚のように角化することにより水を吸ってふやけた状態です．異常な角化は扁平苔癬のような炎症性疾患のほかに，粘膜の癌化（扁平上皮がん）によってもおこります．

◆注意すべき他の症状やポイント

皮膚に出る場合は，前腕から手背などに5～20 mm大のやや紫がかったわずかに隆起する紅斑局面が多発しますが，皮疹がなく粘膜疹しかない場合もあります．粘膜にびらんがあると，熱い飲みものや塩辛い食べ物がしみると訴えます．

◆診察すべき部位

頬粘膜の細かい白い網目状の皮疹とその間や周囲に紅斑やびらんが混在するのが特徴です．

◆まず行う検査

皮膚生検です．

3 HIV感染症

口腔内だけでなく咽頭や扁桃におよぶ炎症，びらん潰瘍として認められ，強い咽頭痛や嚥下困難を訴えます．白苔もみられますが，これは壊死した粘膜上皮だけでなく，カンジダの可能性も考えます．粘膜のカンジダ症は宿主の免疫不全を示唆する重要なサインです．

◆注意すべき他の症状やポイント

強い咽頭痛，体重減少，倦怠感です．

◆まず行う検査

HIV抗体価と梅毒検査（STS，TPHA）（検査前に必ず同意を取ること）を行います．もっとも直近の感染機会を聞きます．感染から1カ月以内の場合は抗体価が上がっていない場合があるからです．

白苔があればKOH法で真菌検査を行います．とくに持病のない成人の頬粘膜に広範囲に米カス（あるいは粉チーズ）のような白苔がついている場合はカンジダを疑い，カンジダが確認できれば必ずHIV検査を行います．正常な免疫状態で頬粘膜にカンジダ症がおきることはありませんので，カンジダ症の診断ができたことで満足してはいけません．粘膜カンジダ症はそれ自体を診断して治療を行うこと以上に，宿主の免疫不全の発見の機会として重要なわけです．

4 腫瘍性疾患

舌縁などの1カ所に限局し，大きさも形もあまり変化しない潰瘍が1～2カ月以上持続する場合は，悪性リンパ腫やメラノーマ，扁平上皮がんの鑑別が必要になります．角化を伴えばふやけて白色を呈します．いわゆる白板症（ロイコプラキア）です．

メラノーマは硬口蓋（歯の裏側）に好発し，色を作らなければ普通の潰瘍にしか見えません．皮膚科への紹介が望ましいと思います．生検が必要です．

5 真菌感染症

汚い壊死組織や白苔があれば，直接鏡検と培養を行います．

稀だが鑑別にあげるべき疾患

1 歯磨き粉や口腔内洗浄剤，うがい薬などによる接触皮膚炎

難治性の口内炎があれば，まずは上記の使用の有無（ガムなども含め）を聞き，歯磨き粉も含めてすべて中止してもらいます．

診断のためにはパッチテストが必要です．パッチテストのためには最低2～3回の通院が必要ですが，それが無理であれば上腕などに1カ所10円玉程度の大きさの範囲を決めて，患者自身により2～3日間の被疑薬の外用後に再診してもらえば，通院回数を減らすことができます．

2 ベーチェット病

眼のかすみ，多発する毛嚢炎，採血部位の炎症（針反応），下腿の痛みを伴うしこり（結節性紅斑），陰部の潰瘍，副睾丸炎の既往，線状で痛みと赤みを伴う皮下結節（血栓性静脈炎）の既往について聞きます．ベーチェット病ではすべての症状が同時にそろうことはないので，上記の症状が過去になかったかも聞きます．

ベーチェット病は稀な疾患です．口内炎の背景疾患としてベーチェット病のみをスクリーニングし，ベーチェット病が否定されたからといって，「原因不明の口内炎」としてはいけません．

3 梅毒２期疹

咽頭から口蓋部にかけた発赤は，梅毒の２期疹として有名です．ほかに脱毛や掌蹠に皮疹があれば，検査を行います．とくに，手掌足底に１～２ cm 大の，丸く表面に鱗屑を付着する暗紅色の紅斑（乾癬様）が複数出るのが，梅毒２期疹の特徴です．

4 ヘルペス性口内炎（乳幼児，青成年の初感染）

数 mm 以下の細かいアフタ性口内炎が，口腔内の主に**前方**の舌，**歯肉**，粘膜に好発します．発熱を伴うことがあります．

口唇ヘルペスを含め，単純ヘルペス感染症では所属リンパ節が１～２個腫れて痛むことが特徴です．**顎下部分を触診して**圧痛を伴うしこりがあれば，ヘルペスの可能性が高くなります．**ヘルパンギーナ（後述）ではリンパ節腫脹は稀であり**，ヘルペスとの鑑別点になるといわれています．

口腔ヘルペスから指などに二次感染をおこす場合があります．診断は細胞診が有効です．1分で診断可能です．血清抗体価はスピードと信頼性に欠けるので，急性期の診断に使えません．

5 ヘルパンギーナ（乳幼児）

発熱とともに咽頭粘膜から軟口蓋部（**口腔の後方**）に発赤，水疱，アフタが出現します．ヘルペスと異なり，通常は**歯肉炎とリンパ節腫脹はありません**．ただし，歯間乳頭に膿瘍を形成することがあります．扁桃炎が先行することがあります．

孤発性はエンテロウイルス，流行性はコクサッキーウイルスによるとされます．後者の場合は家族に手足口病などが先行して発症していることがあります（**家族歴を聞く**）．無菌性髄膜炎（頭痛，嘔吐）と心筋炎（心不全）の合併に注意します．

6 手足口病（乳幼児）

舌の先端から側縁に1～3 mmの小さい紅斑に囲まれた白色の点や水疱として認められます．ピリピリと痛いのが特徴です．無菌性髄膜炎（頭痛，嘔吐）と心筋炎（心不全）の合併に注意します．

7 ニコランジル（商品名シグマート®）によるアフタ性口内炎

内服開始後数年以上たってから出ることがあります．後発部位は舌縁で，眼瞼や肛門粘膜にも潰瘍ができた症例が報告されています．すべての疾患についていえることですが，常用薬について必ず聴取する必要があります．他にメトトレキサート，ビスホスホネート製剤，分子標的薬などによる口内炎の報告があります．

8 ATL，白血病

末梢血の異形細胞や白血球の増多などから診断されることが多く，激しい口腔内病変があれば，血算と血液像を必ずみます．

9 ビタミン B_{12} 欠乏症

胃の手術の既往を聞きます．

10 pyodermatitis-pyostomatitis vegetans

口腔内に膿疱が多発します．潰瘍性大腸炎やクローン病に合併することがあります．

11 SLE

軟口蓋部が好発部位です．ほかの部位の皮膚症状（蝶型紅斑，爪囲紅斑，しもやけ様皮疹など）や全身症状，年齢性別（若い女性）がポイントになります．

12 血管炎

Wegener肉芽腫症や結節性多発動脈炎などの血管炎，バージャー病などです．耳鼻科的な診察が必要になります．

口内炎をおこすほかの疾患

小児の下痢や腹痛（クローン病やベーチェット病による腸炎），**乳幼児期からの周期的な発熱**，アフタ性口内炎，咽頭炎，頸部リンパ節炎をくり返す（周期性発熱症候群，PFAPA 症候群），抗がん剤治療中や食欲が落ちている高齢者など（亜鉛欠乏症），頬をかむ癖，などがあります．

メモ 口内炎：口唇全体のピリピリ感があったらヘルペスではない

口唇全体の発赤とピリピリ感は**重症薬疹（SJS）**の重要なサインです．水疱を伴う場合は口唇ヘルペスと間違う可能性があります．通常の再発性ヘルペスで口唇全体（あるいは下口唇全体）が赤くなり，口唇全体に水疱が分布することは稀です．通常は偏った分布を示します．口唇ヘルペスを疑ったら，必ず固定薬疹を鑑別します（→ p.81 の メモ 参照）

病歴紹介

① [尋常性天疱瘡]

40 歳代，男性．初診の 1 年前より口唇，**歯肉**から舌縁，頬粘膜にびらんが出現した．近医を受診したが原因が不明であり，難治性口内炎としてプレドニゾロン 30 mg/ 日を処方された．プレドニンを減量すると口内炎が悪化していた．食事がとれないため**体重**が **10kg** 減った．初診 1 カ月前に腹部に水疱とびらんが数個出現してきた (自験例)．

コメント 難治性口内炎などという病名をつけて，やみくもにステロイドを投与してはいけません．粘膜疹が主体で皮疹のない天疱瘡の患者さんでこのような経過をとる方が少なくないのです．

② [Stevens-Johnson 症候群]

41 歳，男性．以前より感冒様症状出現時に口内炎が出現していた．発熱，倦怠感，口内炎が出現し，総合感冒薬を内服したが症状が改善しないため，夜間救急診療所を受診し，アセトアミノフェン，塩酸アンブロキソール，トラネキサム酸を処方された．内服後より口内炎の急激な悪化による摂食障害と四肢の皮疹が出現した．初診時，体幹・四肢に拇指頭大までの非典型的なターゲット状の多形紅斑様皮疹と口唇，舌，口蓋粘膜に易出血性で著しい接触痛を伴うびらんおよび水疱形成を広範囲に認めた．血清学的検査で抗単純ヘルペスウイルス (HSV) IgG 抗体価が正常範囲より高値を示していた．口腔内所見からウイルス性口内炎を疑ったが，体幹・四肢に皮疹を認め，薬剤内服後から症状が悪化しており，Stevens-Johnson 症候群 (SJS) あるいはヘルペス性口内炎疑いと臨床診断した． (中島世市郎 ほか: 日口外誌 60: 137-41, 2014)

コメント 感冒時にくり返していた口内炎は固定薬疹 (範囲は小さいですが，起きている免疫反応は致死的な TEN 型と同じです) で，くり返しているうちに全身型に移行した可能性が考えられます．ヘルペスの診断は抗体価ではなく，細胞診で行います．

③ [胃切除後ビタミン B_{12} 欠乏性貧血]

60 歳代，女性．約 1 年前より口腔内にアフタが多発するようになり，3 カ月前からは**舌全体が痛み出した**．**血液検査**では赤血球の大小不同を認め，赤血球数の減少，平均赤血球容積・平均赤血球血色素量の増加がみられた．ビタミン

B_{12} は 101 pg/mL と低下していた．約 7 年前に**胃癌で胃全摘**を受けていた．（野本正志 ほか: 皮膚臨床 47: 1087-9, 2005）

④［成人 T 細胞性白血病（ATL）］

60 歳代, 女性．風邪症状と左側軟口蓋部に嚥下時に違和感を伴う潰瘍を認めた．口内炎の診断でデキサルチン軟膏を塗布したが改善しなかった．アシクロビルの投与を行ったところ改善した．血液塗抹標本上において 29% の花弁様の異型リンパ球の出現を認めた．血液検査などにより慢性 ATL と診断した．（菅野 貴浩 ほか: 日口外誌 51: 516-9, 2005）

コメント　ウイルスや真菌などの感染症が皮膚粘膜症状の直接的な原因であっても，普通よりその症状が激しかったり，広範囲，難治性，頻回に再発する場合は，背景に HIV 感染症や ATL などによる免疫不全がないか考えます．おもての疾患の陰に，本質的な疾患が隠れていることがあります．たとえば腺癌である乳房外 Paget 病は陰部のただれとしてみられますが，カンジダが二次的に付着して症状を悪化させていることがあります．カンジダ症のみであれば，治療後には正常の皮膚に戻るはずです．

⑤［HIV 感染症］

30 歳代，男性．咽頭痛と嚥下困難で受診した．右扁桃床と左咽頭蓋谷に白苔と潰瘍性病変が認められた．急性咽頭炎を疑い抗菌薬等を投与したが，一時的に軽快したものの咽頭痛が再増悪し，経口摂取困難となった．抗菌薬投与に抵抗性を示したため各種感染症検査を施行したところ，HIV 抗体スクリーニング検査が陽性であった．（廣田稔治 ほか: 耳鼻咽喉科臨床 101: 29-32, 2008）

コメント　とくに原疾患がないのに，嚥下困難を伴うほどの強い咽頭痛を訴える場合は，HIV や梅毒の検査が必須です．

⑥［HIV 感染症］

40 歳代，男性．4 カ月前より約 6 kg の体重減少があり，2 カ月前より口腔内にアフタが出現してきた．口蓋，口蓋垂，扁桃，舌の両側に半米粒大のアフタが数個散在していた．血液検査で梅毒の既感染パターンを示し，HIV 抗体（EIA 法）陽性であった．30 歳代に B 型肝炎と梅毒の既往があった．（田中 靖ほか: 皮膚臨床 51: 952-3, 2009）

コメント 口内炎に体重減少を伴う場合は保存的にみてはいけません．まずは天疱瘡とHIV感染症の可能性を疑います．

⑦［梅毒］

20歳代，女性．舌全体がしみて食べられない．強い倦怠感と持続性の咳がある．舌側縁部に径10～15 mm前後の類円形丘疹，両側口蓋扁桃と口蓋舌弓部に著明な腫脹と発赤，頭部脱毛，両足蹠部の乾癬様皮疹を認めた．（佐藤 敦 ほか: 日口外誌 47: 52-4, 2001）

コメント 0.5～2 cm大の少し大きめの正円の紅斑，あるいは鱗屑を伴う正円の紅斑が体幹四肢に出る疾患は乾癬や苔癬状粃糠疹，ジベルバラ色粃糠疹など多数ありますが，これらの疾患で小型の丸い皮疹が手掌や足底に出ることは稀です．したがって梅毒検査を行うべき重要な所見です．強い倦怠感や咳，口蓋部の奥（口蓋垂の上方）のドーム状の紅斑も梅毒を疑うサインです．脱毛は側頭部から後頭部にかけて虫食い状かびまん性におきます．

⑧［ニコランジルによる口腔潰瘍］

70歳代，女性．初診1カ月前より舌側縁に潰瘍が出現．内科で硝酸銀やステロイド外用薬で治療したが改善しなかった．13 × 7 mmの境界明瞭で楕円形，強い接触痛を伴う潰瘍を1個認めた．外用等で3カ月後には消失したが再発をくり返していた．初診の5年前よりニコランジルを内服していた．同剤中止1カ月後に潰瘍は軽快し，以後再発はない．（須藤裕介 ほか: 日口診誌 21: 141-4, 2008）

コメント 内服期間があてにならなかった症例です．

⑨［ビスホスホネート製剤，週1回内服剤による口腔潰瘍］

60歳代，女性．初診2～3カ月前より舌に痛みを伴う潰瘍ができた．舌背中央部に2 cm大で偽膜が固着するびらん潰瘍を認めた．（佐藤直哉 ほか: 皮膚病診療 34: 335-8, 2012）

コメント

著者らは「週1回しか内服していないため当初は疑いにくかった」とコメントしています．遅延型の免疫反応は抗原が1回入れば症状は最低2週間続くので，かぶれや薬疹の原因検索を行う時には注意が必要です．月に1～2回の毛染めで頭部の湿疹が何年も持続するのと同じことが，薬疹でもおきるわけです．

⑩［EBV陽性MTX関連リンパ腫］

70歳代，女性．舌縁部の27×20 mm大の有痛性のアフタ性口内炎．1年3カ月前より関節リウマチでメトトレキサートの内服を始めた．生検で異形リンパ球の浸潤が認められ，全身検索で多発性のリンパ節腫大が発見された．化学療法により口腔内潰瘍は消失した．（小池博文 ほか: 日口外誌 56: 266-70, 2010）

コメント

MTXによる皮膚潰瘍はどこにでもでき，MTX誘発の悪性リンパ腫もあるため，鑑別のための生検が必須です．

⑪［潰瘍性大腸炎を合併したpyodermatitis-pyostomatitis vegetans］

50歳代，女性．潰瘍性大腸炎にてステロイド内服（20mg/日）治療を受けていた．治療約1年後より漸減し，その後中止したところ，口腔内に白苔を伴った小膿疱，頭頸部と腋窩に膿疱とびらんを伴った小豆大～拇指頭大の結節性病変が出現してきた．皮疹には瘙痒があり，全身倦怠感と下痢を伴っていた．末梢血好酸球は12.5％と増多し，病理組織像で真皮上層と毛嚢周囲に好酸球が密に浸潤していた．棘融解細胞はみられなかった．蛍光抗体直接法，間接法，抗デスモグレイン1，3抗体は陰性であった．以上より，pyodermatitis-pyostomatitis vegetansと診断した．本疾患は潰瘍性大腸炎やクローン病などに合併することから，炎症性腸疾患に合併する過敏反応と考えられている．（山崎文和 ほか: 臨皮 63: 685-9, 2009）

コメント

pyodermatitis-pyostomatitis vegetansという病名はともかく，好中球が無菌性に集まる疾患（好中球性皮膚症）には皮膚の表面から，天疱瘡，膿疱性乾癬，アナフィラクトイド紫斑（好中球が出る血管炎），Sweet病，持久性隆起性紅斑，汗腺炎，毛嚢炎，脂肪織炎など，炎症が主体となる場所によってさまざまな臨床症状を呈します．好中球性皮膚症があったらベーチェット病以外に，リウマチ疾患，腸疾患とG-CSFが増加していないか（外からの投与やMDS，白血病などの内因性）チェックが必要です．

まとめ

重要な疾患を見逃さないために

- **広い面積がただれている口内炎（丸くない口内炎）**
  ＊口内炎以外に症状がなくても，重症薬疹（咽頭痛と眼の充血）とHIV感染（口腔内にカンジダ）を除外し，次に歯磨き粉とうがい薬などを中止し，次に天疱瘡（デスモグレイン1と3の抗体価を調べる）を除外する．
  - 口内炎＋**体重減少**……天疱瘡，HIV感染症
  - 口内炎＋**咽頭痛**……重症薬疹，HIV感染症，梅毒
  - 口内炎＋**倦怠感**……HIV感染症，梅毒
  - 口内炎＋**下痢**，口内炎＋**貧血**……クローン病，潰瘍性大腸炎
  - 口内炎＋**胃の手術歴**……栄養素欠乏（ビタミンB_{12}など）
- 歯に近い歯肉から始まった口内炎……天疱瘡
- 頬粘膜に赤みと白斑，食べ物がしみる，口唇のただれ……扁平苔癬
- 急性発症の激しい口内炎……薬疹，白血病（必ず血液像を見る）
- 丸い口内炎（アフタ）……薬剤，ベーチェット病を疑うのはこのタイプ．

メモ （電話でもできる）重要な疾患を見逃さないための問診の例

患者さん「病院に通っているのですが口内炎が治りません」
Dr「どのくらい続いていますか？」
患者さん「1カ月以上続いています」……普通の口内炎じゃない
Dr「1cm程度の丸い口内炎ですか？それとも口の中全体がただれていますか？」
患者さん「歯茎と上あご全体と舌の一部がただれています」
……さらに普通の口内炎じゃない
Dr「体重は減っていませんか？」
患者さん「口の中がしみるのでご飯が食べられなくて3kg減りました」
……かなり重症
Dr「胃の手術をしたことや，常用薬や，体のだるさ，などはありますか？」
患者さん「少しだるいです」
Dr「すぐ病院に来てください」

10 顔にシミがある

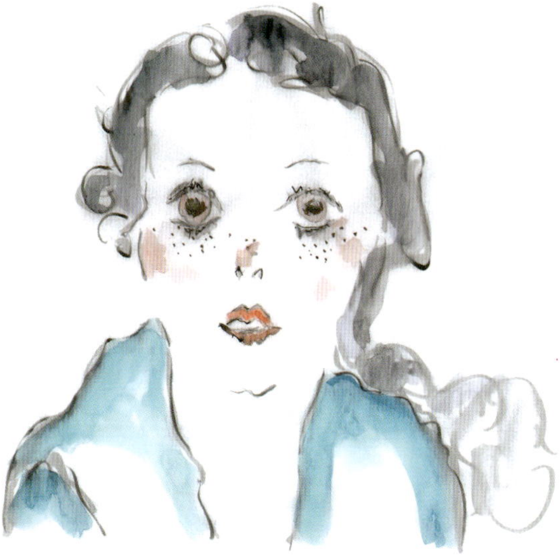

図 1

エピソード 20 歳，女性．幼児期より両頬にソバカスがある．

Question

Q1 見逃してはいけない疾患はなんですか？

Q2 顔のシミにはどのような疾患がありますか？

Dr.Uhara's Advice

図1の病歴からは色素性乾皮症，遺伝性対側性色素異常症の鑑別が必要です．20歳以後に出始めたのであれば，遅発型の太田母斑を疑います．

Answer

A1 見逃してはいけない疾患はなんですか？

若年者に細かいシミがたくさんあるときに見逃してはいけない疾患は色素性乾皮症です．将来の皮膚がんの発症を防ぐために診断と遮光を指導する必要があります．

コイン大以上で，表面がべたーっとして黒く，表面がかさついていない（光沢のある）斑が高齢者の片方の頬に認められた場合は，メラノーマの鑑別が必要になります．

A2 顔のシミにはどのような疾患がありますか？

乳幼児期から細かいシミが頬を中心に左右対称性に認められる場合は色素性乾皮症のほかに遺伝性対側性色素異常症，青ければ太田母斑を，中年以後では日光黒子と脂漏性角化症を疑います．**図1**の症例は色素性乾皮症を考えます．

また，前額，眼囲，口囲などに淡く均一な褐色斑が見られる場合は肝斑を疑います．眼の外下方の頬に色むらのある2 cm以上の盛り上がらない黒色斑がある場合は，メラノーマの鑑別が必要です．

診断に至るラダー

Q「顔のシミで相談されたときに注意するポイントはなんですか？」

A「年齢とシミのサイズと症状の進行の程度です．乳幼児・小児期にソバカス様の細かいシミが目立つようなら遺伝性疾患が疑われます．早期からの紫外線対策が必要になります．**図1**の病歴が該当します．日本人には純粋な雀卵斑はきわめて稀であるといわれています」

Q「中高年ではどうですか？」

A「中高年においては，顔面のシミと呼ばれるものには多数の病名が含まれます．もっとも見逃してはいけないのはメラノーマです．

顔面にできるメラノーマは80歳以上の超高齢者に多く，最初は盛り上がらずに水平方向に増大します．表面は正常で墨を染み込ませたような黒さがあります．顔のシミが1～2年以内に急速に増大して10 mmを超えるようなら，メラノーマの可能性も考えて一度皮膚科を受診してもらったほうがよいでしょう」

Q「おそろしいですね」

A「でも顔面の黒い腫瘍でもっとも多いのは，良性の脂漏性角化症です．通常は小さいうちから隆起し，表面は乳頭状あるいは角化して粗糙（そぞう）（ガサガサした感じ）です」

解説

見逃してはいけない疾患

「シミ」は病名ではありません．たくさんの疾患を含む「症候」（発熱，腹痛，めまい，などと同類）です（**表，図2**）．メラノーマも鑑別診断に含まれますから，「シミ」の診断でレーザー治療などの病理組織学的診断のできない治療を行うことは避けなければなりません．眼で見て診断できない場合は専門医に送るか生検をすべきです．しつこいようですが，レーザーや凍結療法などの病理組織学的診断ができない治療法を行うときほど，むしろ皮膚科的な（それも，かなり高度な）診断能力が必要になるわけです．

顔の「シミ」がメラノーマである確率は低いので，診断せずにレーザー治療を行ってもほとんどは大丈夫でしょう．ただ確率の低いロシアンルーレットを

表　「シミ・ソバカス」の正体

時間的余裕のある疾患	絶対見逃してはいけない疾患
色素性母斑 脂漏性角化症 肝斑 太田母斑 遺伝性対側性色素異常症（遠山） など	メラノーマ 基底細胞がん 色素性乾皮症

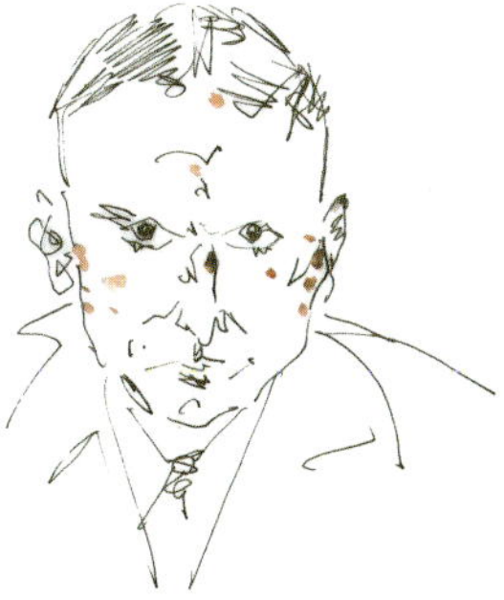

図2　シミにもいろいろある（図は脂漏性角化症）

やっているようなもので，数をこなせばいつかは不幸なことになります．

シミの見分け方はなかなかむずかしいのですが，**①小さいシミ（数mm以下）が多発している場合**と，**②べたーっと均一なシミが広く分布している場合**とに分けて解説します．

1 数mm大の小さいシミが多発している

両頬（とくに下眼瞼の下方部）を中心に1～3 mm大の小さいシミが多発している場合は**「ソバカス」（雀卵斑）**といわれることが多いと思います（**図3**）．しかし，日本人には本当のソバカスは少ないそうです．渡辺らの調査（渡辺晋一 ほか：日皮会誌 119: 3023-8, 2009）では，「ソバカス」といわれている方の1/3は，ぱらぱら型の後天性（成人以後に目立ってくる）の太田母斑で（→ p.106，メモ2参照），残りは老人性色素斑（言葉が悪いです．日光黒子ともいいます．脂漏性角化症の初期の状態です）や色素細胞性母斑（ほくろ）だったそうです．これらの鑑別点を以下に述べます．

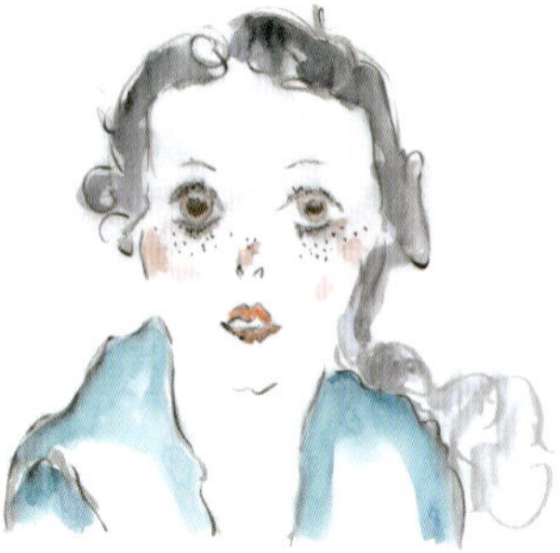

図３ 日本人にソバカス（雀卵斑）は稀です．色素性乾皮症の鑑別が必要です．

◆1．色素性乾皮症

紫外線によって生じるDNA損傷の除去機構の欠損による疾患です．①乳児期に初めて外出した時あるいは初めての日光浴時に過剰に顔が赤くなり（日焼け），場合によっては水疱を形成し，くり返すうちに細かい色素斑（茶）や脱色素斑（白）が増えてくるタイプと，②光線過敏を伴わずに2～3歳ごろから露光部に細かい色素斑が目立ってくるタイプがあります．後者（②）は見逃されやすいかもしれません．

ほかに乳児期に光線過敏をおこす疾患に，ポルフィリン症があります．

◆2．遺伝性体側性色素異常症

とくに手背や足背の細かい色素斑と脱色素斑が特徴ですが，幼児期に顔のソバカス様皮疹で始まります．光線過敏はなく問題となる合併症も稀です．優性遺伝しますので家族歴が重要です．成人以後の悪化は稀です．

メモ1 シミの治療

太田母斑，老人性色素斑，色素性母斑の治療はそれぞれ異なります．太田母斑はメラニンを標的にするレーザーがよく効きます（Qスイッチルビーなど）．老人性色素斑は表面的な上皮の肥厚とメラニンの増加なので，レーザーでも液体窒素などによる凍結でも効きます．色素性母斑は根っこがあるので小さければ焼き切れるかもしれませんが，黒いほくろは切り抜かないと色が再度出てきてしまうことがあります．肝斑はハイドロキノンなどのシミ抜き用の塗り薬が第1選択になります．肝斑専用のレーザーもあるようですが，治療中はよくても止めると元に戻ってしまうことが多いようです．

◆3．太田母斑（図4）

乳幼児期には片側の結膜のみが青く，成長とともに頬などに青い色が強くなっていくことが多い疾患です．しかし，この片側に斑状を呈するタイプ以外に，両側性，点状（パラパラ型），眼の下のくま型があり，老人性色素斑やソバカスや肝斑などと間違われていることがあります．点状の青から灰色の成分が診断のヒントになります．レーザーがよく効きますので正確な診断はとても大切です．

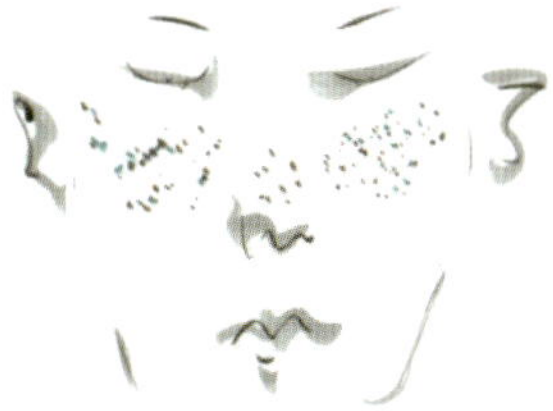

図4　思春期以後にソバカス様の皮疹が出てきたら，太田母斑を疑います．

太田母斑は真皮内にメラニンが増えるので表皮は正常です．したがって表面の皮野（細かいしわなどの質感）は周囲の正常部の質感と同じです．これは平らなホクロ（黒子や色素細胞性母斑）や盛り上がる前のメラノーマも同じです．

◆4．脂漏性角化症

中年以後でもっとも多い疾患は脂漏性角化症です．耳の前あたりが好発部位です．多くは数mm以上になると盛り上がりはじめ，表面が凸凹してざらざらしてきます．色はありますが本来上皮系腫瘍ですので表面の皮野は不整になり，周りの正常皮膚とは異なり，皮膚表面にざらざら感が出てきます．少し斜めから光を当てると周囲の正常皮膚とは異なった質感を示すことがわかります．脂漏性角化症は多発しますが，全体的に似ています．脂漏性角化症の中には1cm大を超えるものもあります．

なお，色むらがあればメラノーマの可能性が出てきます．

◆ 5．基底細胞がん

上記の多発する脂漏性角化症の中に，1 個だけ性状の異なる（色が異なる：青みがかっている，表面に光沢がある，小さい潰瘍がある）病変があり，増大するようなら，基底細胞がんの可能性があります．基底細胞がんは両眼角と両口角を結んだ四角形の中に好発します．

2 2～3 cm 以上の比較的均一な色調の大型のシミ：メラノーマ

もし 1 個だけ 2～3 cm の大型の黒色斑があって（とくに外眼角外側から頬骨に沿ったあたり），色むらがあるが，表面皮膚の皮野が正常の場合（肌のキメが周りの皮膚と同様）は，メラノーマの可能性があります．

触って厚みやしこりや盛り上がりがなければ表皮内病変であり，この状態であれば急速な進行はないので急ぐ必要はありませんが，皮膚科への紹介が必要です．

3 眼の周り，両頬，口周囲に均一な淡いシミがある：肝斑

肝斑（**図 5**）です．眼瞼を避けるのが特徴です．もし，眼瞼にパラパラ色素斑があれば太田母斑を疑います．

原因としては諸説ありますが，顔の中でも出っ張ったところに集中し，女性が化粧を落とすときに擦れる部分にも一致し，しかも肝斑はほとんど女性にしかできないので，私は「洗顔による物理的な刺激や同時に用いる石鹸類による炎症後の色素沈着説」を支持します．

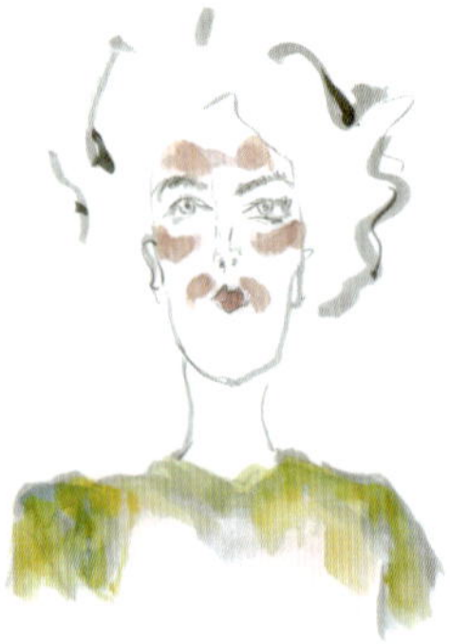

図 5　肝斑は，顔の出っ張ったところにびまん性の褐色斑として出現します．

① **[レーザー治療を希望して来院した色素性乾皮症バリアント]**

20歳，男性．小学生ごろより，鼻部に雀卵斑様の色素斑が出現し，その後顔面全体に広がった．**日光過敏の既往はなかった**．レーザー治療を希望して来院した．顔面全体から耳介に濃淡のある褐色小色素斑を多数認めた．発癌予防のための遮光を生涯に渡って徹底するよう指導した．（吉森千夏: 皮膚臨床 55: 777-81, 2013）

コメント 「小学生のころから雀卵斑がある」という病歴だけで，専門医への受診（あるいはきちんとした検査）を勧める根拠になります．

② **[遺伝性対側性色素異常症]**

症例1 4歳，男児．2歳時に顔のそばかす様の発疹に気づき，両手背，両足背にも同じような発疹を認めた．ADAR1のヘテロ変異が見つかった．症例2 8歳，女児．4歳時ごろからの中耳炎をくり返し，右側は伝音性難聴となった．1歳半ごろから，顔，両手，両足，四肢に色素斑が出現した．（堺 則康 ほか: 日本遺伝カウンセリング学会誌 34: 141-5, 2013）

コメント 本症は顔面に初発し，手背と前腕に拡大します．脱色素斑（細かい白斑）を混じるのが特徴です．色素斑部に皮膚萎縮（セロファンのようなペラペラ感）はありません，萎縮があれば網状肢端色素沈着症を疑います．

③ **[肝斑]**

症例1 43歳，女性．3年前より顔に茶褐色の色素沈着が出現し，徐々に濃くなった．両頬部に左右対称に茶褐色の色素沈着を認め，眼周囲にはなく，境界は比較的明瞭で自覚症状はなかった．鑑別疾患として遅発性両側性太田母斑・後天性真皮メラノサイトーシス，色素沈着型化粧品皮膚炎，雀卵斑があげられたが，色素沈着が左右対称であり，**眼周囲を避けた**形で，褐色，境界明瞭な点から，肝斑と診断した．症例2 47歳，女性．1年前より更年期障害のためホルモン療法を受け始め，以後両頬に色素沈着が出現し色調が増強してきた．**眼周囲を避ける**形で，左右対称に頬に褐色の色素沈着が認められ，自覚症状はないことから，肝斑と診断した．（海老原 全 ほか : 皮膚病診療 27: 416-7, 2005）

コメント 肝斑は瞼を避けるのが特徴で，前額両端，頬骨など，出っ張ったところにできます．

まとめ　シミ・ソバカスをみたとき

乳幼児のソバカス……色素性乾皮症を必ず鑑別する

高齢者の頬に 1 個，盛り上がらない 2 cm 以上の真っ黒なシミがある

……メラノーマを必ず鑑別する

メモ2 太田母斑は奥が深い

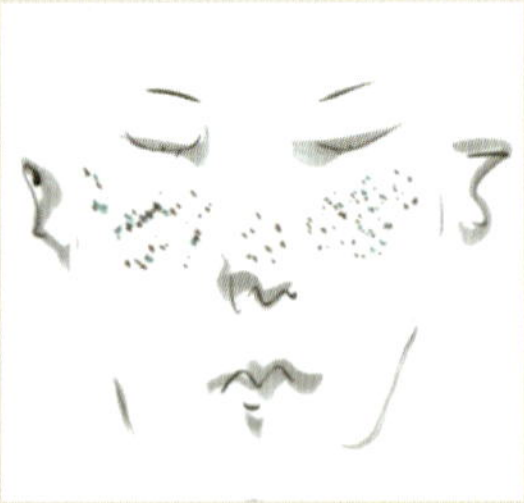

太田母斑は生まれたときは気がつかないか，あるいは眼や頬に少し青いシミがあり，成長とともに色が濃くなってきます．しかし，成人後に目立ってくるタイプがあります．

1) **よくある太田母斑**：片方の眼の結膜やその周囲から外側の頬に灰色を混じる青みがかったシミ．生後 1 年以内に出て，成長とともに少しずつ色が濃くなってくる．アザなのに生まれたばかりの頃は目立たないことがあります．よくみると眼の結膜にわずかにあることがあります．ただ赤ちゃんの結膜は青っぽいのでむずかしいです．思春期や成人してから色が出てくる方もいます．

2) **後天性両側性太田母斑様色素斑**：成人以後に出てくるタイプであり，両側の頬に点状（そばかす様）に出てきます．雀卵斑（ソバカス）と間違えられていることがあります．まぶたに点々とシミがあったり，シミが少し青みがかっていたり，灰色がかったりしているとこれです．前額の両端の生え際にもでることがあります．肝斑はまぶたを避けます．

3) **ぱらぱら型太田母斑**：上と重なる部分があり，2) と 3) を一緒にして後天性真皮メラノーシスと呼ぶこともあります．成人以後の女性の顔に左右対称性に出る細かい点状のシミです．青，くすんだ青（灰色ががかる），茶，こげ茶，などいろいろな色がありますし，交じり合います．遺伝性があるようです．

4) **眼の下のクマ型**：眼の下のくすみが太田母斑である可能性もあります．

（渡辺晋一ほか: 日皮会誌 119: 3023-8, 2009）

11 光線過敏症でしょうか？

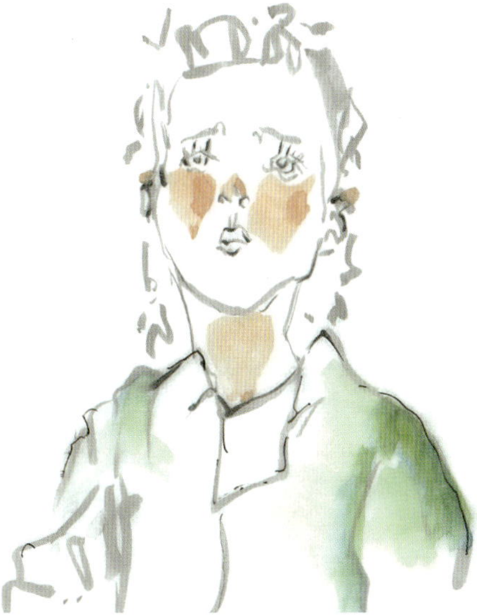

図 1

エピソード

30 歳，女性．2 カ月前より手指，足趾，口囲に紫紅色の紅斑が出現した．1 週間前，日光曝露後に症状が悪化した．露光部とサンダルによる摩擦部に紫紅色の紅斑，腫脹，鱗屑，水疱を認めた．手足には**灼熱感としびれ**も伴っていた．

Question

Q1	どんな症状があれば光線過敏症を疑いますか？
Q2	よくある疾患は？
Q3	絶対に見逃してはいけない疾患は？
Q4	鑑別のためのポイントは？

Dr.Uhara's Advice

図１の病歴は，過度の飲酒によるペラグラです．まず光線過敏を疑うところから始まります．

Answer

A1　**どんな症状があれば光線過敏症を疑いますか？**
部位（前頸部と手背に皮疹が必ずある），左右対称である（日中車に乗っていることが多い方は右＞左），季節（秋から春先：真夏ではない）をチェックします．

A2　**よくある疾患は？**
薬剤性の光線過敏症と多形日光疹です．

A3　**絶対に見逃してはいけない疾患は？**
皮膚筋炎，薬剤性，職業性，HIV 感染症です．

A4　**鑑別のためのポイントは？**
内服薬，職業，趣味，先行して外用したもの（サンスクリーン剤，香料や植物エキス含有製品），季節です．

診断に至るラダー

Q「光線過敏症を疑うポイントはなんですか？」

A「まず部位です．顔，前頸部のV字型，手背から前腕伸側，後頸部に皮疹がそろって出ていれば内因性（体全体が光に対して過敏になっている状態．露光部のみに皮疹が出る）の原因を疑います（**図2**）．

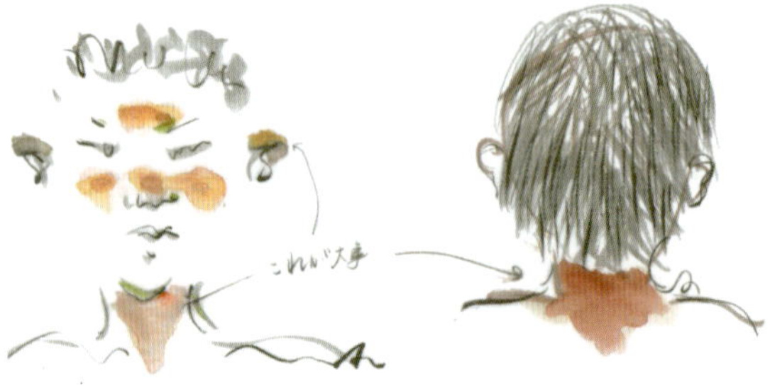

図２　首の前の逆三角と後頸部，耳，手背の皮疹は光線過敏を疑うサイン

なお，女性は化粧のために顔面に皮疹がないことがあります」

Q「次に気をつけるべきポイントはなんですか？」

A「年齢です．年齢によって原因が異なります（解説参照）」

Q「その他には？」

A「季節です．春先はとくに薬剤などの要因なく，体質的に紫外線に対して皮疹が出現する方がいます．逆に，真夏に顔面に皮疹が出るので光線過敏を疑って受診される方がいますが，多くは身の回りのものによる接触皮膚炎が多いと思います．光線過敏を疑いにくいのは，顔に皮疹はあるが頸部にない，手背にもない，というパターンです．秋から冬の光が弱くなる時期にかけて，高齢者に突然光線過敏を疑う症状が始まったら薬剤性を疑います」

Q「図1の症例はなにを疑いますか？」

A「図1の症例は，口や鼻腔などの開口部周囲の皮疹と光線過敏と神経症状よりペラグラを疑います．後頸部（男性）や手背の汚らしい皮疹（痂皮，びらん，水疱，瘢痕，白斑，色素斑などの混在）はペラグラや晩発性ポルフィリン症を疑うサインとなります．アルコール多飲者や路上生活者に多いと思います」

解説

光線過敏症を疑うポイント

光線過敏症の原因はたくさんありますが，本稿では，いわゆる体質的（遺伝性，光線過敏をおこす後天性疾患や口から入る薬物や植物で体自体が光に過敏になってしまった）な光線過敏について説明します．

皮膚に付いた物質（外用薬，湿布薬，植物の汁）＋紫外線で発症するタイプの皮膚炎（すなわち光接触皮膚炎）は，通常の接触皮膚炎に似て，局所的で非対称性の分布を示しますので，本稿では省きます．

1 露出部に皮疹がある

日常生活で光が当たりやすい部位は，頬から鼻，首の前，耳と首の後ろ（髪が短い場合)，手背から前腕伸側です．

露出部は接触皮膚炎の好発部位でもあるため，鑑別がむずかしい場合があります．もっとも重要な部位は前頸部（V 字の領域）と手背です．特別な防御をしていない限り，この部位にまったく皮疹のない，内因性（体全体が光に対して過敏になっている）の光線過敏はありません．

ときどき，顔に出た皮疹を紫外線によるのではないかと訴える患者さんがいますが，顔だけで首の前や手背に皮疹がなければ光線過敏は疑いにくく，むしろ接触皮膚炎（化粧品などのかぶれ）などを疑います．逆に女性の場合は，化粧をするため，光線過敏があっても顔に皮疹がないことがあります．

また手掌側に皮疹がある場合，被髪部や生え際に皮疹がある場合，衣服で覆われた部分に皮疹が多数できている場合も，別の疾患を疑います．

2 皮疹が左右対称性である

光は均等にふりそそぎますから，通常皮疹は左右対称性に出ます．ただ，日中に自動車をよく運転する方は，窓際に向いた方（日本車では右側）に強く皮疹が出ます．

ただし，植物の接触皮膚炎でも，体の左側より右側の耳前部，顎，首，手に強く皮疹が出ます．利き手で接触皮膚炎の原因物質を触ることが多いためです．

この２つは皮疹の形と性状で見分けることができます．光線過敏症では均等にふりそそいだ光によって皮疹が出ますから，皮疹は全体に均一にベターッと赤いか，あるいは点状に出る場合も全体的に均一です．一方，接触皮膚炎では丸，線状などさまざまなサイズと形の皮疹ができるのが特徴です（airborne allergy を除く)．[airborne allergy については**病歴紹介⑧**および p.51 を参照]．

3 季節

光線過敏症は盛夏に多いとは限りません．1 年間で紫外線が強いのは夏至のころ，6 月であり，それをまたぐように 5 月と 7 月，4 月と 8 月の順で紫外線量は減っていきます．たとえば突然光線過敏が 11 月に発症した場合，これは光線過敏をおこす何らかの原因が突然体内に起きたことを示します．原因検索が必須であり，まずは薬剤，食べ物，膠原病（SLE と皮膚筋炎）を鑑別します（後述)．

原因が特定できない光線過敏症の中でもっとも頻度が高いのは多形日光疹で

す．典型的な丘疹型（細かいぶつぶつが前腕などに多発するタイプ）は 10 ～ 30 歳代の女性に多く，その年の初めての強い日光曝露を受けた日の夕方に生じ，その後毎年同時期にくり返すことが多いといわれています（佐藤 純子ほか：アレルギーの臨床 33: 522, 2013）．

一方，「私は光線過敏があって，毎年真夏になると手や顔がかゆくなります」という訴えの多くは，その季節に毎年扱う植物などによるかぶれなどを考えます．この場合，前頸部や両手背に皮疹が同時に出るかチェックが必要です．

コメント　ライムやレモン，パセリ，セロリ，ニンジン，イチジクによって引きおこされる皮膚の炎症をマルガリータ皮膚炎とよびます．これらの果汁が皮膚に付着した状態で日光を浴びると，ウルシにかぶれたような症状がおきます．

4 年齢

年齢は鑑別上とても大切なポイントです．新生児がお母さんと一緒に屋外に出るようになった時期や屋外での遊びが活発になる幼児期に頬が赤くなる場合は，先天性疾患（色素性乾皮症，ポルフィリン症など）を疑います．10 ～ 20 歳代では SLE，10 ～ 30 歳代の女性では多形日光疹，40 歳以後，とくに高齢者では薬疹（健康食品，サプリメントを含む）と皮膚筋炎を主に疑います．

よくある疾患

光線過敏症を疑ったら，まず内服している薬剤があれば薬剤性の鑑別から入ります．薬剤以外ではビタミン剤やドクダミなどの生薬やせんじ薬，サプリメントなども原因になります．食事以外に毎日摂取しているものを詳しく聞く必要があります．

絶対に見逃してはいけない疾患

稀ですが，皮膚筋炎，エリテマトーデス，薬剤性，職業性（使用している化学物質），HIV 感染症は必ず鑑別疾患に入れます．この場合，それぞれの疾患に即した検査を行います．

病歴紹介

① [骨髄性プロトポルフィリン症]

17歳, 男性, 小児期より日光にあたると数時間で疼痛を生じる. 明らかな皮疹は生じない. 家族に同症なし. 軽度の貧血のみで肝機能障害はなし. 本症は小児期に発症するが, 患者は疼痛のため, 常に日光を避けていたため, 皮疹を生じなかった. (東 直行 ほか: 日小児皮会誌 33: 261-4, 2014)

② [異型ポルフィリン症]

35歳, 女性. 数年前から時々腹痛と嘔気があり, さらに両手背にびらんが多発するようになった. 両手背に痂皮を伴う丘疹が数カ所あり, 色素沈着と瘢痕が混在していた. (藤田美幸 ほか: 皮膚の科学 13: 185-8, 2014)

コメント　手背の瘢痕と色素沈着はポルフィリン症やペラグラの皮膚症状の特徴です. 晩発性ポルフィリン症は, 中高年+多量の飲酒歴で疑います.

③ [アルコール依存症患者に生じたペラグラ]

33歳, 女性. 2カ月前より手足と口囲, 1週間前より露光部に皮疹が出現した. 手足には灼熱感としびれを伴っていた. 半年前より飲酒量が増え, 食事量が減っていた. (白瀬春奈 ほか: 臨皮 67: 1053-7, 2013)

④ [塩酸ピリドキシンによる光線過敏型薬疹]

72歳, 女性. 新ネオビタミンEX (ビタミンB_1・B_6・B_{12}の合剤) を服用したところ, 露光部を中心に紅斑が出現した. 光線パッチテストで塩酸ピリドキシン (ビタミンB_6) が陽性を示した. (鶴田 葵 ほか: 皮膚臨床 56: 1325-30, 2014)

コメント　ビタミンB_6とB_{12}は光線過敏をおこす代表的なビタミンです.

⑤ [テルミサルタン・ヒドロクロロチアジド (ミコンビ® 配合錠 AP) による光線過敏型薬疹]

62歳, 女性. 顔面と両手背に左右対称性の皮疹が出現した. 発症の2カ月前より高血圧症に対してテルミサルタン・ヒドロクロロチアジド合剤を内服していた. 薬剤をアンギオテンシンⅡ受容体拮抗薬に変更したところ, 皮疹は速やかに改善した. (林 圭 ほか: 皮膚臨床 55: 1070-1, 2013)

コメント

チアジドによる光線過敏はこの 20 ～ 30 年間はほとんどみられなかったのですが，合剤の発売により復活した薬剤性光線過敏です．薬剤の中止が遅れると皮疹部に色素沈着と脱失（光線性白斑黒皮症）を残すことがあります．

⑥［レーザー治療を希望して来院した色素性乾皮症バリアント］

20 歳，男性．小学生ごろから鼻部に始まり顔面全体に**雀卵斑様色素斑**が多発するようになった．レーザー治療を希望して受診した．顔面と耳介に濃淡のある褐色小色素斑を多数認めた．日光過敏の既往はなかった．レーザー治療は行わず，紫外線防御を指導した．（吉森千夏 ほか: 皮膚臨床 55: 777-81, 2013）

コメント

日本人の小児に雀卵斑を認めた場合は色素性乾皮症（日本人に多いバリアント型は光線過敏症状に乏しく露光部に増えてくる小さい色素斑のみが診断の手がかりになる場合が少なくない）を疑う必要があります．日本人に最も多い A 群には神経症状（難聴，知能低下，歩行障害，神経因性膀胱）を伴います．

⑦［遺伝性汎発性色素異常症］

44 歳，男性．幼少期より四肢端だけでなく**全身に均等**に 2 cm 大までの黒褐色斑と脱色素斑が多発していた．本例は，幼少期に色素性乾皮症と診断されたため，ほとんど外出しなくなり学校へも通っていなかった．光線過敏の病歴はなく，*ADAR1* 遺伝子検査も異常はなかった．（佐藤健二 ほか: 皮膚病診療 31: 321-4, 2009）

コメント

細かい色素斑が多発する疾患はたくさんあります．光との関連性は病歴と色素斑の存在部位がポイントになります．

⑧［松脂による airborne contact dermatitis］

67 歳，**男性**，大工．初診の 12 年前より，顔面，頸部，両手背に苔癬化病変が出現した．臨床像より慢性光線過敏性皮膚炎と診断した．入院させると数日で改善するが，**退院すると翌日から再燃**した．光線テストで最少紅斑量の低下はなく，自宅での何らかの抗原曝露を考えた．パッチテストでエゾマツのおがくずに陽性だった．直接接触しなくても症状が出現していることから，松脂によるairborne contact dermatitisと診断した．予防により，半年で苔癬化病変は消失した．（井出葉子 ほか：日皮会誌 119: 189-95, 2009）

コメント 浮遊する微細な塵（松脂，線香の煙，胡椒など）による接触皮膚炎は露出部にまんべんなく皮疹が出るため光線過敏症とまちがえやすいと思います．また，キクによる接触皮膚炎も光線過敏症と似た症状を呈します．

⑨［HIV感染者に生じた慢性光線性皮膚炎］

48歳，男性．約1年前より露光部に強いかゆみを伴う皮疹が出現し，悪化してきた．治療に反応せず，その後口腔内の皮疹，**全身倦怠感**，**体重減少**が出現した．光線過敏テストでUVBの最小紅斑量の低下を認めた．**口腔内に高度のカンジダ症**を認めたためHIV検査を行ったところ陽性だった．治療による全身状態とCD4リンパ球数の回復に伴い皮疹も軽快した．（松原麻貴 ほか：J Visual Dermatol 2: 454-5, 2003）

⑩［光線過敏症を伴ったHIV感染症］

73歳，男性．約2カ月前より露光部位を中心にかゆみを伴う皮疹が出現した．chronic actinic dermatitis（CAD）と考えた．初診の4カ月後に口唇ヘルペスと**口腔内カンジダ症**を発症した．約半年後，発熱，食欲不振，全身倦怠感が出現し，検査でHIV感染が判明した．カリニ肺炎により皮膚症状出現7カ月後に死亡した．（伊藤なつ穂 ほか：臨皮 61: 1064-7, 2007）

コメント 著者らは「HIV感染患者のCAD合併例の国内報告は稀であるが，海外では数多く報告されている．原因不明の光線過敏症状をみたときには，常にHIV感染症も鑑別疾患に入れる必要がある」とコメントしています．

⑪［著明な顔面浮腫および眼球結膜浮腫を呈したSLE］

37歳，女性．長時間の日光曝露後から結膜の浮腫が出現し，その後眼瞼や顔全体に浮腫が拡大した．約1カ月後より発熱，下痢も生じるようになった．抗核抗体および抗DNA抗体が陽性であった．（鈴木亜希子 ほか：西日皮膚 69: 131-6, 2007）

⑫［皮膚筋炎］

66歳，男性．初診の1年前より露光部にかゆみを伴う皮疹が出現した．内服薬はなし．初診時，露出部に苔癬化局面と色素沈着を認めた．手指に膠原病を疑う所見はなかった．経過中に筋力低下と関節痛が出現した．原発性肺癌と間質性肺炎の合併を認めた．（永瀬浩太郎 ほか: 西日皮膚 69: 24-7, 2007）

コメント 露光部に均一な皮疹を認めた場合は皮膚筋炎（発症初期は膠原病のスクリーニング検査では診断できないことも少なくないため）が顕在化してこないか注意してフォローする必要があります．

⑬［Bloom症候群］

2歳8カ月，男児．1歳半ごろより日光照射部に一致する皮疹が出現した．初診時，頬部・額部・四肢・体幹に全身性エリテマトーデス様の紅斑を認めた．（尾山 修一ほか: 皮膚病診療 28: 1467-70, 2006）

⑭［種痘様水疱症］

14歳，女性．**4歳時**より顔面，耳介，**手背に水疱**を伴った紅斑が出現し，痂皮形成，**瘢痕治癒**をくり返していた．14歳時から下腿にも皮疹が出現し，発熱も認めた．（辻 和英 ほか: J Visual Dermatol 4: 910-1, 2005）

コメント 種痘様水疱症は光線過敏を特徴とするEBV感染症で，リンパ腫が発症することがあります．中高年で同様の症状があれば薬剤性，晩発性ポルフィリン症を疑います．

⑮［くちなし色素による日光過敏症］

32歳，男性．2年間日光過敏症に悩んでいた．**チュウインガム**中に含まれていたくちなし抽出液内服後のUVA照射試験で陽性を示した．くちなし色素含有食品の摂取を禁止したところ日光過敏症は治癒した．（東 禹彦 ほか: 皮膚 39: 140-4, 1997）

コメント 東先生はほかにキャベツの光線過敏症も報告しておられます．

まとめ

光線過敏症：鑑別のためのポイント

・光線過敏症を疑うポイント

1）顔だけではなく，後頸部，前頸部，手背に対称性に皮疹がある．

2）秋，冬，春に突然始まった．

・基礎疾患を疑うキーワード

1）年齢

乳児幼児……色素性乾皮症，骨髄性ポルフィリン症

幼児から小児……骨髄性ポルフィリン症，種痘様水疱症，皮膚筋炎

思春期から 20 歳代（とくに女性）……SLE

中高年……薬剤性，皮膚筋炎，晩発性ポルフィリン症，ペラグラ

2）汚ならしい皮疹（紅斑，びらん，水疱，色素斑，白斑，瘢痕が混在）

……ペラグラ，晩発性ポルフィリン症

3）手足のしびれを伴う……ペラグラ（他に，下痢，舌炎，離婚，独身，アルコール）

4）入院すると治るが退院するとすぐに再発する……生活の場や職場における airborne contact dermatitis（空気伝搬性接触皮膚炎：細かい粒子（線香の煙，胡椒，花粉，おがくずの松脂など）によるかぶれ）．入院中に止めていた嗜好品などによる光線過敏性皮膚炎．

5）その他（光線過敏＋α）

・子ども＋よく転ぶ……皮膚筋炎

・爪先端の痛み，脱落……薬剤性光線過敏

・春……アワビのキモ（クロロフィル）

12 喉がすごく痛い＋皮疹がある

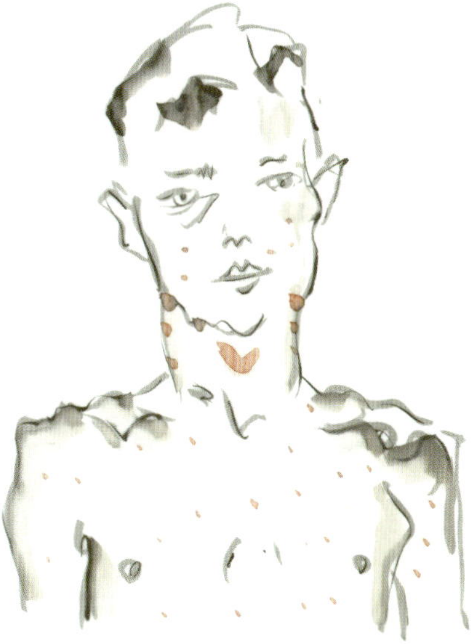

図 1

エピソード

30 歳代，男性．10 日前より 38℃台の発熱，頭痛，咽頭痛，関節痛，頸部リンパ節腫脹が出現した．白血球 3,300 / μ L，異型リンパ球 2.5%，AST 351 IU/L，ALT 420 IU/L だった．

Question

Q1	見逃してはいけない疾患は？
Q2	他に咽頭痛と皮疹を伴う疾患は？
Q3	鑑別のポイントは？

Dr.Uhara's Advice

図1の病歴からはまず伝染性単核球症や麻疹などが思い浮かびますが，実際にはHIV感染急性期の病歴です．

Answer

A1 **見逃してはいけない疾患は？**
Stevens-Johnson症候群，薬疹，HIV感染症，梅毒，溶連菌感染症，ツツガムシ病，天疱瘡です．

A2 **他に咽頭痛に皮疹を伴う疾患は？**
感染症ではマイコプラズマ，伝染性単核球症，麻疹，自己免疫的な疾患としては成人Still病，Sweet病です．

A3 **鑑別のポイントは？**
年齢と口内炎の合併と，時間的経過と再発の有無です．

診断に至るラダー

Q「何らかの皮疹に強い咽頭痛を伴う場合の注意点はなんですか？」

A「これは注意すべき症候です．重症薬疹と重症感染症がかくれている可能性があります．麻疹や風疹様の皮疹＋咽頭痛あるいは，伝染性単核球症を疑った場合は，HIV感染の除外が必要（図1の症例）です．1 cm大までの少し大型の紅斑が多発していれば梅毒やツツガムシ病などを疑います」

解説

咽頭痛と皮疹を認めたとき

咽頭痛は通常の風邪症候群，麻疹や風疹のような点状の皮疹が全身に出る疾患に，咽頭痛はよく認められます．

1 強い咽頭痛＋口腔内びらん

◆注意すべき他の症状やポイント

強い咽頭痛があり，かつ口腔内や口唇にびらんや腫脹があるときにまず考えるのは，急性期であれば Stevens-Johnson 症候群（SJS）です．薬疹の場合は致死的になりうるため早急な対応が必要です．口唇腫脹と目の充血があればSJSを（**図2**），これらの所見がなければ，SJS 以外の重症薬疹を疑います．

感染症では必ず**溶連菌**と**マイコプラズマ**の迅速検査を行います．2 週間以上治る傾向がない場合は天疱瘡などの**自己免疫性の水疱症**（粘膜疹のみで皮膚に症状がない場合がある）の鑑別を行います．

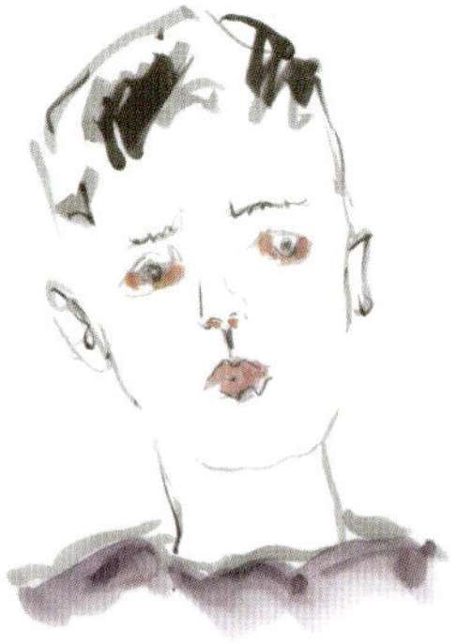

図2　口唇腫脹と眼の充血で SJS を疑う

2 強い咽頭痛＋皮疹（全身の発疹など）

強い咽頭痛と全身に風疹のような点状の紅斑が多発している（紅斑丘疹型）のに，口腔内や口唇などの粘膜に目立つ皮疹がないときに考えるのは，**ツツガムシ病**，**日本紅斑熱**などのリケッチア，**急性 HIV 感染症**，**梅毒**，**伝染性単核球症**です．

ツツガムシ病，日本紅斑熱は好発する季節（→ p.126「**まとめ**」参照）と刺し口が参考になります，HIV 感染症（**図3**）は，成人以後の伝染性単核球症や麻疹を疑ったら必ず抗体を調べ，HIV 陽性なら必ず梅毒検査を行います．

また，手掌に 1 ～ 2 cm 大のまん丸い紅斑が複数出ている場合も，梅毒検査を行います．

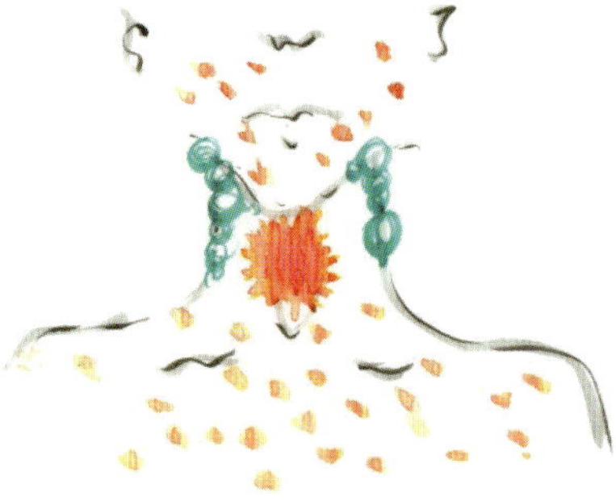

図3　強い咽頭痛＋皮疹（＋リンパ節腫脹）＋成人では HIV を鑑別する

口蓋部の点状出血(**図4**)は，薬疹よりウイルスや溶連菌感染を疑う所見ですが，疾患特異性はありません．

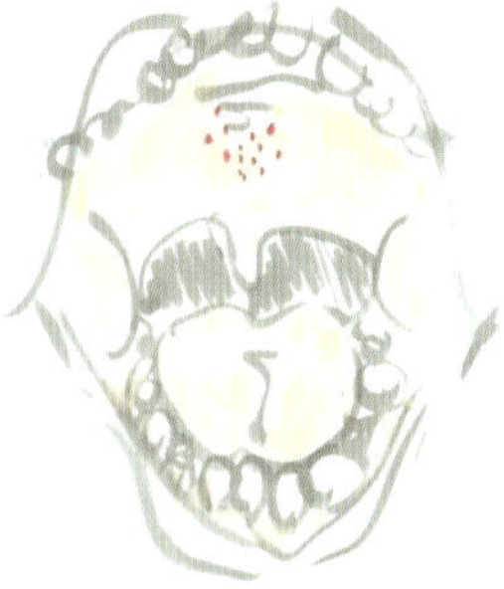

図4　口蓋部の点状出血は，溶連菌やウイルス感染症で認められる

コプリック斑は奥歯に接した頬粘膜に1 mm大の米かす(チーズかす)のような所見です．**麻疹**で有名ですが，発症早期にしか出現しません．

加藤らは成人麻疹の20例について検討し，全例で39℃以上の発熱を伴い，うち8例は2峰性，発熱期間は5～9日，平均6.6日，発疹は平均第4病日に出現し，持続期間は7～11日，カタル性結膜炎は13例，中耳炎は2例，咳嗽・咽頭痛は14例，嘔吐・下痢などの消化器症状は12例，コプリック斑は14例に認めたと報告しています．多くの症例で，白血球数・血小板数の減少，異型リンパ球出現，肝機能障害を認め，いずれも第7～8病日にピークとなり，この時期の検査所見が麻疹重症度の判断に有用ではないかと述べています．(加藤陽子 ほか：西日皮膚 65: 54-7, 2003)

3 咽頭痛＋高熱

咽頭痛，高熱，関節痛，皮疹が軽快と増悪をくり返していれば，**成人 Still 病**の可能性が出てきます．除外診断がたくさんあるので診断基準に沿って検査を行います．成人Still病は1～2日中に診断を決めないといけない疾患ではありませんが，経過中に悪性リンパ腫が顕在化してくることがあります．初回の生検組織像で診断できなくても，くり返し生検することが必要です．

高熱と好中球増多と少し盛り上がった丸い滲出性紅斑(顕著な好中球浸潤からなる)を特徴とする**Sweet 病**も，咽頭痛を伴うことが多いようです．

他にも，好中球性の皮膚疾患である**急性汎発性発疹性膿疱症**(AGEP：薬疹が多く，抗菌薬の投与後などに2～3日で発症する．高熱と小さい膿疱が多発するため抗菌薬を続けたくなり，その結果皮疹がさらに増悪する)や，**滴状乾癬**(溶連菌などの感染症後に発症する)も，咽頭痛を伴うことが多いようです．

① [Stevens-Johnson 症候群]

29 歳，女性．妊娠 9 週時に咽頭痛があったためアセトアミノフェンと塩酸セフカペンピボキシルを内服し，翌日に 38℃台の発熱と両眼充血，口腔内アフタ，皮疹が出現した．（谷口千尋 ほか: 皮膚臨床 56: 1319-23, 2014）

コメント　突然発症した咽頭痛＋球結膜の充血は非常に危険なサインです．

② [中毒性表皮壊死症]

34 歳，男性．顔面の浮腫と頭痛に対しイブプロフェン配合剤とロキソプロフェンナトリウム水和物を内服したところ，咽頭痛，発熱，全身の紅斑が出現した．初診時，眼球結膜充血，口唇のびらん，体幹・四肢に暗赤色斑を認めた．ステロイドを投与したが，中毒性表皮壊死症（TEN）へ移行し，DIC と呼吸不全を呈した．（浅野由祐子 ほか: 皮膚臨床 56: 413-7, 2014）

コメント　TEN の皮疹はヒリヒリとした灼熱感を伴うことが多いと思います．

③ [非典型薬剤性過敏症症候群，drug induced hypersensitivity syndrome：DIHS]

27 歳，女性．双極性障害に対してラモトリギンの内服を始めた 3 週間後から咽頭痛，発熱，紅斑と肝機能障害が出現した．いったん症状は軽快したが，発症約 3 週間後より顔および頭皮に膿疱が出現した．（野田和代 ほか: 臨皮 67: 1033-7, 2013）

コメント　DIHS は TEN，Stevens-Johnson 症候群，アナフィラキシーショックとともに訴訟に発展しやすい重症薬疹です．原因薬剤の内服後 3-4 週後に発症しやすと言われています．顔のむくみ感と小さい膿疱が多発するのが特徴です．高熱，皮疹，リンパ節腫脹，咽頭痛，白血球増加，好酸球増加，異形リンパ球出現，肝障害が特徴的です（ただしすべてがそろわない症例も少なくない）．

④ [成人発症 Still 病]

症例 1 53 歳，女性．主訴：皮疹，四肢の筋肉痛，関節痛，発熱，咽頭痛．紅斑が発熱に伴って出現した．**症例 2** 61 歳，女性．初診 1 カ月前から皮疹，咽頭痛，

5日前から関節痛が出現した．39℃以上の発熱と肝機能異常があった．2症例とも血清フェリチン値が高値であった．（佐々木桃子 ほか: 臨床皮膚科 68: 693-8, 2014）

コメント 背中のかゆみのために多数のひっかき傷（鞭打ち状）が出ることがあります．同様の皮疹は皮膚筋炎，シイタケ，ブレオマイシンでも出ます．

⑤［Angioimmunoblastic T-cell lymphoma］

55歳，女性．2カ月前より咽頭痛と頸部リンパ節腫脹を自覚し，その後，顔面の浮腫，皮疹，発熱が出現した．顔から頸部にかけての浮腫性紅斑と，体幹・四肢に癒合性のある粟粒大の紅色紅斑が認められた．皮膚生検像に異型リンパ球はなかったが，CTで系統的リンパ節腫大を認めた．（菊池 智 ほか: J Visual Dermatol 2: 1042-3, 2003）

コメント 成人Still病と非常によく似た臨床症状を示します．経時的なリンパ節生検によってやっと診断できる場合があります．

⑥［Sweet病］

38歳，女性．発熱，**咽頭痛**，顔面・四肢の皮疹が出現した．初診時，左眼下部，左上腕，両下腿に数mm～3 cm大の境界やや不明瞭な**滲出傾向のある暗紅色局面**が多発し，皮疹には圧痛，浸潤を認めた．皮疹の病理所見で真皮全層にわたり好中球浸潤がみられた．（山本瑞穂 ほか: 皮膚臨床 52: 805-9, 2010）

コメント Sweet病の原因として，内因性G-CSFの増加があります．化学療法による白血球減少後に増加に転じる時期に発症することがあります．また骨髄異形成症候群，白血病，G-CSFの投与でも起きます．「滲出傾向」とは，少し台状に盛り上がった状態（むくみ）を指します．

⑦［急性感染期のHIV感染症］

41歳，男性．10日前より38℃台の発熱，咽頭痛，頸部リンパ節腫脹，全身に皮疹が出現した．血液検査で異型リンパ球（2.5%），AST 331IU/L，ALT 406 IU/Lだった．**口腔カンジダ症**も認め，発熱，全身の紅斑，咽頭痛，頭痛，関節痛の訴えが強かったため，症状緩和のためにプレドニゾロン40 mg/日を

開始した．発熱と皮疹は2週間以上持続した後に軽快した．（水谷浩美 ほか: 臨皮 66: 822-5, 2012）

コメント 伝染性単核球症のような経過と検査値です．口腔カンジダ症がポイントでしょうか．

⑧［急性HIV感染症の5例］

HIVの初感染後，半数以上に2～4週で急性感染症状がみられるが，その中でも皮膚粘膜症状の出現頻度は高い．症例は29～39歳のいずれも男性で，3日以上続く39℃台の発熱と，全身の麻疹様紅斑を主訴に来院した症例について検討した．**全例で咽頭痛が強く**，口腔粘膜疹も認めた．臨床検査にて第4世代のスクリーニング検査に低値陽性であり，血中HIV RNA量は著明に増加していた．（大井三恵子 ほか: 日皮会誌 121 :857-62, 2011）

コメント 麻疹様皮疹＋咽頭痛では，HIV感染を必ず否定しなければいけないことがよくわかります．急性期の症状は自然に軽快するので，急性期に感染を見逃すと大変です．

⑨［日本紅斑熱］

34歳，女性．4日前に発熱と**咽頭痛**，関節痛，頭痛が出現し，NSAIDsなどで改善しなかった．初診時，発熱と顔面のびまん性淡紅色斑，体幹，四肢，掌蹠に淡紅色斑と紫斑を認め，頸部リンパ節腫脹，四肢の関節痛，**筋肉痛**を認めた．弛張熱と四肢に集中する紫斑を伴う皮疹から，日本紅斑熱を疑った．発熱の4日前に山でたけのこ掘りをしており，右鎖骨部に大豆大の刺し口を認めた．全血PCR法で *Rickettsia japonica* が検出された．（簗場瑞貴 ほか: 皮膚臨床 54: 1172-3, 2012）

コメント ウイルス感染症に薬疹が発症したと考えやすい経過です．紫斑も薬疹で認められるため，リケッチア感染症を積極的に疑わないと気づきにくいかもしれません．ただ，筋肉痛は薬疹では稀です．筋肉痛を伴う感染症としてまず考えるのはツツガムシ病，日本紅斑熱，HIV，梅毒，デング熱などです（p.147『筋肉痛を伴う皮疹』参照）．

⑩［ツツガムシ病］

75歳，男性．咽頭痛の後に倦怠感，発熱，紅斑が出現し，近医で肝障害を指摘された．体温38.8℃，体幹を中心に全身に境界不鮮明で大小不同の淡い紅斑を認め，左前腕には刺し口と思われる痂皮があり，周囲に軽度発赤を伴っていた．近所で畑仕事をした以外に遠出はなく，虫刺されも自覚していなかった．
（平野郁代 ほか: 皮膚臨床 52: 900-1, 2010）

コメント ツツガムシ病の刺し口は黒い痂皮や壊死を付着した1 cm程度までの潰瘍で痛々しい感じがしますが，まったく自覚症状はありません．ほとんどすべての患者に刺された記憶はありません．刺し口はブラジャーやパンツの下，腋の下にあるので，チラッと見てもみつかりません．

⑪［カポジ水痘様発疹症］

15歳，男性．全身倦怠感，咽頭痛，さらに頸部，頬部の瘙痒と疼痛を伴う小水疱があり，皮疹は急激に増悪してきた．また，リンパ節の腫脹を認めた．（Ottens-藤村真美 ほか: 皮膚病診療 33: 1186-91, 2011）

コメント 実際はカポジ水痘様発疹症に水疱は目立たないことが多いです．伝染性膿痂疹（とびひ）と間違えやすいですが，アトピー性皮膚炎＋高熱＋同じサイズの中央が陥凹した丘疹（＜数mm大）が多発している＋圧痛のあるリンパ節腫脹（顎下）＝カポジ水痘様発疹症となります．伝染性膿痂疹に高熱や有痛性のリンパ節腫脹や丘疹の多発は，通常ありません．

⑫［尋常性天疱瘡］

69歳，男性．口内痛を主訴に近医の耳鼻咽喉科を受診し，難治性口内炎としてプレドニンを投与されたが改善しなかった．硬口蓋および歯肉にびらんが認められた．血清HSV IgM ±のため抗ウイルス薬と抗菌薬を投与したが，第3病日目に全身に水疱が出現した．（池田怜吉 ほか: 耳鼻・頭頸外科 82: 603-6, 2010）

⑬［結膜炎と口内炎を合併した急性汎発性膿疱性細菌疹］

60歳，女性．咽頭痛と口内炎の後，手掌に痛みを伴う皮疹が出現し，急速に全身に拡大した．手掌に4 mm大までの紅暈を伴う膿疱が集簇多発し，一部は癒合していた．体幹・四肢にも同様の皮疹が散在し，他に左眼瞼・眼球結膜の充血，頬粘膜アフタを認めた．膿疱内容培養は陰性で，咽頭培養は常在菌のみであった．（岸本和裕: 皮膚臨床 50: 371-5, 2008）

⑭［多形紅斑様の初期疹を呈した滴状乾癬］

38歳, 男性．咽頭痛と全身の浮腫性紅斑と丘疹が出現し, 一部は虹彩様を呈した．多形滲出性紅斑と診断し，セフェム系抗菌薬とコルチコステロイド内服で軽快しなかった．約10日後に皮疹は鱗屑を伴う紅斑へと変化した．最初の浮腫性紅斑は乾癬の初期疹であったと考えた．（遠山友紀子 ほか: 日皮膚会誌 116: 1195-200, 2006）

コメント　滴状乾癬は溶連菌感染が先行することがあります．手掌や足底に丸い皮疹があれば，梅毒の検査が必要です．

⑮［急性陰門潰瘍］

症例1 17歳, 症例2 10歳, 症例3 12歳．全例女性で咽頭痛，咳，発熱等で発症し，その後，突然陰部に潰瘍が多発し疼痛を伴った．（日野治子 ほか: 皮膚病診療 27: 261-4, 2005）

コメント　よくわからない病気です．溶連菌感染などに関連するベーチェット病様の好中球性皮膚症でしょうか．

⑯［トニックウォーターに含まれるキニーネが原因となった固定薬疹］

33歳，男性．飲酒後に右眉毛部，左頬部，下顎，左3に有痛性皮疹と頭痛が出現した．咽頭痛，嚥下痛もあった．半年後にジントニックで前回と同部位に痛がゆい紅斑が出現した．（久保田由美子 ほか: アレルギー 52: 447-9, 2003）

コメント　固定薬疹は同じところにくり返し出る局所的な薬疹ですが，起きている現象はStevens-Johnson症候群と同じ重度の細胞障害性変化です．

⑰［成人の水痘肺炎］

33歳, 男性．数日前より全身倦怠感あり, 前日より咽頭痛, 発熱とともに, 頭部, 顔面より始まる全身の瘙痒性皮疹が出現した．（時女和也 ほか: 皮膚病診療 24: 619-22, 2002）

まとめ

皮疹＋咽頭痛をおこす重要な疾患を見逃さないためのポイント

皮疹＋咽頭痛
- 口唇の腫脹+/− 眼の充血……Stevens-Johnson 症候群，重症薬疹
- 風疹のような小型の紅斑の多発と発熱，倦怠感，肝障害（伝染性紅斑様）……HIV 感染早期，梅毒，ツツガムシ病，日本紅斑熱，マイコプラズマ，ヘルペスウイルス感染症
- 手掌に丸い紅斑多発……梅毒
- 2～3日前より抗菌薬＋全身真っ赤＋高熱＋小さい膿疱多発……AGEP
- 季節（寒い地域の春と晩秋，温かい地域の秋，北陸の夏）……ツツガムシ病（刺し口は下着の下を探す）
- 発熱に合わせて皮疹が出る，背中に引っ掻き傷……成人 Still 病
- 発熱＋丸い台形に盛り上がる紅斑向面（小さい膿疱を伴うことあり）……Sweet 病

13 ホクロが気になる

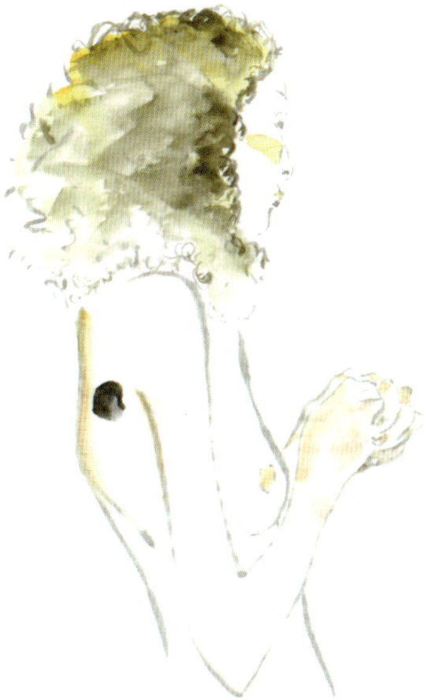

図 1

エピソード　20 歳, 女性. 背中に子どものころからホクロがあった. 最近大きくなっているのに気づいた. サイズは 18 mm あり, 少し盛り上がっている.

Question

Q1　どのようなホクロに注意しないといけないのでしょうか？

Dr.Uhara's Advice

15歳から40歳までの女性の被髪頭部，体幹，四肢（手足除く）に，図1のような10 mmを超える黒い腫瘍があれば，必ずメラノーマを鑑別しなければいけません．

Answer

A1

どのような色素斑に注意しないといけないのでしょうか？

・成人以後に気づいた7 mmを超える色素斑
・子どものころからあったような気がするが，思春期以後，1～2年の間に増大したり形が変わった7 mmを超える色素斑

です．どちらもメラノーマの疑いがあります．

診断に至るラダー

Q「Answerにでてきた，注意すべき色素斑2点について教えて下さい」

A「1つめの『成人以後に気づいた7 mmを超える色素斑』については，とくに半年から1年でさらに増大する場合や，形や色に部分的な変化がおきた場合は皮膚科受診を勧めます．メラノーマは足底に多いですが，全身の色素斑が該当します」

Q「2つ目の，思春期以後に増大したり形が変わるホクロについてはいかがでしょうか？」

A「これは，小児期からあったような気がするが，思春期以後，1～2年の間に増大したり形が変わった7 mmを超える色素斑を指します．こちらについては，とくに40歳以下の色白の女性の被髪頭部，体幹，四肢（手足，爪，陰部を除く）の色素斑に注意が必要です．図1はメラノーマをイメージしています」

Q「爪の黒い筋についてもよく相談を受けます．メラノーマを疑うポイントを教えて下さい」

A「1本の指のみに爪に黒い線が入っていて，1～2年の間に太くなった，あるいは爪周囲の皮膚にシミが出てきた場合には，診察が必要です」

解説

絶対見逃してはいけない疾患

1 メラノーマ

メラノーマは黒い皮膚腫瘍のなかでもっとも注意しないといけない疾患であり，皮膚腫瘍で亡くなる方の半数弱を占めます．日本人における罹患率は10万人対1.5程度であり，稀少がんです．

一方，ホクロ（色素細胞性母斑）はすべての人が持つ，ごくありふれた腫瘍です．したがって，すべての色素斑を心配していたらきりがありません．

メラノーマを疑う臨床的な特徴を示すものとして，ABCDルールというものがあります．非対称性，境界不明瞭，色の不整，サイズが大きい（7 mm以上）です．しかし，サイズ以外は主観的な要素が多いので，皮膚科を専門としない医師や一般の方にとってはわかりにくいかもしれません．

◆鑑別疾患：脂漏性角化症

脂漏性角化症は中高年に多発する褐色から黒色を呈する上皮性の良性皮膚腫瘍ですが，形や色が不整であることが少なくありません．皮膚腫瘍の鑑別を専門としている皮膚科医は，ダーモスコピーという機器を使いこなして良性か悪性かを診断します．そんな専門医でも，メラノーマか脂漏性角化症かの診断に迷うむずかしい症例があるのです．

そこで，メラノーマを見逃さないための，専門外の方でもわかるポイントについて説明します．

鑑別のポイント

1 手掌／足底（掌蹠）のホクロ

◆手掌／足底（掌蹠）のホクロで7 mmを超えたら，皮膚科を受診する（図2）

手足には毛がないので，脂漏性角化症という，もっともメラノーマと鑑別がむずかしい（毛由来の）良性腫瘍はできません．したがって，手足に生じた黒い色素斑のほとんどは，色素細胞性母斑（ホクロ）か，抗がん剤などの薬剤性の色素斑（病歴および多発するので鑑別可能）か，メラノーマです．

数 mm 大のメラノーマも存在するはずですが，そのサイズでは所見があまり取れません．つまり小さすぎて「悪さ」が顕在化していないのです．6 mm 程度で受診してもよいですが，5 mm 以下での皮膚科受診は不要と思います．色や形は一切考慮せず，サイズだけで皮膚科受診（紹介）を判断してよいと思います．鉛筆の背の断面部分を色素斑部にあてて，はみ出せば 7 ～ 7.5 mm 以上あります（**図 3**）．

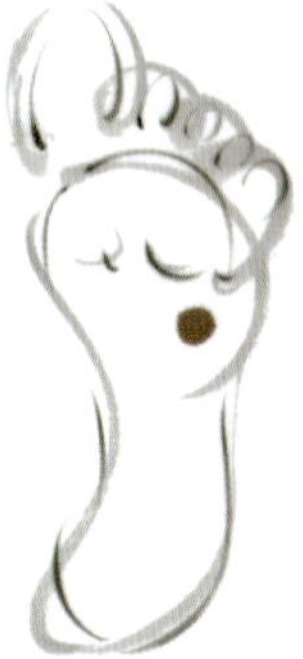

図２　足底のホクロ
サイズが７ mm を超えたら皮膚科受診を勧める．

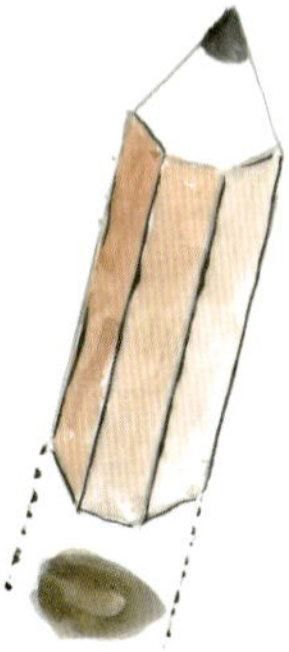

図３　ホクロのサイズをチェックする簡単な方法
鉛筆を当ててはみ出たら７ mm 以上．

2 15 ～ 40 歳（とくに女性）の被髪頭部，体幹，手足を除く四肢

◆ **15 ～ 40 歳（とくに女性）の被髪頭部（髪の毛が生えているところの地肌），体幹，四肢（手足を除く）に生じた 7 ～ 10 mm 以上のホクロで，半年以内に大きくなった，あるいは形が変わった，あるいは色が変わった気がする場合は，皮膚科を受診する**

メラノーマは，白人では 10 歳代後半～ 30 歳の若年者でのがん死亡の原因の 1 位あるいは 2 位を占めるポピュラーながんです．

白人ほどではありませんが，日本人でも 10 歳代～ 40 歳までのメラノーマ患者の多くは**女性**です．白人に多いタイプ（表在拡大型）のメラノーマができます．したがって，**色白**の方に多く，**手足以外**の肩や背中，腹部，上腕や大腿に少し盛り上がった茶色から黒色の皮疹として認められます．診断時は 10 mm 以上のことが多いと思います．とくにホクロが多発しているわけでもなく，**1 つだけ大型のホクロがぽつんとある**という感じです．

◆**病歴：「うまれつき／子どものころからあった」は良性を強く示唆するが……**

子どものころからあった，という病歴も少なくありません．生まれつきあるいは1歳までに気づいたホクロは，良性でも大型のことが少なくありません．したがって「生まれつきあった」という病歴は良性を強く示唆するサインになります．なお，生まれつきあった色素細胞母斑は体の成長に比例して大きくなりますが，基本的に形は変わりません．しかし完全に安心できません．

◆**病歴：「子どものころからあった」としても，思春期以後に形・色合いが変化したら悪性を疑う**

一方，日本人の若い女性のメラノーマ患者さんやその親御さんが，「子どものころよりあった」とお話しされることが数％程度あります．メラノーマであれば，大きさや形や色が数カ月～1年以内に変わってきます．したがって思春期以後に，形や色合いや盛り上がりに均一性がない増大をする場合は，皮膚科への受診を勧めます．写真を撮っておくと後に比べられるのでよいと思います．

◆**病歴：「若い女性」で「黒いシミが盛り上がってきた」場合は悪性を疑う**

また，黒い良性腫瘍で多いのは色素細胞母斑（ホクロ）と脂漏性角化症ですが，40歳以下では脂漏性角化症は稀ですから，とくに若い女性の体幹四肢の黒いシミが増大し，盛り上がってきた場合は病歴に関係なく（子どものころからあったと述べても）皮膚科受診が必要です．

良性のホクロは同じ形，同じ模様で大きくなります（**図4上**）．一部だけ形が変化したり，色合いが部分的に変化しながら大きくなる場合は注意です（**図4下**：通常1年以内に変化します）．

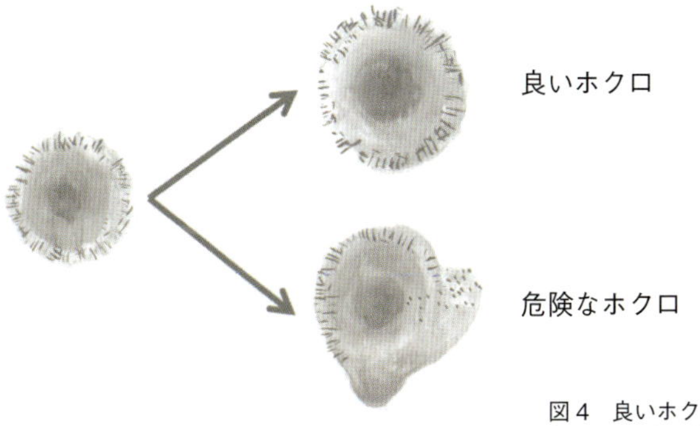

図4　良いホクロ，危険なホクロ
（7 mm以上のもの）

3 爪の黒い線が太くなる，あるいは爪の周りの皮膚にシミがある

◆ 1本の指の爪の黒い線が半年で太くなってきて，あるいは爪の周りの皮膚にもシミがある場合は皮膚科を受診する

爪の黒い線は爪甲色素線条といい，多くは爪の根元にできた色素細胞母斑です. 極々たまにメラノーマがあります(**図5**). 複数の爪に線が入っている場合は，メラノーマの可能性はかなり低くなります. 人種的なもの，薬剤(抗がん剤)，ホルモン異常血行不良などの全身的な問題によることが多いと思います. やはり，時間とともに変化するという点がメラノーマを疑うもっとも重要なポイントになります.

また，爪周囲皮膚にも(シミのような)色素斑がある場合は，早急に皮膚科を受診してください.

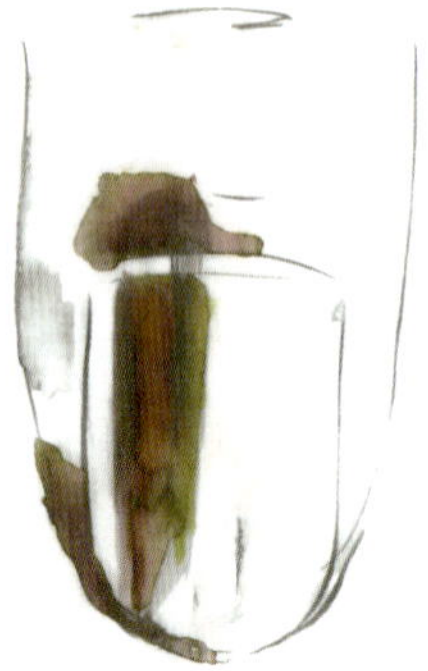

図5 爪の黒い線
先細りの色素線＋爪周囲にシミ
＝早期のメラノーマ

4 幼児のホクロは，たいていは心配ないが，皮膚科を受診してもよい

なお，幼児のホクロは，良性でもメラノーマのような多彩な所見を呈することが少なくありません. 経過をみることが多いと思います.

①［色素性母斑に合併したと考えられた悪性黒色腫］

25歳，女性．生下時より背部正中に黒色斑があった．数カ月前から，一部に暗赤色の腫瘤が出現し，黒色斑の周辺にも黒色結節が多発してきた．近医で切除されたHE標本では，左右非対称な7 mm大のポリープ様の病変で，異型性を伴うメラノサイトが大小の不整胞巣を形成しながら真皮に浸潤し，病巣の辺縁基部には母斑細胞が隣接して認められ，色素性母斑に合併した悪性黒色腫が疑われた．センチネルリンパ節に微小転移がみられた．（澤 聖子 ほか：Skin Cancer 25: 324-27, 2011）

コメント

生下時からある色素細胞母斑に稀にメラノーマが発生することが報告されており，成人換算で20 cm以上の大型の母斑には小児期に，1.5 cmから20 cmまでの中型では思春期以後にメラノーマが発症することがあります．先天性の色素細胞母斑はもともと大型のものが多いので，7 mmを超えていても「生まれつきあった」という病歴だけで「メラノーマの可能性は低い」と安心してしまいがちです．とくに10歳代から30歳代の女性の頭部，体幹，四肢（手足除く）の大型のホクロについては，「生まれつきあった」という病歴があっても注意が必要です．

②［悪性黒色腫との鑑別が困難であったSpitz母斑］

7歳，女児．5歳時より左耳垂に小腫瘍が出現し，近医皮膚科で疣贅として液体窒素治療を数回施行された．その後，腫瘍が徐々に増大し当科を受診した．初診時，左耳垂に直径5 mmの疼痛を伴わない淡紅色結節を認めた．2カ月間で腫瘍径は8 mmに増大し，発赤も増強した．家族と相談し，全身麻酔下で全摘した．当初の病理組織学的診断は悪性黒色腫，某大学皮膚科での診断も悪性黒色腫の診断だった．再度，他施設での病理組織学的診断を依頼し，Spitz母斑の確定診断に至った．術後1年で腫瘍の再発は認めていない．（八杉 悠 ほか，Skin Cancer 26: 108-13, 2011）

コメント

メラノーマとSpitz母斑の鑑別はむずかしいです．小児例は，良性の母斑でも，細胞や構築の異型性が強い場合があるので注意が必要です．小児のメラノーマはきわめて稀です．

③［悪性黒色腫を思わせた乳癌皮膚転移］

64歳，女性．17年前の左胸部乳癌の手術後の植皮部周囲に生じた色素斑を主訴に来院した．当初は悪性黒色腫を疑った．病理組織学的所見では表皮直下から真皮中層にかけて異型性のある腫瘍細胞が増殖し，ところどころで胞巣や管腔を形成していた．表皮直下には多数のメラノファージを認め，腫瘍巣内にはメラノサイトが増生していた．組織学的に診断した．（福原麻里 ほか：臨皮 61: 921-4, 2007）

コメント メラノーマ以外の黒い悪性腫瘍には，顔の基底細胞がん，乳輪部は乳がん，爪の黒い線はBowen病（有棘細胞がんの表皮内癌），体幹四肢のエクリン汗孔がん，陰部の乳房外Paget病があります．とくに腺がんは表皮内の細胞の存在様式や細胞自体の形態が表在拡大型のメラノーマに似ていますので，診断に迷う症例があります．

まとめ　メラノーマを疑うポイント

① 思春期以後に気づき，数カ月～1年以内に増大して7 mmを超えた色素斑（鉛筆を当ててはみ出す．手足に限らない）
② 40歳以下の女性の手足を除く部位の大型（7 mm以上）の色素斑（生まれつきある場合はサイズと形が変化してきた時）
③ 1本の指の爪のみに黒線があり，1年以内に爪基部の方が先より太くなってきた．
④ 爪周囲皮膚に色素のしみ出しがある．
⑤ 1本の指の爪が溶けてただれてきた．
⑥ 80歳以上の顔に20 mm以上の盛り上がらないまっ黒なシミがある．

14 発熱と全身の皮疹

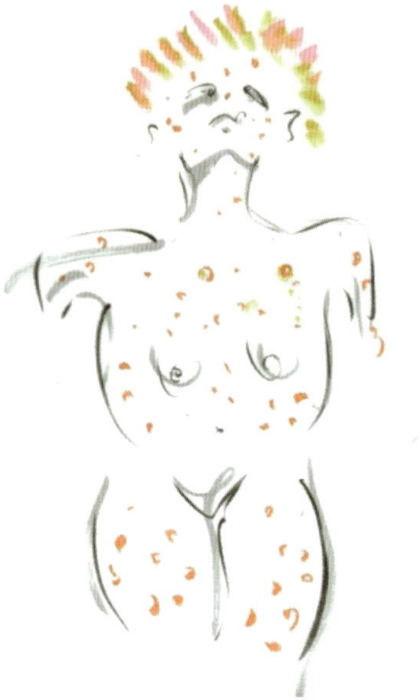

図1

エピソード

40歳，女性．10日間持続する38℃台の発熱，咽頭痛，全身の紅斑を主訴に受診した．頸部リンパ節腫脹も伴っていた．入院時の血液検査では，白血球3,300/μL，異型リンパ球2.5%，AST 331 IU/L，ALT 406 IU/Lだった．

Question

Q1	発熱に細かい紅斑が多発している場合に見逃してはいけない疾患は？
Q2	よくある疾患は？
Q3	鑑別のためのポイントは？

Dr.Uhara's Advice

図1の病歴はHIVの感染早期の症状をイメージしたものです．成人で伝染性単核球症を疑ったときは必ずHIVの検査が必要です．

Answer

A1

発熱に細かい紅斑が多発している場合に見逃してはいけない疾患は？

まず重症薬疹であるTEN型，Stevens-Johnson型（SJS），薬剤過敏症症候群（DIHS），急性汎発性発疹性膿疱症（acute generalized exanthematous pustulosis：AGEP）．

次に重症感染症であるtoxic shock-like syndrome（TSLS），敗血症，ツツガムシ病，日本紅斑熱，HIV感染症．

最後に膠原病（とくに皮膚筋炎とSLE）です．

A2

よくある疾患は？

ウイルスやマイコプラズマ感染症に伴う紅斑丘疹型の発疹症です．

A3

鑑別のためのポイントは？

・皮疹の痛み（日焼け後のひりひり感に似る：TEN，SJS）
・強い倦怠感（椅子に座っていられない：ツツガムシ病）
・咽頭痛，低血圧・低体温（エンドトキシンショック）
・内服している薬剤と内服開始時期，粘膜疹（重症薬疹）
・指の皮疹（膠原病）
・1 cm大の皮膚潰瘍（刺し口：とくに下着の下：ツツガムシ病，日本紅斑熱）
・血清LDH値（正常値の2倍以上で何らかの重症疾患を示唆する）
・CRP値（ある程度重症感染症の指標になる）
・CPK値（筋肉の破壊：軟部の重症感染症）

診断に至るラダー

Q「全身の細かい赤い皮疹に発熱を伴う患者の診察の流れを教えてください」

A「皮膚科医の腕が試される症状ですね．診断のために必須の情報は，全身状態（強い倦怠感など：重症感染症や薬疹），内服中の薬（とくに直近１カ月以内に内服した薬剤，漢方，サプリメントを含む）と内服開始時期（重症薬疹），結膜炎や口唇炎や咽頭痛の有無（重症薬疹），季節（リケッチアなど），渡航歴です」

Q「絶対に見逃してはいけない疾患の中で，皮疹の性状のみからおおよそ診断できる疾患はどれですか？」

A「TEN型薬疹，SJS，DIHS，AGEP，ツツガムシ病，皮膚筋炎，SLEは比較的特徴ある皮疹を呈します．その他の疾患は皮疹のみで診断するのは困難です．他の身体所見や検査所見が必要です」

Q「図1の症例はどう考えますか？」

「成人で伝染性単核球症（日本人に稀で，かつ好発年齢は小児から青年期発症）や麻疹，風疹を疑ったら必ずHIV検査を行う，と覚えておきます」

解説

突然全身に細かい皮疹ができてきた……

上記の状態を中毒疹といいます．子どもから思春期の中毒疹で発熱を伴う場合はほとんどがウイルス感染症です．成人以後は感染症に加えて膠原病や薬疹が，高齢者では薬疹が原因の多くを占めるようになります．

全身状態が良好で血液検査にも大きな問題がなく，常用薬（サプリメントを含む）がなければ（あっても１～２週以内に開始した薬物で中止することができれば），通常は無治療で経過をみているだけで，ほとんどの皮疹と発熱は１～２週間で収束します．皮疹のない，いわゆる「風邪」の経過と同じです．症状の変化やピークを確認するために，初診２～３日後に診察します．この時点で悪化がなければ，自然に軽快していくことが多いと思います．

かゆみが強ければ（普通ウイルス性の発疹症で急性期に強いかゆみを伴うことはあまりありませんが），抗ヒスタミン薬とステロイド外用薬を処方してもよいです．しかし，自然に消える疾患を無理して消しても意味はないかもしれません．むしろステロイドの外用によって皮疹がマスクされ，重篤化を予測できるサインが消えてしまう危険性があります．皮疹自体が致死的な原因になる皮膚疾患は稀です．したがって，原因がわからないのに皮疹のみを消す目的でステロイドの全身投与を行ってはいけません．とくに，皮疹の性状をきちんと記録しないでステロイドを投与してしまうと，あとで専門医が見てもなにがなんだかわからなくなります．

絶対に見逃してはいけない疾患

皮膚科医が恐れる中毒疹は，重症薬疹（TEN，SJS，DIHS），重症感染症（TSLS，ツツガムシ，日本紅斑熱），膠原病関連（皮膚筋炎），悪性リンパ腫（血球貪食症候群を含む）です．

1 重症薬疹

命にかかわる，あるいは失明などの重篤な後遺症を残す薬疹は，TEN 型とSJS（両者は体表面積あたりに皮疹が占める割合（10% 以上か未満か）で分けていますが，同一のスペクトラム上にあり，皮疹の数や面積に関係なく危険な疾患です）と薬剤性過敏症症候群（DIHS，DRESS）です．

薬疹は薬剤アレルギーのことであり，薬剤に感作後，再投与で発症します．したがって以前投与されたことがあって（似たような構造式の別の薬ということもあります），久しぶりに投与したら皮疹が出た，という場合と，続けて飲んでいるうちに偶然感作がおきて皮疹が出る場合とがあります．

薬疹の発症までにかかる原因薬剤の内服期間は一般に 1 カ月以内が多いですが，感作はいつおきるかわからないため，1 年以上飲んでいる薬でも否定することはできません．

ただし，内服期間はいくつかの疾患の鑑別に有用です．AGEP の発症は内服開始 2 ～ 3 日以内，TEN 型や SJS の発症は 2 週間，DIHS は 2 ～ 6 週間後が多いといわれています．

◆ 1）SJS ／ TEN

TEN と SJS を疑う臨床症状は，喉の痛みと皮疹の灼熱感（日焼け後のピリピリ感様）です．この灼熱感は，表皮が攻撃されて死に始めているときに出やすい症状であり，TENやSJS以外にも固定薬疹，多形滲出性紅斑，toxic shock-like syndrome（TSLS），GVHD，皮膚筋炎，手足口病などに認めます．これらのほとんどが重症疾患です．全身の発疹がピリピリ痛むのは，とても危ないサインです．

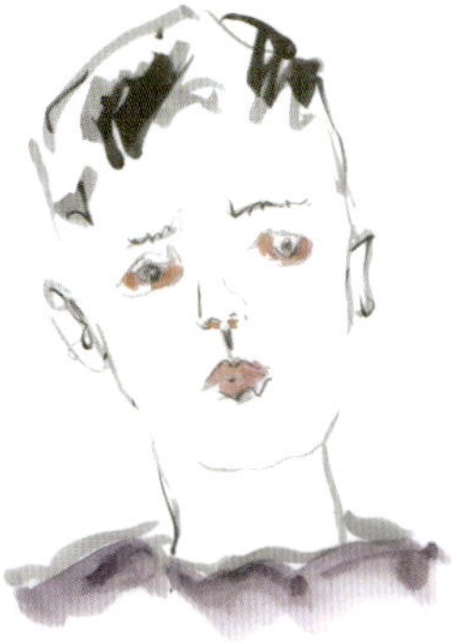
図2　結膜充血＋口唇腫脹は重症薬疹のサイン

◆ 2）DIHS

DIHSを疑うポイントは，抗痙攣薬，高尿酸血症治療薬，ミノサイクリン，抗真菌薬，DDSなどの薬剤の内服を2～6週前に始めたという病歴と，発熱と顔のむくみや鼻周囲の小さい痂皮や黄色い滲出物の塊や丘疹や膿疱です．薬の中止後も高熱やリンパ節膨脹が続き，皮疹が悪化してくる場合はDIHSを疑います．

中途半端な量のステロイド（プレドニン換算で10～20 mg）で治療を開始すると症状が長期化し，さまざまな合併症によって死に至ることがあります．最初から皮膚科専門医のいる病院へ紹介すべきでしょう．

DIHSの原因薬剤はある程度種類が決まっていますので，「薬剤の種類」「内服開始から発症までの期間」「発熱」と「皮疹」の4つがそろったら，症状が軽くても皮膚科への紹介が望ましいと思います．

◆ 3）AGEP

抗菌薬の投与を開始して1～3日中に全身に膿疱が多発し，高熱が出る疾患が，急性汎発性発疹性膿疱症（acute generalized exanthematous pustulosis：AGEP）です．

膿疱が出るので抗菌薬を持続投与したくなりますが，抗菌薬をやめないと症状はさらに悪化します（鎮痛解熱剤も止めます）．

メモ 薬剤の内服期間から予測する重症薬疹

抗菌薬など	内服2～3日で高熱と全身に小膿疱が多発	AGEP
鎮痛剤など	内服1～2週後に1～2cm大の丸い紅斑＋喉や口唇のピリピリ感	SJSやTEN
抗痙攣剤，高尿酸血症薬など	内服2週後（多くは3～4週後）から発熱と顔のむくみを伴う全身の発疹	DIHS

2 重症感染症

致死性の急性感染症として常に頭に入れておかないといけないのは，toxic shock-like syndrome（TSLS）とツツガムシ病と日本紅斑熱です．

◆1．TSLS

TSLSは溶連菌感染症の1つで，持病のない健康な方に突然発症します．死亡率が30％を超える恐ろしい病気です．

皮膚科を受診する場合は，局所に痛みの強い赤い斑（丹毒様）が出て急速に（時間単位で）拡大するという経過をとるか，最初から全身が真っ赤になって発症する2つのタイプが多いと思います．患部の強い痛みは溶連菌感染を疑うサインになります．

TSLSは時間単位で症状が悪化し，抗菌薬を十分に入れても初診日の夕方から夜間にショックになることがあるので，初診当日は救急部と十分に相談し，24時間体制（ICU）でバイタルのチェックが必要です．

また，溶連菌感染症は家族に伝染することがあるので，家人に熱が出た場合には溶連菌感染の可能性があることを伝えておく必要があります．

◆2．ツツガムシ病と日本紅斑熱

ツツガムシ病と日本紅斑熱は，いずれも1 cm大までの淡紅色（薄赤）の紅斑がぱらぱら出ます．

ツツガムシ病はツツガムシが，日本紅斑熱はマダニが媒介するリケッチア感染症です．そのため，地域によって好発する時期がある程度決まっています．ツツガムシ病では，発症のほとんどを占める新型は，冬が寒い地域は春と晩秋，温かい地域は秋のみに好発します．この時期に，ぱらぱらと1 cm大の（風疹や麻疹でみる皮疹よりも大型の）紅斑が出て，倦怠感が強く，血液検査で肝機能検査値異常と血小板減少などがあれば，必ず鑑別にあげます．

ツツガムシ病も日本紅斑熱も，刺し口は，5～10 mm の潰瘍や壊死を伴った症状の強い皮疹ですが，かゆみも痛みもありません．したがって患者さんはまったく気づいていないことが多く，また刺し口は脇，ブラジャーの下，パンツの中などに認められることが多いので，下着の下を探さないと見逃します．

ツツガムシ病と日本紅斑熱はテトラサイクリンやミノサイクリンが著効するので，診断を兼ねて投与する場合もあります．

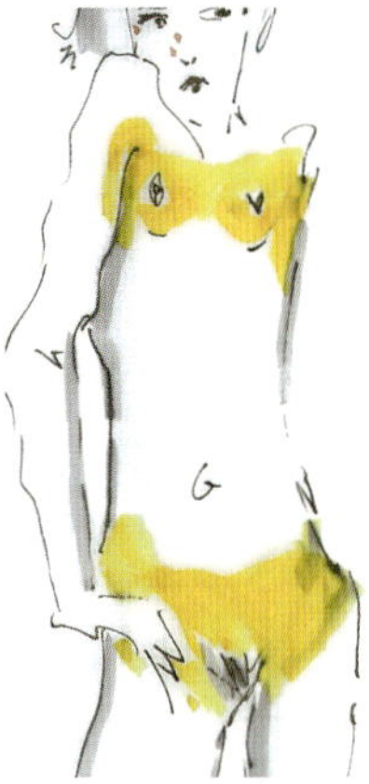

図３　ツツガムシの刺し口は隠れたところにある

◆３．麻疹，伝染性紅斑，HIV 感染

これらの次に鑑別すべき感染症は，他人への感染力が強い麻疹と妊婦に感染すると胎児に問題の出る可能性がある風疹と伝染性紅斑，そして HIV の感染です．

① 麻疹

麻疹は鼻腔，血液，尿からの検体検査と届出が必要です．

② 伝染性紅斑

伝染性紅斑は子どもでは両頬の紅斑と上腕の網目状紅斑が特徴的な症状ですが，成人では顔に皮疹が出ないことも多く，眼の奥の痛み，四肢の点状出血，関節痛と手のこわばりが特徴です．

伝染性紅斑は，ほかのウイルス性疾患が２週前後で収束するのに対し，１カ月以上持続したり，いったん治っても紫外線曝露により再発することがあります．そのため，とくに成人の伝染性紅斑は SLE と診断されていることがあります．

③ HIV 感染

高熱，咽頭痛，リンパ節腫脹，肝機能障害に点状の皮疹の組み合わせは，教科書的には伝染性単核球症に特徴的所見です．しかし実は，HIV 感染の２～４週後に起きる急性症状もまったく同じ症状を呈します．成人では，皮疹を伴う伝染性単核球症が起きることはきわめて稀です．むしろ HIV 感染や輸入感染症（デング熱など）を疑ったほうがよいかもしれません．

コメント 図1の病歴はHIV感染の急性期のものです．中年男性＋10日間続く＋伝染性単核球症様症状，が疑うポイントになります．通常，伝染性単核球症には下痢や口腔内潰瘍はないことも鑑別点になります．

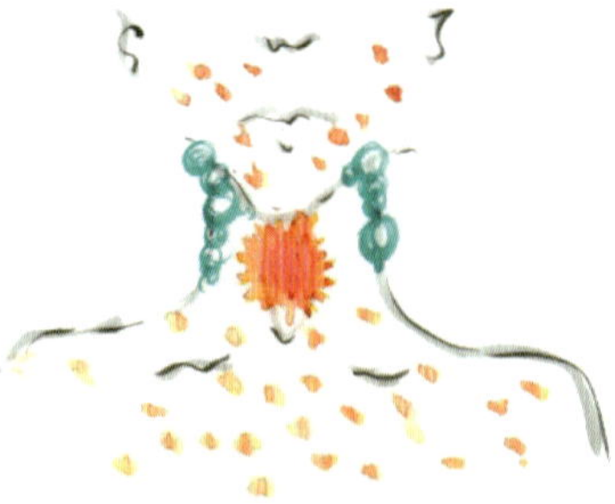

図4 成人の強い咽頭痛＋リンパ節腫脹＋皮疹＋肝障害は伝染性単核球症よりもHIVをまず除外する

3 膠原病

膠原病関連では，皮膚筋炎とSLEと成人Still病が重要です．

◆1．皮膚筋炎

皮膚筋炎は瞼，頬，耳や毛の生え際，関節の上に紫がかった淡い赤色の斑が特徴です．頭部では鱗屑とかゆみを伴うため毛染めのかぶれに似ています．また上瞼の腫れ，上背部の線状の多数のひっかき傷，手指の関節背面や肘，ひざ，腸骨部などの骨が下にあるところに淡い赤い斑が特徴です．本書でも何度も出てきていますが，見逃してはならない危険な疾患です．

◆2．SLE

急性発症のSLEでは顔面の蝶形紅斑のほかに，耳介手指の凍瘡様紅斑などが特徴です．皮膚筋炎と異なり，手指の皮疹は関節部と関係のない分布を示します．

◆3．成人Still病

成人Still病もくり返す高熱と全身の皮疹を特徴とします．四肢の線状の淡い紅斑と背部に引っ掻き傷状の皮疹を伴うことがあります．

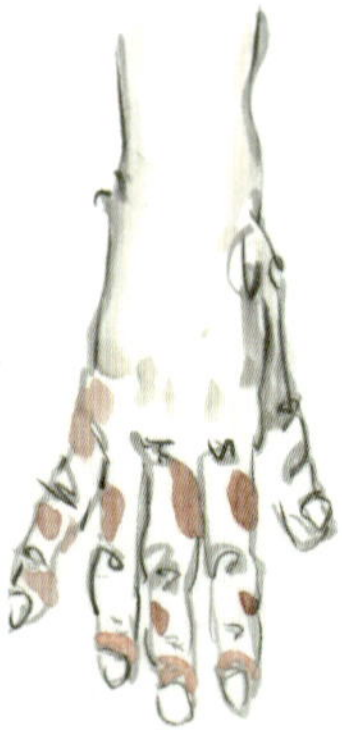

図5 手指のSLEの皮疹
（→p.247も参照）

① [家族内伝播した劇症型A群β溶連菌感染症(streptococcal toxic shock syndrome)]

60歳代，男性．3日前から感冒症状が出現し近医より抗菌薬と消炎鎮痛薬等を処方された．初診当日に高熱(41℃)と呼吸苦が出現したため救命救急センターへ搬送された．初診時，意識清明，血圧 191/157 mmHg，脈拍 143回 / 分(整)，SpO_2 85% (room air)，呼吸数 42 回 / 分，体温 39.1℃だった．血液検査では白血球 5520/ μL，血小板 6.3 万 / μL，CRP 26.89 mg/dL，LDH 1,553 IU/L，CK 2,202 IU/L，外表上に異常なく，頭・胸・腹部CT でも異常を認めなかった．これらの検査後，急に血圧が低下し心肺停止となり来院3時間後に死亡した．後日，血液培養にてA群β溶血性連鎖球菌が検出された．4日後，配偶者も咽頭痛と発熱にて当院を受診した．血液検査でCRP の異常高値と腎機能障害を認めた．咽頭培養でA群β溶血性連鎖球菌が検出された．両者から検出された菌の血清型および遺伝子型が一致した．孫も同じ症状で当院小児科受診したが迅速検査キットでは陰性だった．(小口はるみ ほか: 日本臨床救急医学会雑誌 13: 558-62, 2010)

コメント　これらの症例に皮膚症状はありませんでしたが，家族内発症は皮膚症状を伴う TSLS や丹毒でもおこり，さらに個人個人で臨床症状が異なることがあるので注意が必要です．

② [Stevens-Johnson 症候群]

41歳, 男性. 以前より感冒様症状出現時に**口内炎**が出現していた. 発熱, 倦怠感, 口内炎が出現し，総合感冒薬を内服したが症状が改善しないため，夜間救急診療所を受診し，アセトアミノフェン，塩酸アンブロキソール，トラネキサム酸を処方された．内服後より口内炎の急激な悪化による摂食障害と四肢の皮疹が出現した．初診時，体幹・四肢に拇指頭大までの境界比較的不明瞭で，中心部の色調が暗紫紅褐色で辺縁部が淡紅色調を呈する，**非典型的ターゲット状多形紅斑様**を呈した．口唇，舌，口蓋粘膜に易出血性で**著しい接触痛**を伴うびらんおよび水疱形成を広範囲に認めた．(中島世市郎 ほか: 日口外会誌 6: 137-41, 2014)

コメント　外側が淡く内側が濃い暗紅色調を呈する二重丸の皮疹(中央が暗紅色で外がピンクのツートン)は多形紅斑の特徴であり，危険な皮疹の1つです．ただし薬疹の場合はあまりきれいな二重丸にならないことのほうが多いと↘

↘思います．この症例の病歴で，感冒時にくり返していた口内炎はもしかすると固定薬疹（範囲は小さいですが，起きている免疫反応は致死的なTEN型と同じです．口唇や陰茎にも好発し，生理時や感冒時に飲む鎮痛剤によることが多いので，ヘルペスとよく間違えられます）だった可能性があります．くり返しているうちに全身型に移行したのかもしれません．

③［アセトアミノフェンによるTEN型薬疹］

43歳，女性．発熱と咽頭痛に対してフロモックス，PL顆粒を内服した．内服5時間後より下口唇の腫脹，前胸部に紅斑が出現した．翌日には全身の皮膚，粘膜に紅斑・水疱が出現し，ニコルスキー現象が陽性であった．眼の充血と眼脂を認めた．（竹内善治 ほか: 西日皮膚 66: 385-8, 2004）

コメント　発熱と咽頭痛は重症薬疹のサインですが，この症例のように最初から存在する場合は先行した感染症との区別がむずかしくなります．眼の充血も重症薬疹のサインです．ニコルスキー現象とは一見正常に見える皮膚を指でなぞると薄皮が剥がれてくる現象で，表皮細胞の皮膚壊死がおきていることを示唆します．恐ろしいサインです．

④［日本紅斑熱］

52歳，男性．登山の約1週間後に高熱，倦怠感が出現し，近医にて感冒として解熱剤を投与されたが改善しなかった．血小板減少，軀幹と四肢の淡紅斑を指摘されて紹介された．右膝窩に黒色痂皮を認めた．痂皮から *Rickettsia japonica* 遺伝子が検出された．（糸谷友里 ほか: 皮膚臨床 56: 774-8, 2014）

⑤［ツツガムシ病］

83歳, 男性. 39℃台の発熱, 全身倦怠感, 全身の皮疹を主訴に受診した. 初診時, 軀幹, 顔面，両上肢，両大腿，さらに右手の指腹を含めた両手掌に，辺縁が不明瞭な淡暗赤色で小指頭大までの播種状紅斑丘疹型の中毒疹様紅斑が散在していた．大腿内側に痂皮を伴う拇指頭大の紅斑がみられた．（竹之下秀雄 ほか: 皮膚臨床 56: 471-5, 2014）

コメント　その地域の好発時期（東日本ではゴールデンウイーク前後と晩秋）＋高熱＋倦怠感＋肝機能障害＋DIC傾向はツツガムシ病のサインです．好発時期が来たら身構えて（頭の隅に置いて）おく必要があります．

コメント 1cm大までの少し大きめの紅斑をバラ疹といい，梅毒２期疹でも有名です．

⑥［マレーシア旅行中に感染し，帰国後に発症したツツガムシ病］

40歳，男性．マレーシアのジャングル地帯を旅行し，帰国後，高熱，頭痛，筋肉痛，関節痛，嘔気が出現した．近医で感冒として治療を受けたが軽快しなかった．他院で肝機能障害を指摘され，種々の検査を受けたが原因を確定できなかった．その後，発熱，就寝中の発汗，頭痛を訴え，過呼吸症候群をおこして入院した．左側腹部に皮膚潰瘍形成から約１週間程度経過した痂皮と周囲の発赤を認め，ツツガムシ病を疑った．前医の検査で，マラリア，腸チフス，パラチフス，デング熱，チタンギニア感染は否定されていた．（森井和彦 ほか: 姫路赤十字病院誌 36: 36-9, 2012）

コメント このような渡航歴があると鑑別すべき感染症の種類は多くなります．ツツガムシはアジア地域に広く分布しており，輸入伝染病としても注意が必要です．

⑦［急性感染期のHIV感染症］

41歳，男性.10日間持続する38℃台の発熱，咽頭痛，全身の浸潤性紅斑を主訴に受診した.頸部リンパ節腫脹も伴っていた.入院時の血液検査では，白血球3,300/μL，異型リンパ球2.5%，AST 331 IU/L，ALT 406 IU/Lだった．口腔カンジダ症を認め，発熱，全身の紅斑，咽頭痛，頭痛，関節痛の訴えが強かった．（水谷浩美 ほか: 臨皮 66: 822-5, 2012）

コメント 成人で伝染性単核球症を疑うような所見があったらHIVの鑑別が必須です．HIV感染時には半数以上が感染の２～４週後に急性症状を呈するといわれています．急性HIV感染症の臨床症状は，発熱と咽頭痛が必発で，次いでリンパ節腫脹と皮疹です．白血球減少とALT上昇，異型リンパ球出現もあり，ウイルス感染を疑う所見です．またとくにこれまで持病がない方の口腔内カンジダをみたときも，HIV感染の鑑別が必要です．

⑧［HIV-1 RNA定量検査で診断された急性HIV感染症］

都立駒込病院における1999年8月～2004年12月におけるHIV抗体陰性,

HIV-1 RNA陽性の急性HIV感染症例の検査成績を調べた. 3,530名中, 男性が83.9〜86.5%を占めた. HIV抗体が陰性でHIV-1 RNA陽性症例は5例（全男）だった. いずれも病歴と初期症状（発熱, 咽頭痛, 発疹, リンパ節腫脹など）から急性HIV感染症を疑った. 急性HIV感染症の診断において, HIV-1 RNA定量検査は重要であることを確認した.（根岸久実子 ほか: 臨床病理 54: 335-9, 2006）

コメント 0.1〜0.2%に抗体が陽性になる前に症状が出る症例があるようです. 急性期に診断ができなくても, 感染の疑いが強い場合はRNA定量検査を行う必要があるということです.

まとめ

会話で見極める重症疾患

中高年の患者さん「数日前より発熱とともに体中に赤いぶつぶつができてきました」

- 「喉の痛みはありませんか」……SJS, 重症薬疹, HIV感染症
- 「唇のピリピリ感や眼の違和感はありませんか」……SJS
- 「皮疹にピリピリ感や日焼け様の痛みはありませんか」
  ……SJS, TEN型薬疹, TSLS, SSSS（乳幼児は不機嫌になる）
- 「強いだるさはありませんか」……リケッチア（ツツガムシ病）, HIV感染症
- 「頭痛, 筋肉痛, 関節痛はありませんか」
  ……デング熱, リケッチア（ツツガムシ病, 日本紅斑熱）感染症ほか

15 突然の発熱と皮疹に筋肉痛

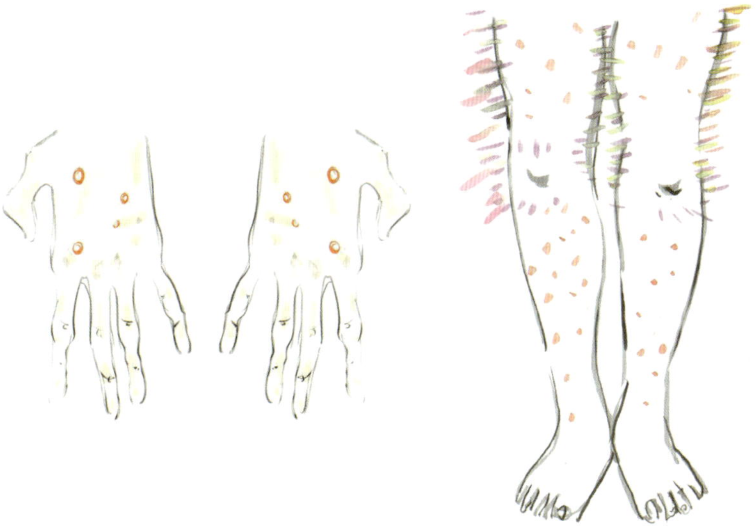

図 1

エピソード

20 歳代，男性．1 カ月半前より全身倦怠感，2 ～ 3 週前より 37.5℃の発熱が 1 週間続き，直後より手掌，足蹠，軀幹，四肢に小紅斑と関節痛と筋肉痛が出現した．

Question

Q1 見逃してはいけない疾患は？

Q2 その他の疾患は？

Q3 鑑別のポイントは？

Dr.Uhara's Advice

図1の病歴は梅毒のものです．ポイントは筋肉痛と手掌の皮疹です．発熱＋手掌に数 mm ～ 1 cm 大の紅斑はウイルスやマイコプラズマ感染，日本紅斑熱（不整形），多形紅斑（皮疹は◎になる），梅毒（境界明瞭な真円）を疑いますが，多形紅斑に筋肉痛を伴うことは稀です．

Answer

A1 **見逃してはいけない疾患は？**

皮膚筋炎，悪性リンパ腫，何らかの血管炎，ツツガムシ病，日本紅斑熱，HIV，梅毒，デング熱などの感染症です．

A2 **その他の疾患は？**

伝染性紅斑，などの感染症，成人 Still 病や自己炎症性疾患です．

A3 **鑑別のポイントは？**

皮膚筋炎は顔や手，関節背面に特徴的な所見があれば診断は可能です（→ p.47 参照）．

好中球破砕型の血管炎は，浸潤を触れる紫斑という特徴的な皮疹がヒントになります．

細かい紅斑が多発する麻疹や風疹型（紅斑丘疹型）の皮疹に筋肉痛や関節痛を伴っていたら，ツツガムシ病，日本紅斑熱，HIV，梅毒，デング熱を鑑別疾患に必ず入れます．

診断に至るラダー

Q「皮膚症状に筋肉痛を伴った場合の診断の注意点はなんですか？」

A「皮疹+発熱+筋肉痛には恐ろしい疾患が隠れています．感染症ではツツガムシ病，日本紅斑熱，HIV，梅毒，デング熱，膠原病では皮膚筋炎がすぐに思いつくところですが，血管炎（動脈炎）や悪性リンパ腫も大事です」

Q「図1の症例はどうみますか？」

A「図1の病歴では，1カ月以上続く倦怠感と掌蹠の小紅斑が梅毒を疑うサインです．手掌に数mm以上のまん丸い鮮～暗紅色の紅斑が多発する亜急性疾患は，梅毒以外は稀です」

解説

絶対に見逃してはいけない疾患

発熱に皮疹，そして筋肉痛や関節痛を伴う疾患はたくさんあります．必ず鑑別疾患に入れておかなければならない疾患は大きく5つのグループに分けられると思います．

1 感染症

感染症では，ツツガムシ病（**図2**）や日本紅斑熱，HIV，梅毒，デング熱，伝染性紅斑などです．ツツガムシ病の詳しい説明はp.141を参照してください．

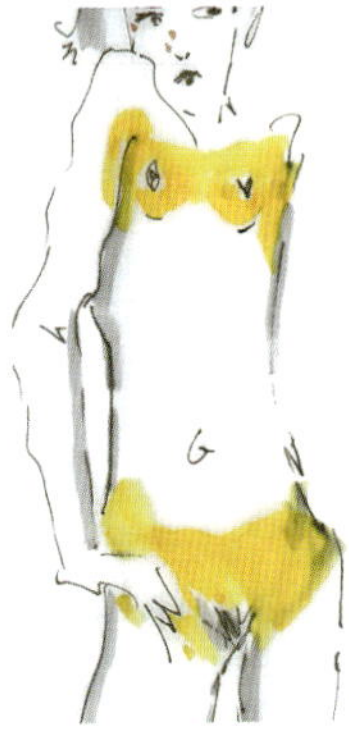

図2　ツツガムシの刺し口は隠れたところにある

2 膠原病

皮膚筋炎は顔の隈取様皮疹，瞼の腫れ，背の掻き傷，手指関節背面の皮疹などが特徴です（**図3**，p.47を参照してください）．

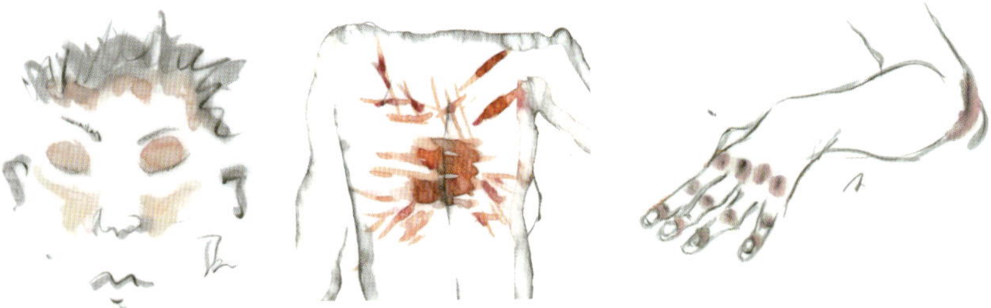

図3　皮膚筋炎

3 血管炎

皮膚の血管炎の臨床像は，次の３つのパターンをとります．

① 浸潤を触れる紫斑（アナフィラクトイド紫斑や皮膚結節性多発動脈炎）
② 網目状あるいは稲妻状の紅斑（皮膚結節性多発動脈炎）
③ 皮下に多発する小さいしこり（皮膚結節性多発動脈炎）

です．ほとんどが下腿に集中します．筋肉痛の原因はよくわかりませんが，私の想像では筋肉内の細い動脈閉塞による痛みではないかと思っています．動脈が詰まると痛いからです．②は静脈炎や血栓症でも認められますが，筋肉痛があったら動脈炎を疑います．

4 悪性リンパ腫

時々筋肉痛を伴います．サイトカインや腫瘍塞栓によると思います．

5 成人 Still 病，自己炎症性疾患

これらは感染症，皮膚筋炎，血管炎，そしてリンパ腫のような悪性疾患を鑑別したあとに残る疾患です．

よくある疾患

筋肉痛を伴う発疹症で，日常的によくみるのは伝染性紅斑です．永井らは成人発症例の特徴として，① CRP が低値か陰性，白血球増多なし，②短期間出現する粟粒大の紅斑（顔面は稀），③上下肢の関節痛や筋肉痛（必ずしも対称性でない），④四肢とくに指先，足首，足底の浮腫，⑤患児との接触，⑥倦怠感，頭痛，発熱など感冒様症状，⑦補体価が正常か低値，自己抗体陽性をあげ，①を必須項目とし，残り６項目のうち３項目以上を満たす場合の感度 100%（15/15），特異度 88.9%（56/63）と報告しています．（永井洋子 ほか：感染症誌 83: 45-51, 2009）

コメント　伝染性紅斑……ヒトパルボウイルス B19 による急性発疹症．小児では両頬の紅斑が有名ですが（リンゴ病），診断価値が高いのは上腕の網目状の皮疹です．

① [梅毒]

20歳代，男性．初診：初診1カ月半前より全身倦怠感が出現した．2～3週前より37.5° Cの発熱が1週続き，直後より手掌，足蹠，軀幹，四肢に小紅斑と関節痛・筋肉痛が出現した．初診3カ月前に感染機会があり，陰茎部に有痛性皮疹が出現したが痛みは1カ月で消失していた．（黒沢伝枝 ほか：VD 64: 5-10, 1983）

コメント　手掌足底に丸い皮疹をみたら，必ず梅毒を疑います．

② [ツツガムシ病患者における臨床症状]

韓国の5カ所の大学病院で診断した86例の検討．頻度の高い臨床症状は発熱（98.8%）と咳（86.0%）で，頭痛（74.4%），筋肉痛（69.8%），焼痂（67.4%），皮疹（53.5%），悪心（33.7%）が続いた．（Lee JH et al: Jpn J Infect Dis 66: 155-7, 2013）

コメント　筋肉痛はツツガムシ病において頻度が高い症状であることがわかります．頭痛＋筋肉痛＋皮疹は，他に伝染性紅斑，リケッチア，デング熱に認められます．

③ [日本紅斑熱]

30歳代，女性．4日前に発熱と咽頭痛，関節痛，頭痛が出現し，NSAIDsなどを内服したが改善しなかった．初診時，発熱，顔面，体幹，四肢，**掌蹠**の淡紅色斑と紫斑，頸部リンパ節腫脹，四肢の関節痛，筋肉痛を認めた．（簗場瑞貴 ほか：皮膚臨床 54: 1172-3, 2012）

コメント　日本紅斑熱は西日本の疾患でしたが，現在は北上し，東北でも報告例があります．麻疹を疑ったら，伝染性紅斑，急性HIV感染症，デング熱，リケッチア感染症の鑑別が必要です．ツツガムシ病には掌蹠の皮疹は稀です．

④ [デング出血熱]

4歳，男児．父親は日本人，母親はフィリピン人で，父親と暮らすため初来日し，3日目に高熱と全身の蕁麻疹が出現した．白血球数とCRPの上昇があり，抗菌薬を投与したが高熱は継続した．さらに歯肉腫脹と歯肉出血がみられ，抗ウイルス薬投与開始後には突然解熱したものの，血小板が著明に減少しD-ダイマーと血清フェリチンが高値を示した．激しい腹痛と筋肉痛が出現し鎮静剤を要した．（鳥居明子 ほか：日小会誌 109: 1127-31, 2005）

コメント 中尾らはデング熱 19 症例の特徴について，初診時年齢は平均 31.9 歳で，全例が発症ほぼ前日まで推定感染国に滞在しており，臨床症状は，発熱，疼痛（頭痛・眼窩痛・筋肉痛・関節痛），下痢，白血球減少，血小板減少，肝機能障害で，発疹は 68.4% にみられ，解熱前日あるいは解熱当日にかけて体幹・四肢を中心とした点状出血を混じたびまん性紅斑を特徴とし，手掌足底の潮紅を伴った，と報告しています（中尾由絵 ほか：日皮会誌 117: 1721-6, 2007）．最近は国内感染例もあるので注意が必要です．

⑤［チクングニア熱］

30 歳代，男性．インドネシア（バリ島）から帰国翌日に発熱，頭痛，筋肉痛，全身倦怠感が出現した．入院 3 日目に皮疹が出現した．本症例は，4 類感染症および検疫法に追加されている．（岸本伸人 ほか: 香川県内科医会誌 47: 66-70, 2011）

⑥［アレルギー性肉芽腫性血管炎］

40 歳代，女性．筋肉痛，右下腿の痺れと頸部に浮腫性紅斑，指腹・足底に丘疹と膿疱，肘頭に紅色結節が出現した． 10 年前より気管支喘息で治療している．皮膚生検では真皮に著明な好酸球の浸潤と血管外肉芽腫を認めた．（荒井美奈子 ほか：皮膚臨床 45: 1693-6, 2003）

コメント 皮疹＋四肢末梢の痺れ感と筋肉痛は，動脈炎を疑う重要なサインです．

⑦［成人アナフィラクトイド紫斑］

30 歳代，女性．咳嗽，咽頭痛を自覚し，風邪薬を内服したが改善せず，四肢に紅斑と関節痛・**筋肉痛**が出現してきた．四肢に粟粒大迄の**浸潤を触れる紫斑**・紅斑を認め，全体として腫脹を伴っていた．（飛澤慎一 ほか: 皮膚臨床 45: 453-6, 2003）

コメント 高齢者でも溶連菌は調べる必要があるということでしょうか．

⑧［側頭動脈炎］

80 歳代，女性．食欲低下，全身倦怠感，**全身の筋肉痛**が持続して 8 カ月で**体重が約 12kg 減少**した．その後**左側頭部痛**と頭部の紅斑が出現し，潰瘍化してきた．眼合併症はなかった．左こめかみの索状硬結から生検を行った．（成田千佐子 ほか: 皮膚病診療 28: 691-4, 2006）

⑨ **[成人 Still 病]**

30 歳代，女性．関節痛，**筋肉痛**，発熱（弛張熱）が出現した．初診時，体幹，四肢に瘙痒を伴う淡紅色紅斑が多発し，一部癒合傾向がみられた．**皮疹は発熱とともに出現し，解熱時には消失**した．血液生化学検査で白血球増多，CRP 上昇，血清フェリチン高値を認めた．（西 香織 ほか：皮膚病診療 27: 1423-6, 2005）

コメント　除外診断が重要な疾患であり，とくに悪性リンパ腫との鑑別が必須です．

⑩ **[心粘液腫に伴う皮疹]**

30 歳代，男性．モロッコ出身．4 週前より指背，手掌，足蹠に有痛性紅色丘疹が出現し皮膚血管炎が疑われた．その他に関節痛，筋肉痛を訴えたが心臓に関する自覚症状はなかった．コルチコステロイド内服により軽快したが，減量と同時に再発した．心エコーで前房の Myxoma と診断した．（Abraham Z et al: J Dermatol 22: 276-8, 1995）

コメント　著者は，「原因不明の血管炎を含めて診断困難な皮膚病変をみたら，心エコーが有効かもしれない」と述べています．

コメント　指の有痛性の点状出血＝血培＋心エコー，と覚えておけば Myxoma もひっかけることは可能かもしれません．

⑪ **[Subcutaneouspanniculitis-like T-cell lymphoma]**

30 歳代，男性．発熱，四肢の筋肉痛を訴え受診．四肢，体幹に圧痛を伴う紅色結節，浸潤を触れる紅斑が再発をくり返した．血清可溶性 IL-2 受容体，フェリチン高値，PET では全身の皮下に多発する結節状集積が認められた．（清島真理子 ほか: 西日皮膚 69: 620-3, 2007）

⑫ **[家族性地中海熱の小児における持続性発熱性筋痛]**

8 歳，男児．2 週間持続する腹部痛，高熱，関節痛，筋肉痛を主訴とし，過去 2 年間，3 ～ 4 カ月毎に発熱を伴う腹痛発作，熱性発作をくり返していた．M694V 変

異異型接合が判明した. (Duru NS et al: Pediatr Int 52: e137-40, 2010)

コメント

自己炎症性症候群(自然免疫の暴走?)は小児の不明熱＋皮疹でルーチン検査を行ったときに原因が見つからないときに考えなければいけない疾患群です.

まとめ

筋肉痛と皮疹を呈した時に重要な疾患を見逃さないためのポイント

皮疹＋筋肉痛・関節痛＋発熱

―顔から首のかゆい皮疹, 手指関節や肘膝関節背面の紅斑……皮膚筋炎

―手掌に境界明瞭な丸い紅斑……梅毒

―手掌に大小の不整形の紅斑……日本紅斑熱

―麻疹, 風疹様の小型の紅斑が多発している

……ツツガムシ病, 日本紅斑熱, HIV, 梅毒, デング熱

―麻疹, 風疹様の小型の紅斑が多発＋咽頭痛

……HIV 感染症(成人で伝染性単核球症を疑ったら必ず HIV 検査を行う)

―下肢に浸潤をふれる点状出血や紫斑／網目状の紅斑

……動脈炎(アナフィラクトイド紫斑など)

―皮疹は皮内から皮下のしこり……悪性リンパ腫

16 穴から水や膿が出る

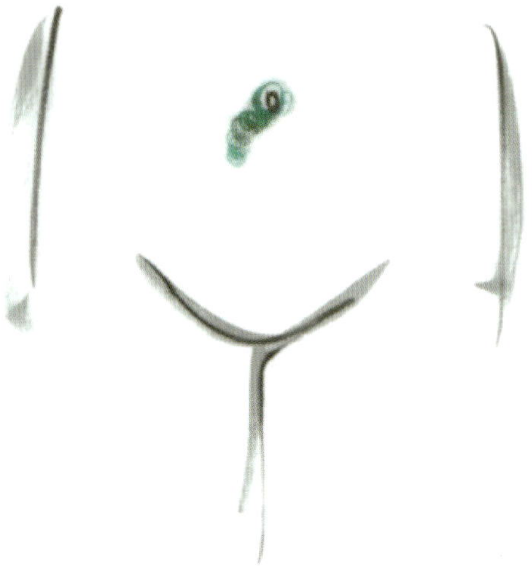

図 1

エピソード 20 歳代，男性．1 年前から臍から水や膿が出るようになった．ときどき臍周囲が痛むことがある．

Question

Q1	見逃してはいけない疾患は？
Q2	鑑別のポイントは？

Dr.Uhara's Advice

図1の病歴は尿膜管遺残をイメージしました．皮膚の穴をみたら，必ず深部臓器との関係を考えます．

Answer

A1 **見逃してはいけない疾患は？**

抗酸菌症，真菌症などの感染症，皮膚の下にある臓器からの穿孔，先天的な瘻孔（図1の尿膜管遺残もこれにあたります），異物反応です．

A2 **鑑別のポイントは？**

発症からの期間（感覚的には3〜4週間以上）と，下床との可動性のなさ，すなわちしこりを左右に動かしてみて下と癒着してくっついている場合には，画像検査が必要です．

深部臓器の異常が確認できなければ，生検と組織培養を行います．

診断に至るラダー

Q「皮膚の瘻孔がなかなか治らず，滲出液や膿の排出が続く場合には，どのように診断していきますか？」

A「まずは瘻孔の下端が下の臓器（筋膜や腱膜）に癒着していないか，横にゆすってみます．可動性がなければ単純X線（とくに顔面）やCTなどの画像検査を行います．頸嚢胞（鰓裂の閉鎖不全），臍腸管や尿膜管遺残などの先天奇形や，後天性では外歯瘻（鼻の横か下顎中央），上顎がんや副鼻腔炎（頬），肺がんや結核の波及（胸背部），腸腰筋膿瘍や腸炎からの波及や内臓術後の瘢痕と瘻孔（下腹部），痔瘻（臀部），慢性骨髄炎（下肢）などの鑑別が必要です」

Q「画像検査以外に必要な検査はありますか？」

A「原因が特定できない場合と，慢性骨髄炎（有棘細胞がんができていることがある），抗酸菌症や特殊な真菌症を鑑別するために組織培養が必要になります」

Q「図1は何を考えますか？」

A「図1は尿膜管遺残です．尿膜管遺残は“思春期以後＋臍から水あるいは膿”で疑います」

解説

よくある疾患（発症から２～４週間まで）

皮膚に赤いしこりができて，中央に穴が開いている．そこから膿や水が出てくる．このような症状で日常的によくみかけるのは癤（毛囊炎）や炎症性粉瘤が自壊した場合です．これらは適切に排膿し，必要に応じて抗菌薬を投与することにより通常数日で軽快します．これらは下床と可動性があります

炎症性粉瘤は切開排膿のみでは囊腫の壁が残ってしまいますが，少なくても炎症は治まります．

見逃してはいけない疾患（慢性に経過）

適切な処置をしても治癒傾向がない場合は，原因検索を行う必要がでてきます．著者の個人的な印象ですが，通常２週間，長くても４週間を超えて軽快傾向がなければ，次のステップに進んだほうがよいと思います．

1 診断の流れ

診断のための最初のステップは**触診**です．しこり部分を左右に動かして下床と癒着していないかをみます．

◆１．下床と可動性がある

下床と可動性があり，よく動くようであれば，問題はその結節の中心にあると考えます．異物や抗酸菌，真菌などを鑑別するために，**生検と組織培養**を行います．異物の除外のためには単純Ｘ線写真が役に立ちます．

◆２．下床と癒着している

一方，しこりが下床と癒着しているときは，深部器官からの波及（結核などの感染症や瘻孔）をがないか確認します．これも画像検査が有用です．

2 発生部位による鑑別

瘻孔を伴う皮膚の結節は，頭の先から足趾まで認められます．

頭部では頭蓋内との交通，前額から頬は副鼻腔炎，顔から顎は歯性（外歯瘻や放線菌症など），頸部から鎖骨は先天性の瘻孔，同様に結核は頸部，鎖骨，胸部，腋下に結節や瘻孔を形成します．臍は尿膜管や臍腸管の遺残（尿膜管遺残は青年以後に発症します．成人だからといって先天性の疾患を否定することはできません），下肢から足趾は異物反応や骨髄炎の鑑別が必要になります．

3 まとめ

瘻孔を伴う皮膚の結節には，瘻孔に発生した皮膚がん，肉芽腫，さまざまな感染症が鑑別にあがりますが，下床と可動性があれば，生検と組織培養さえ行えば診断にもっていけます．下床と癒着があるようなら（とくに内臓との関連が疑われる場合），生検の前にCTを撮ります．

「治らない慢性の瘻孔や潰瘍をみたら画像検査と生検をしてみる」という姿勢さえあれば，大きな問題はおきないと思います．

① [皮膚瘻孔を伴った難治性前頭洞炎]

60歳，男性．前額部腫脹の後に皮膚が離開して排膿した．CTで左前頭洞は前壁が欠損し，前額部皮下と交通していた．（林理佐子 ほか: 耳鼻臨床 108: 449-54, 2015）

コメント　顔面から頸部の自壊したしこりで，下床と可動性がない場合はかならず単純X線かCTを撮ります．

② [結腸皮膚瘻による皮下膿瘍を契機に診断されたクローン病]

26歳，女性．初診の約2週間前から左腰部の腫脹と疼痛が出現した．その後同部から排膿するようになった．左腰部に熱感と圧痛を伴う10 cm大の腫脹を認め，中央部から膿と糞便状の液体が排出された．大腸内視鏡検査で下行結腸の狭窄と敷石状所見を認めた．（面高俊和 ほか: 西日皮膚 77: 128-30, 2015）

コメント　腹部，腰部，背部の皮下の結節や嚢腫はヘルニアを含め，切開前に必ず腸と交通していないか画像検査が必要です．

③ [陰部の膿瘍を契機に発見されたクローン病]

32歳，女性．左大陰唇に炎症を伴う皮下腫瘤を認めた．切除後に両側大陰唇に発赤と腫脹が拡大して複数の皮下膿瘍を生じた．その後，食後の腹痛・嘔吐が出現し，経口摂取が困難になった．入院時，大陰唇は両側とも発赤・腫脹し，肛囲には3～5 mm大の赤褐色の小結節を多数認めた．陰部を切開排膿したところ，膣前庭から肛門管内に連続する膿瘍腔を認めた．下部消化管内視鏡で盲腸と回盲部に不連続性の潰瘍が散在していた．（松阪由紀 ほか: 皮膚臨床 56: 2178-9, 2014）

④ [脛骨慢性骨髄炎の生じた扁平上皮癌]

77歳，男性．左脛骨骨髄炎の既往があり，手術で軽快していた．74歳時に瘻孔・排膿が出現し，慢性骨髄炎の急性増悪と診断された．左下腿遠位1/3前方に5×2×5 cmの皮膚欠損と瘻孔があり，発赤・熱感・悪臭・排膿を認めた．瘻孔内の掻爬で得られた組織は高分化の上皮内癌だった．（岡野英里子 ほか: 関東整災外会誌 45: 409-13）

コメント 慢性骨髄炎は，潰瘍が長期間持続するためあまり気にしなくなりますが，有棘細胞がんの発生母地として有名です．掻爬した組織で十分に病理診断できます．なお，角化した有棘細胞がんには独特の悪臭があります．粉瘤の内容物の匂いです．

⑤［造影 MRI で診断できた足趾の骨髄炎］

71 歳，男性．10 日前より右第Ⅰ趾の腫脹が出現した．その後，疼痛と小潰瘍が出現した．屈側部に瘻孔を認めた．単純 X 線写真に所見はなく，造影 MRI で末節骨の骨髄炎を認めた．（新田桐子 ほか: 臨皮 69: 65-8, 2015）

コメント 足趾に瘻孔を伴う場合や，瘻孔がなくても足趾の同一部位に炎症をくり返す場合は骨髄炎を疑ったほうがよいと思います．MRI を撮ります．

⑥［耳輪耳垂型先天性耳瘻孔］

7 歳，男児．生下時より耳介後面に腫瘤が存在していた．開口部からの粥状物が排出した．（和田尚子 ほか: 形成外科 57: 435-9, 2014）

コメント 耳の前面にある場合は診断が容易ですが，後面にあるとむずかしいかもしれません．

⑦［難治性瘻孔と多発リンパ節腫脹を呈した皮膚結核］

85 歳，男性．右腋窩リンパ節腫大の経過観察中に右腋窩腫脹が出現し，近医皮膚科で炎症性粉瘤として切開排膿されたが難治性瘻孔を残した．CT では右腋窩リンパ節の増大と瘻孔を認めた．（田名部玲子 ほか: 青森中病医誌 58: 89-93, 2013）

コメント 粉瘤を切除したら考えもしなかった疾患だった，ということは，皮膚科を長くやっていれば誰しもが経験することです．「粉瘤，恐れるべし」です．

⑧［30 年前に施行された腸閉塞手術痕に生じた腸管皮膚瘻］

88 歳，男性．左腹部の疼痛を伴う皮下硬結．計 3 回の手術歴があった．（楠葉展大 ほか: 皮膚臨床 54: 249-51, 2012）

⑨［*Mycobacterium avium* による皮膚感染症］

56歳, 男性. 会陰部から陰嚢の瘻孔を主訴に受診した. 滲出液より同定した.（福本桂資郎 ほか: 臨泌 67: 707-10, 2013）

コメント *Mycobacterium avium* による皮膚感染症は，24時間風呂での感染例が有名で，家族内発症もあります.

⑩［下腿異物（竹）により感染をくり返した症例］

9歳，男児．竹やぶで遊んでいる時に左下腿に異物が刺さった．受傷1週間後に近医で切開と洗浄を受けた．創はいったん治癒したが，2カ月後に再度滲出液が出るようになった．MRIで異物と思われる陰影が確認された．瘻孔より竹が出てきた．（小田 豊 ほか: 中部整災誌 55巻6号）

コメント 外傷の記憶がない場合もあります．私の経験では患者さんの下腿からチェンソーの歯や腰から小石，幼児の足底から数cmの縫い針が出てきたことがあります.

⑪［尿膜管遺残症］

症例1 27歳，女性．臍部疼痛，排膿が出現した.

症例2 25歳，男性．臍部疼痛，排膿が出現した.

症例3 31歳，男性．5歳ごろより臍部の疼痛を自覚しており，疼痛の増強，排膿を認めた．（東盛 貴光ほか: 形成外科 48: 1343-50, 2005）

コメント 「臍から水，臍から膿」で成人なら尿膜管遺残，子どもなら臍腸管遺残を疑います.

⑫［先天性恥骨前瘻孔］

6カ月，男児．生後1カ月ごろより下腹部正中の皮膚孔から血性滲出が続いていた．（花田 学 ほか: 日大医誌 71: 256-9, 2012）

コメント 著者らは「腹壁の先天性瘻孔は尿膜管遺残疾患と卵黄腸管遺残疾患が多く，臍と関連のないものは稀である」とコメントしています.

⑬［皮膚腺病］

82歳，女性．左胸部と乳房下に直径1 cmの周囲が堤防状に隆起し，中心に瘻孔を伴う褐色の局面を認めた．下床との可動性はなかった．生検標本で胸部CTで潰瘍部直下と肺野に石灰化病変を認めた．（中村哲史 ほか: 皮膚臨床 54: 1191-3, 2012）

⑭［上顎外歯瘻］

92歳，男性．2カ月前に左鼻翼基部の結節から排膿があり，近医で抗菌薬を内服したが改善しなかった．（林 耕太郎ほか: 臨皮 66: 909-12, 2012）

コメント　鼻翼の外側か下顎骨上（咬筋前縁付近）の可動性のないしこりあるいは瘻孔は外歯瘻を疑います．

⑮［先天性頬部耳下腺瘻］

1歳5カ月，男児．生下時より右頬部に瘻孔を認め，摂食時や啼泣時に唾液様液体の流出を認めていた．（山道光作 ほか: 日頭顎顔会誌 28: 109-14, 2012）

⑯［脊髄損傷患者の褥瘡・瘻孔部位より生じた有棘細胞癌］

61歳，男性．30歳時に高所落下にて脊髄を損傷し，寝たきりの状態となった．38歳時に左大転子部に褥瘡と皮下膿瘍ができ，軽快と再発をくり返していた．60歳時に再び同部位に皮下膿瘍を形成した．（宮野恭平 ほか: Skin Cancer 27: 67-71, 2012）

コメント　本症は生検で診断されましたが，現病死しています．褥瘡に皮膚がんが発生する症例のほとんどが脊損患者です．皮膚科医がみても普通の肉芽にしか見えません．定期的な生検が必須です．

⑰［臀部慢性膿皮症に痔瘻を合併した症例］

62歳，男性．約15年前より臀部と大腿に硬結が出現し，排膿するようになった．根治術中に痔瘻の合併を確認した．（花井 潮 ほか: Skin Surgery 20: 167-71, 2011）

コメント　著者らによれば，慢性膿皮症と痔瘻の合併は23～44%に認められます．臀部慢性膿皮症の術前には，必ず痔瘻の確認が必要です．

⑱ [先天性皮膚洞]

8歳, 男児. 1歳ごろに仙骨部に径1 mmの皮膚陥凹を指摘された. 無症状だった. 陥凹位置が臀裂外で血管腫病変を伴っていた. MRIで二分脊椎と皮膚陥凹部は瘻管となりS1～L5で神経管内に達していた. (河崎正裕 ほか: 小児外科 41: 72-4, 2009)

コメント 頭部から背部腰部の正中にアザや陥凹, 皮下腫瘤がある場合は頭蓋内や脊椎内と交通する構造がないか確認が必要です.

⑲ [外陰部に生じたpilonidal sinus]

35歳, 女性. 恥丘部と外陰に痛みを伴う腫脹が出現し, 悪臭を伴う排膿を認めた. 3年前にも同様のエピソードがあった. 初診時, 恥骨直上の皮下に胡桃大のやや扁平な腫脹があり, 陰核の上方の小瘻孔より排膿を認めた. (浮田真沙世 ほか: 産婦の進歩 60: 327-31, 2008)

コメント 外陰部の炎症を伴う急性のしこりで多いのは, 粉瘤, バルトリン腺, アポクリン腺由来の嚢腫です. pilonidal sinusは通常仙骨部に好発するトンネル状の瘻孔で, 中に毛が入っています.

⑳ [陰嚢に生じた放線菌症]

25歳, 男性. 約1年前から陰嚢右側に皮下腫瘤があり, 数カ月前から増大し, 他科で皮下膿瘍の診断でレボフロキサシンを投与されたが改善しなかった. 診断後にアモキシシリンで軽快した. (安藤佐土美 ほか: 皮膚臨床 50: 887-90, 2008)

コメント 膿をみたら必ず鏡検と培養のセットです. 皮膚軟部感染症の初回治療としてニューキノロンを使用することは望ましくないと思います. 抗酸菌にもニューキノロンは中途半端に効くため, 診断が困難になり, さらに耐性化の原因にもなります.

㉑ [炎症性粉瘤との鑑別を要した皮膚腺病]

62歳, 女性. 右鎖骨上窩に発赤と腫脹が出現し, 急速に増大し, 自壊した. 抗菌薬を投与されたが軽快しなかった. (青木 類 ほか: 皮膚臨床 50: 813-6, 2008)

コメント くり返し検査を行うことと，培養が有効です．培養はPCRより検出感度が高いことがあります．

㉒［*Trichophyton rubrum* による深在性真菌症］

85歳，男性．右手背に境界明瞭で痂皮が付着し紅斑全体に波動を触れ，膿疱と瘻孔を認めた．生検では真皮深層に出血・壊死・好中球浸潤があり，その周囲に組織球・巨細胞がみられた．（高安 進 ほか: 皮膚病診療 30: 177-80, 2008）

コメント 免疫抑制状態の患者の膿をみたら真菌鏡検（KOH法）をまずやってみるというのは，とても大切だということです．

まとめ

皮膚の瘻孔の診断のポイント

- 高齢者＋鼻外側か口角下方の下顎骨上のしこりと瘻孔……外歯瘻（歯科へ）
- 中高年＋上記部位以外の頬のしこりと瘻孔……上顎がん（X線画像を撮る）
- 高齢者＋顔の瘻孔結節＋歯科治療……放線菌症
- 子ども＋側頸部の瘻孔……先天性の瘻孔（担当科へ）
- 高齢者＋頸部・鎖骨周囲や腋の瘻孔や皮下結節……結核（培養）
- 子ども＋臍から水や膿……臍腸管遺残
- 成人＋臍から水や膿……尿膜管遺残
- 腸の手術瘢痕部の瘻孔……腸管皮膚瘻，腸腰筋膿瘍
- 陰部臀部の瘻孔……痔瘻，腸管皮膚瘻
- 仙骨部周囲の瘻孔と索状のしこり……pilonidal sinus

17 皮膚の潰瘍（下肢以外）

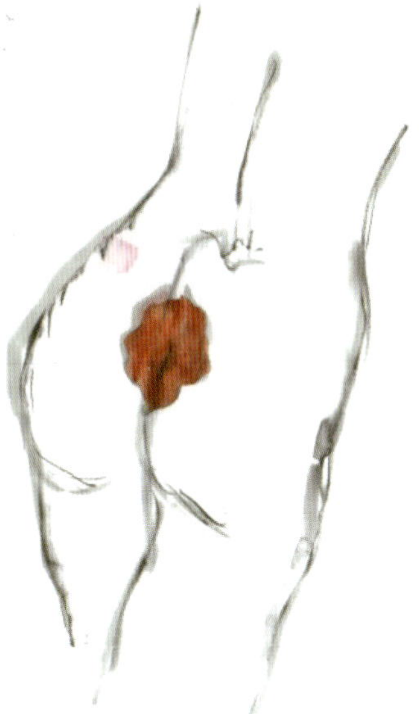

図1

エピソード
60歳，女性．30歳時に脊髄を損傷してから車椅子生活となり，仙骨部に褥瘡をくり返していた．２年前より生じた褥瘡が徐々に増大してきた．褥瘡の潰瘍底は良好な肉芽組織で覆われていた．

Question

Q1	見逃してはいけない疾患は？
Q2	よくある疾患は？
Q3	鑑別のポイントは？

Dr.Uhara's Advice

図1の病歴では，定期的に肉芽を生検しなければいけません．脊損患者の褥瘡に皮膚がんが発症することがあるからです．

Answer

A1

見逃してはいけない疾患は？

免疫不全患者における真菌や抗酸菌感染症です．次に外用薬や消毒による皮膚障害，皮膚がん，血管炎です．

A2

よくある疾患は？

褥瘡と皮膚がんです．

A3

鑑別のポイントは？

免疫不全の存在（血液疾患，膠原病，コントロール不良な糖尿病）と，**潰瘍の経過期間**です．

免疫不全がある患者の注射や採血部位に急速に潰瘍が出現してきた場合は，主治医と連絡を取ります．ムコール症など，数日で致死的になる感染症があるためです．血液疾患の患者の皮膚症状について紹介された場合は身構えなければなりません．

また，明らかに褥瘡と診断できる場合を除き，2～3カ月治らない潰瘍は，専門医に紹介するか，生検を検討すべきです．とくに，「潰瘍が1年以上軽快する傾向がなく，潰瘍周囲に瘢痕がある」「熱傷や感染症などの後遺症による瘢痕が前駆していた」「**脊損患者の褥瘡**で1～2年以上治らない褥瘡がある」という場合には，**臨床所見に関係なく**（どんなにきれいな肉芽面を呈していても）**生検**を検討すべきです．

診断に至るラダー

Q「下肢以外の皮膚潰瘍の診断のポイントはなんですか？」

A「もっとも大切なポイントは，潰瘍の持続時間（リミット1～2カ月）です．通常の外傷性潰瘍はどんなに大きくても，時間とともに軽快傾向を示します．たとえば『鼻に3 mmの潰瘍ができて，3カ月以上も出血と痂皮をくり返していて治らない……』というような病歴は，明らかにおかしいわけです」

Q「何か傷の治りを邪魔する原因があるということですか？」

A「そのとおりです．**治りにくい皮膚潰瘍には何か理由があります．**したがって，そのようなときは，外用薬をとっかえひっかえして様子をみてはいけません．外用薬や消毒薬の皮膚障害（医原病），がん（癌細胞による正常組織の破壊），特殊な感染症（真菌症や抗酸菌症），血管の障害（動脈血が来ない，あるいは静脈うっ滞）を鑑別する必要があります」

Q「図1のポイントはなんでしょうか？ 肉芽の状態は良好とのことですが？」

A「上記の3 mmの潰瘍（基底細胞がん）と図1の病歴は，皮膚がんを疑うサインです．皮膚所見（小さい，きれいな肉芽だ，etc）から否定してはいけません．病歴が大切です」

解説

鑑別のポイント

明らかな外傷の既往がないのに皮膚に潰瘍ができるということは尋常なことではありません．さらにそれが1～2週たっても治る傾向を示さない場合は，何かが間違っていると考えます．間違っているのは診断か治療法です．

皮膚に限らず，ある組織が壊死に陥る根本的な原因は限られています．ほとんどが，

- **薬物による障害（ほとんどが治療に起因するもの）**
- **感染（細菌よりは真菌と抗酸菌），腫瘍，あるいは自己免疫的な組織破壊**
- **血流に関する問題（動脈，静脈）**
- **物理的障害（褥瘡や熱傷など）**

によります．

メモ1 皮膚潰瘍をみるときの鉄則

- 外傷性の傷は放置してもよくなる傾向を示す
- 皮膚潰瘍が治らない場合には何かが間違っている

診断の流れ

診断の流れは以下になります．

1 原因はなんだ？

診断は何か？　もし潰瘍の原因をきちんと説明できないようであれば，専門医への紹介を勧めます．

2 薬物による障害の鑑別

何らかの外傷による潰瘍と判断し，治療を2週間ほど行ったが治らない場合は，使用している外用薬と消毒をすべて中止します．よほど間違った処置をしていない限り，外用薬を変更して急速に治療効果が上がるようなことは稀です．まずはこれまで行っていた処置方法が間違っているのではないかと考えるべきです．

潰瘍面は当然のようにバリアが欠損していますので，薬剤が容易にしみ込みます．薬剤による皮膚障害には，使用している薬剤による直接的な毒性（消毒薬は細菌を殺すかもしれませんが皮膚の細胞も殺します）によるものとアレルギー性のものがあります．

通常，感作がおきれば，外用薬が付着する潰瘍周囲の正常皮膚にも炎症がおきると思われますが，正常皮膚にはきちんとしたバリアが維持されているため反応がみられないこともあります．代表的な疾患は防腐剤のパラベンによる皮膚障害（潰瘍）です．パラベンがしみ込みやすい皮膚炎や皮膚びらん面のみに負の影響が出ますが，周囲の正常皮膚にはあまり影響が出ないことがあるため，疑いにくいのです．

3 その他の「治らない原因」の鑑別

外用と消毒を止めても治る傾向がない場合は，真菌や抗酸菌感染症，がん，自己免疫的な炎症による組織破壊，血流に関する問題（動脈，静脈），物理的障害（褥瘡などの圧迫，あるいはそれを意識できない感覚障害）を鑑別します．

◆1．感染，腫瘍，自己免疫疾患

感染（とくに真菌と抗酸菌），腫瘍，自己免疫疾患の診断のためには生検が必要です．感染症を疑った場合は，ホルマリン固定を行う前に一部を組織培養に提出します．抗酸菌は分子生物学的な診断ができるので，検査部と必要な検体の量と保存方法を相談しておくとよいと思います．

70歳以上の高齢者の顔面，耳輪，頭部に数mm～1 cm程度の治りにくい小潰瘍があったら，有棘細胞がん（赤い）と基底細胞がん（一部に黒い色があることが多い）を考えます．

爪が溶けて指趾先端が潰瘍化しているときは，色を作らないメラノーマ（赤いびらん面を呈します）の可能性があります（**図2**）．

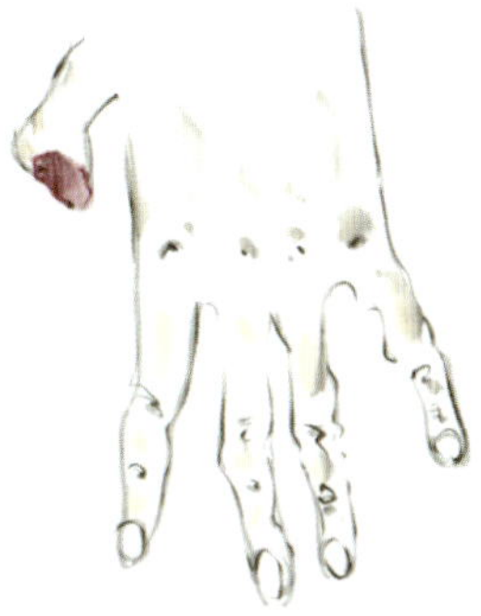

図2　爪の破壊と潰瘍
難治性潰瘍は医原病，感染症，がん，血管性の鑑別が必須．原因なく自然に爪が溶けて潰瘍化することはない．図はメラノーマ．

◆2．血流に関する問題

血流の問題としては，動脈と静脈に分けて考えます．動脈は塞栓（血栓，塞栓，動脈硬化）か，壁の異常によって血管がつぶれる（皮膚の血管炎）ことによる酸素供給の途絶が主な原因となります．静脈性の潰瘍のほとんどは弁不全によるうっ滞が原因ですので，基本的には下腿以外には発生しません．

① 潰瘍が四肢遠位にあるとき

動脈硬化や強皮症などの末梢の動脈径が狭小化する疾患では，心臓からもっとも遠い部分が痛みます．したがって血行不良を示す紫の紅斑は指趾の爪の周りから始まり，潰瘍も指趾の先端から始まります（**図3**．下肢にできる潰瘍→p.295参照）．

手指の場合は，指先の潰瘍は強皮症，指の途中の潰瘍を伴う丸い紅斑はSLE（**図4**）か凍瘡を疑います．

② 四肢の血行は保たれているのに，潰瘍が体幹にあるとき

指趾の血行は保たれているのに，体幹など（心臓に近い部位なのに）に潰瘍ができる場合は，かなり異常です．

もし潰瘍周囲に網目状から線状の紅斑（網状皮斑）と**強い痛み**を伴う潰瘍が体

幹にあれば，全身性疾患による動脈閉塞を疑います．人工透析を行っていればcalciphylaxis，それ以外では悪性リウマチが多いと思います．腰から臀部にかけて網目状の紅斑と色素沈着と小びらんがあれば，熱性紅斑（ひだこ）の可能性があります．局所暖房による障害です．

寒冷な地域では，心肺機能が落ちたお年寄りの鼻先や耳輪に，凍傷がおきることがあります．

メモ2 皮膚潰瘍を診断するためのポイント

- **罹病期間**：1カ月を超えて原因がわからないときは，皮膚科へ紹介する．
- **部位（指先か，腕や胴体か）**：指先や爪周囲の潰瘍で血管造影で異常を認めない場合は，強皮症の可能性がある．

  逆に，指先が温かいのに，体幹や四肢に潰瘍ができる場合は，局所に問題がある．抗酸菌症，血管炎，血栓症，がん，医原病が鑑別にあがる．
- **医原病**：難治性の場合は，一度消毒や外用薬を全部中止してみる．

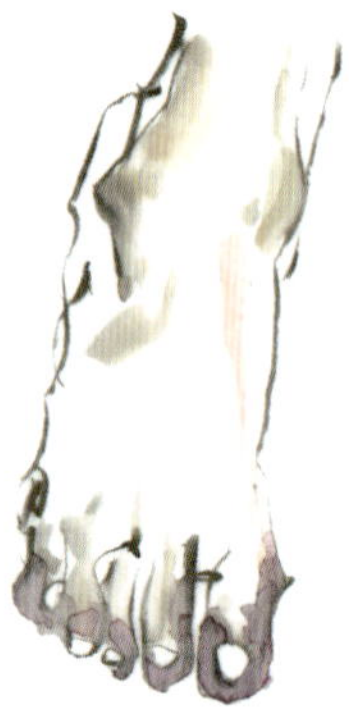

図3　全身的な血行不良による症状は末梢（側爪縁）から始まる

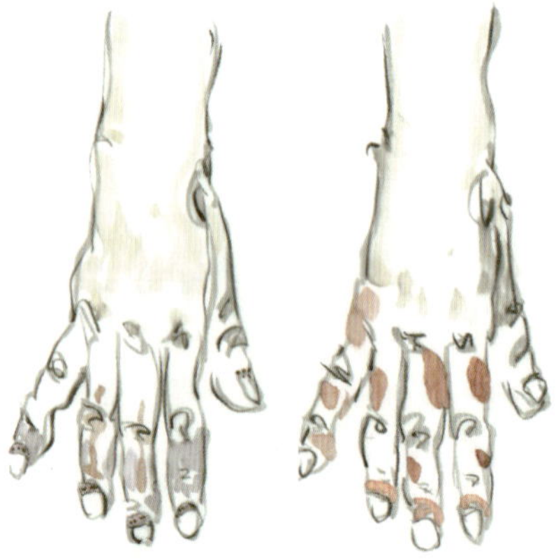

図4　強皮症（左：末梢性）とSLE（右：指の途中）

① [皮膚クリプトコックス症]

88歳，女性．肺クリプトコックス症で入院した．フルコナゾールの点滴で発熱などの全身状態は軽快したが，入院時より存在した左手背部・左大腿部の皮膚潰瘍が急速に拡大した．皮膚生検，滲出液の直接鏡検・真菌培養の所見から皮膚クリプトコックス症と診断した．慢性炎症性脱髄性多発神経炎のためプレドニゾロン15 mg/日を内服中だった．(桑江義介 ほか: Med Mycol J 54: 291-6, 2013)

コメント 著者らは「高齢者や副腎皮質ホルモン剤・免疫抑制剤の使用者に皮膚潰瘍が出現したら，皮膚クリプトコックス症などの深在性皮膚真菌症を鑑別する必要がある」とコメントしています．

② [基底細胞がん]

78歳，男性．9カ月前に右耳介に潰瘍が出現した．右耳介後部上方に易出血性の境界明瞭な潰瘍を認めた．色素はなかった．(藤井ひかり ほか: 皮膚臨床 57: 175-9, 2015)

コメント 日本人の基底細胞がんの90%以上はどこかに黒い色がついていますが，色がないと単なる潰瘍にしか見えません．高齢者の顔面に治らない潰瘍が続いたら最初に疑うのが基底細胞がんです．数mmのサイズでも中央が潰瘍化して出血しやすいのが特徴の1つです．

③ [仙骨部の褥瘡，褥瘡瘢痕に生じた有棘細胞癌]

症例1 66歳，女性．50歳ごろから車椅子生活となり仙骨部に褥瘡をくり返していた．再発した褥瘡潰瘍部が腫瘤化した．腫瘍は仙骨，大臀筋へ浸潤し，1年9カ月後に腫瘍死した．

症例2 83歳，男性．22歳時のマラリア罹患後に仙骨部に褥瘡ができ，瘢痕治癒していた．2年前より潰瘍が再発し次第に結節化した．腫瘍は脊椎へ浸潤し7カ月後に死亡した．

症例3 84歳，女性．19歳時に産褥熱で仙骨部に褥瘡ができ，瘢痕治癒していた．2年前より潰瘍化し腫瘤が出現した．9カ月後に腫瘍死した．(眞鳥繁隆 ほか: 臨皮 68: 815-9, 2014)

コメント 皮膚潰瘍の診療の基本は，1～2カ月治らない時点で何か行動をおこすということだと思います．

コメント 褥瘡に皮膚がんができるのは，若いころから褥瘡をくり返してきた脊損患者がほとんどを占めます．

④［メシル酸ガベキサートによる医原性皮膚潰瘍］

78歳，女性．急性膵炎のためにメシル酸ガベキサート（FOY）600 mg/日を左前腕，左肘窩，右手背から7日間持続静注し，開始数日後に左前腕と肘窩に発赤・腫脹・皮下硬結が出現した．約2カ月後には右手背に皮膚潰瘍を形成した．（柴 景子 ほか: 市立釧路総合病院医学雑誌 26: 25-8, 2014）

コメント FOY投与時の濃度が高いとおきます．

⑤［血清学的に診断された皮膚粘膜リーシュマニア症］

43歳，ボリビア人男性．鼻閉塞，鼻出血および咽頭痛を伴う右鼻孔先端および鼻柱の破壊性潰瘍が出現した．粘膜病変の生検標本のギムザ染色およびPCRではリーシュマニア原虫を同定できなかった．しかし，IgG抗体検査にて *Leishmania donovani* 陽性であり，5種類のリーシュマニア抗原を用いたdot-ELISAにて陽性反応がみられた．（Okumura Y et al: J Dermatol 41: 739-42, 2014）

コメント 日本であれば悪性腫瘍，とくにリンパ腫を最初に考えてしまうかもしれません．

⑥［Trigeminal trophic syndrome］

65歳，女性．2年前から左頬から上唇にかけて左鼻唇溝を越えて難治性潰瘍が発症した．神経学的検査で，潰瘍域に疼痛と軽度触覚低下が明らかになった．瘙痒はなかったが，蟻走感があり，頻繁に潰瘍域を擦り痂皮を除去していることを認めた．18年前に左蝶形骨稜髄膜腫との診断で脳腫瘍の全摘出を受けていた．（Sawada T et al: J Dermatol 41: 525-8, 2014）

コメント 帯状疱疹後にも同症がおきることがあります.

⑦ [心臓カテーテル治療後に生じた放射線皮膚潰瘍]

62歳，男性．計5回の心臓カテーテル治療の1カ月後に右肩甲部の発赤とかゆみを自覚し，徐々に潰瘍化した．(利根川守 ほか: 日形会誌 34: 603-8, 2014)

⑧ [壊疽性膿皮症様の臨床像を呈した原発性皮膚未分化大細胞リンパ腫]

20歳代，男性．左肘窩に虫刺様丘疹が出現し，潰瘍化した．ステロイド外用薬のみで瘢痕治癒したが，1年後に左前腕に皮膚潰瘍が出現した．初診時，左前腕伸側から屈側にかけ5×6 cmの軽度疼痛を伴う潰瘍を認め，生検組織像より原発性皮膚未分化大細胞リンパ腫と診断した．(安部真由 ほか: 皮膚臨床 56: 951-4, 2014)

⑨ [自傷による皮膚潰瘍]

40歳代，男性．約半年前より，両前腕，両足背部を中心とした潰瘍が出現した．四肢に楔状に分布する黒色壊死と黄色膿を伴う潰瘍が多発していた．細菌培養は黄色ブドウ球菌陽性で，病理組織像では均一無構造な変性組織周囲に**好中球性の膿瘍形成**を認めた．問診から，phenyl-methyl aminopropane 濃厚懸濁液の自己注射が判明した．(桑江義介 ほか: 皮膚臨床 56: 423-5, 2014)

コメント 皮下の好中球浸潤は，異物注入のサインの1つになります．

⑩ [*Mycobacterium massiliense* 皮膚感染症]

17歳，男性．右上腕に有痛性潰瘍が3カ所出現した．近医にて皮膚潰瘍の診断で，ゲンタマイシン軟膏外用とセフジニル内服を行ったが潰瘍は拡大した．病理組織像は類上皮細胞性肉芽腫で，蛍光ローダミン染色で棍棒状の菌体がみられた．(今長慶志 ほか: 皮膚臨床 54: 1207-11, 2012)

⑪ [プロリダーゼ欠損症]

45歳，男性(両親は血族結婚)．11歳ごろから左足背に小潰瘍が出現し，7年前より難治性皮膚潰瘍と手指や下腿の蜂窩織炎のため入退院をくり返していた．足背から下腿に沈着と虫食い状の潰瘍が多発していた．（福村 敦 ほか: 日内会誌 98: 150-2, 2009）

コメント 常染色体劣性遺伝の疾患です．症状は精神発達遅延と皮膚潰瘍を認めます．

まとめ

皮膚の潰瘍をみたときに重要な疾患を見逃さないためのポイント

・1か月以上治らないびらん潰瘍（四肢末梢以外）
　……感染症（抗酸菌症，真菌症），がん，医原性（消毒薬や処置が悪化の原因になっている）を鑑別する．
・瘢痕部に潰瘍や1 cm以上の角化した結節……有棘細胞がん
・車いす生活者で1年以上治らない褥瘡がある……有棘細胞がん（定期的に生検）
・骨髄炎で皮膚と交通する瘻孔が数年以上ある……有棘細胞がん
・小さい潰瘍を伴い，出血をくり返す顔の黒い腫瘍……基底細胞がん
・1指の爪が溶けてただれてきた……メラノーマ

18 陰部の皮疹

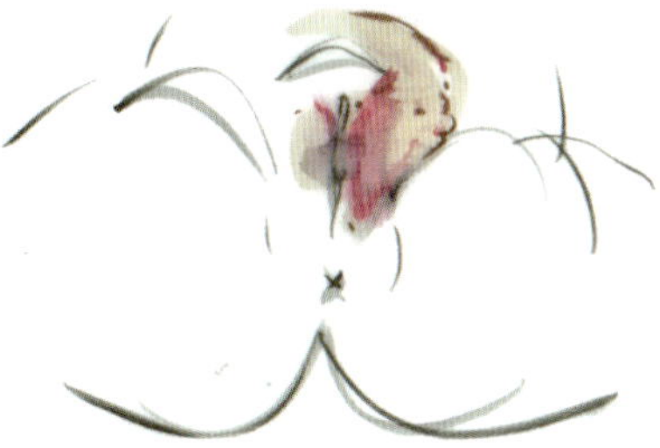

図１　症例１

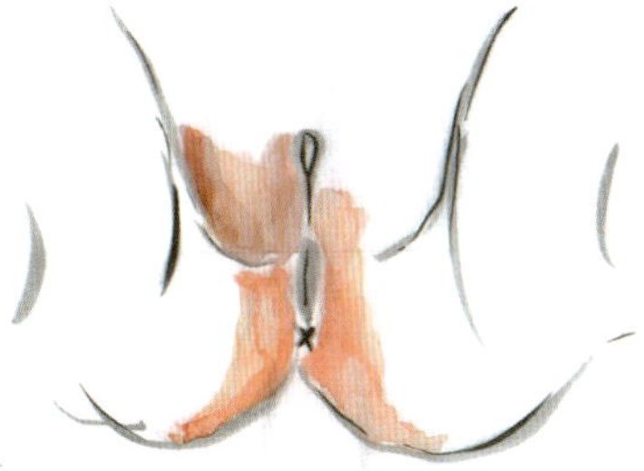

図２　症例２

エピソード

症例１　80 歳代，女性．陰部がただれている．半年ほどいろいろな薬をつけているが治らない．

症例２　生後４カ月，女児．肛門周囲から臀部がただれている．外用を２～３週行ったが治らない．

Question

Q1	見逃してはいけない疾患は？
Q2	よくある疾患は？
Q3	鑑別のポイントは？

Dr.Uhara's Advice

症例1で，皮膚科医がまず最初に除外したいと思う疾患は，乳房外Paget病という皮膚がんです．**症例2**でまず考えたいのは，スキンケアの問題と真菌症です．

Answer

A1

見逃してはいけない疾患は？

症例1は乳房外Paget病（陰部から鼠径部）です．**症例2**は亜鉛やビオチンなどの栄養障害です．

A2

よくある疾患は？

症例1，2とも，洗浄方法のまちがい，皮膚同士がくっつきやすい部位（間擦部）における汗による浸軟化（皮膚がふやけること）による皮膚障害（間擦疹）と，白癬，カンジダ，外用剤（消毒薬，制汗剤）による皮膚障害が多いと思います．

A3

鑑別のポイントは？

皮疹の辺縁に膜様鱗屑や病巣辺縁に小さい丘疹や膿疱を伴う場合はカンジダを疑います．高齢者のカンジダ症では，1カ月以上抗真菌薬で治療をしても形が変わらない病変が残った場合は，乳房外Paget病を疑います．生検をすれば稀な疾患であるHailey-Hailey病，ダリエー病なども鑑別できます．

診断に至るラダー

Q「成人の陰部の，治りにくいおむつかぶれ様の皮疹を診療する流れを教えてください」

A「まずは真菌検査です．陽性なら抗真菌薬，陰性であれば使用中の外用薬，消毒薬，過剰な洗浄を控えてもらいます．高齢者の場合は皮疹のサイズと形を記録します．写真が撮れればベストです．外用はワセリンか弱めのステロイド薬を処方します．大切なのは真菌検査の結果に関わらず，2～4週以内に再診してもらうことです」

Q「それはなぜですか？」

A「皮膚がんがかくれていることがあるからです．再診時に治癒傾向がない場合は生検を検討します．皮疹が軽快していた場合でも念のため１～2カ月後に再診してもらいます．びらんや痂皮が取れても，同じ形の皮疹が残っていれば，生検を検討します」

Q「図1の疾患はどのようにみますか？」

A「図１のように，“高齢者の陰部の皮疹＋半年治らない”という病歴は，乳房外Paget病を疑うポイントになります．決して皮疹の性状から判断してはいけません．病歴が大切です」

Q「乳幼児ではどうですか？」

A「乳幼児でも最初に真菌検査が必要です．陰性の場合は排便後の処置の仕方が大切です（→p.186参照）．２～３週後も治る傾向がない場合は栄養障害を疑います」

解説

見逃してはいけない疾患

1 乳房外 Paget 病

◆治りの悪い“湿疹”に注意する

高齢者の陰部の皮疹で，もし初診時にすでに１年以上経過している場合で，治りが悪い場合は生検が必要になります．乳房外 Paget 病を見逃さないためです．乳房外 Paget 病は白斑と褐色斑と紅斑が入り混じった病変として認められます．軽症のうちは白斑のみのこともあり，進行すれば上記にびらんを伴ってきます．

また，陰部の皮疹については直接鏡検でカンジダが認められても，その背景に乳房外 Paget 病が隠れていることがあります．皮膚のカンジダ症は治療によく反応するので，やはり 10 日間抗真菌薬を外用しても皮疹が完全に治らない場合は，外用薬による接触皮膚炎や乳房外 Paget 病，先天性の構造異常による皮膚疾患（Hailey-Hailey 病など）などを疑わなければいけません．

コメント 先天性疾患である Hailey-Hailey 病，ダリエー病，先天性表皮水疱症は稀な疾患ですが，生検で鑑別できます．いずれも皮膚に脆弱性があるため，蒸れやすい部位や，擦れやすい部位に皮疹が好発します．また蒸れやすい時期，夏に悪化するなどの季節性を示すのも特徴です．

2 皮膚がん（Bowen 病，乳房外 Paget 病，皮膚 T 細胞性リンパ腫）を疑ったら

陰部に限らず，1～2カ月の外用療法で色が多少薄くなっても形が変わらない場合は，皮膚がん（Bowen 病，乳房外 Paget 病，皮膚 T 細胞性リンパ腫）を疑います．皮膚科専門医への紹介を強く勧めます．

ただし，これらの皮膚がんは，皮膚表面上に盛り上がる結節や所属リンパ節転移を伴っていなければ，診断と治療を急ぐ必要はありません．個人的な経験では，湿疹と似ている皮膚がん（乳房外 Paget 病，Bowen 病，菌状息肉症）については，まず湿疹として1～2カ月治療をしてみて，もし治らなければ生検するという方針でよいと思います．

一方，色が黒い，出血する，潰瘍化している，結節を形成している場合は急ぐ必要があります．どんな症状でも，2カ月を超えて治らない皮膚疾患は，皮膚科専門医の眼を借りたほうが安全だと思います．

コメント　1～2カ月治療しても治らない場合は，何かが間違っている．（外用薬のかぶれかがんを鑑別する）

3 乳幼児の場合

腋の下や鼠径部にびまん性の紅斑（全体に赤い）があり，ヒリヒリする（日焼け後のような灼熱感）場合は SSSS や溶連菌感染症（猩紅熱や Toxic shock- like syndrome）の初期症状の可能性があります．SSSS では口の周りに放射線状の細かい亀裂を伴う紅斑が特徴です（新生児は高熱，乳児は微熱）．

上記の所見がない場合，赤ちゃんも，高齢者同様，最初に真菌検査が必要で，カンジダや股部白癬（**図3**）を鑑別します．陰性の場合は排便後の処置方法をチェックします．

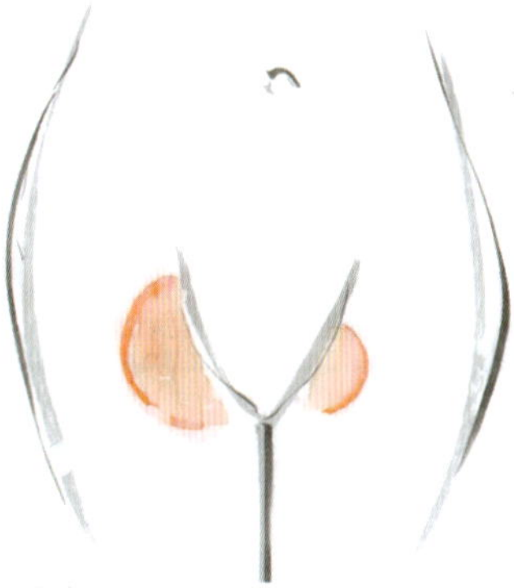

図3　股部白癬は輪状になる

それでも1～2カ月以上治らない，乳児の口周囲（口角周囲）や陰部臀部の**擦れる部位**にびらんや乾癬様の皮

疹があったら，亜鉛やビオチンなどの栄養素欠乏の鑑別が必要です．ビオチン欠乏も臨床症状は亜鉛欠乏と似ています（**図4**）．**ミルクアレルギー**のお子さんが調整乳を摂取している場合に注意が必要です（→ p.22，185 も参照）．

その他，陰部の同じ部位にくり返す痛みの強い皮疹（紅斑～びらん）については，固定薬疹（**図5**）を必ず鑑別します．

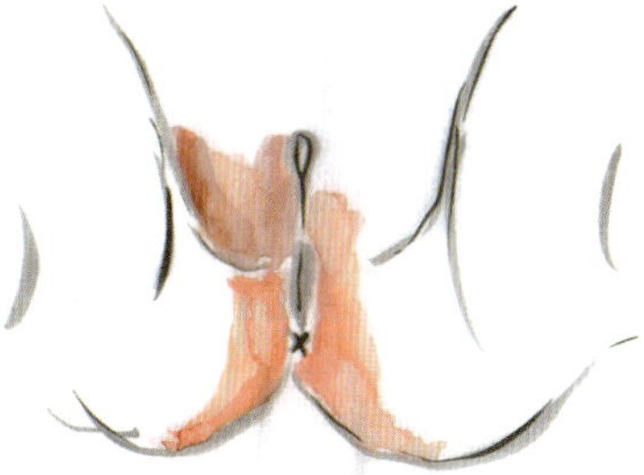

図4　亜鉛欠乏
オムツ皮膚炎や乾癬に似ています．

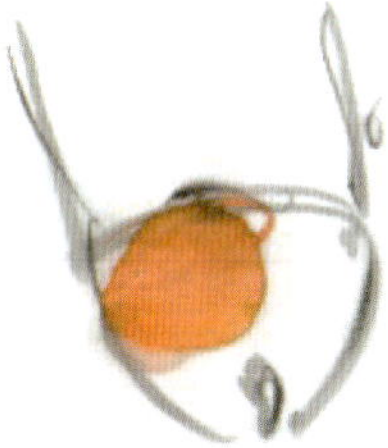

図5　固定薬疹
陰部に痛い皮疹をくり返す場合は必ず鑑別にあげる．真円になるのが特徴である．

メモ 固定薬疹

口唇，外陰部，陰茎などに真ん丸い紅斑から水疱ができ，潰瘍化する場合は固定薬疹の可能性があります．丸いシミを残します．

よくある疾患

陰部や皮膚同士が密着する，擦れやすい場所に起きる疾患としては**間擦疹**と**カンジダ症**が多いと思います．間擦疹はとくに腰の曲がった高齢の女性の腹部のしわの間や胸の下に好発します．

突然始まった間擦部の皮疹をみたら，まず真菌検査を行います．カンジダ等の真菌がいなければ，受診前に使用していた制汗剤や外用薬をすべて中止させ（かぶれの除外のため），汗による皮膚の浸軟化による皮膚炎（間擦疹）あるいは接触皮膚炎として治療を始めます．どちらも弱めのステロイド薬を外用し，汗を吸収できるように柔らかい布などを挟んでもらいます．治療を始めたら必ず

1～2週以内に効果を確認します．湿疹性病変であれば，必ず治癒傾向を示すはずです．

◆**カンジダ症と湿疹の違い**

カンジダはオブラート様の薄い膜様鱗屑や病巣辺縁の点状状態（小膿疱や丘疹が点在する）が特徴で，湿疹病変（オムツかぶれ）との鑑別に有効です（真菌検査は省けません）（**図6**）．カンジダの治癒後は通常色素沈着は残さず，残しても病変全体に均一な淡褐色斑として認められます．

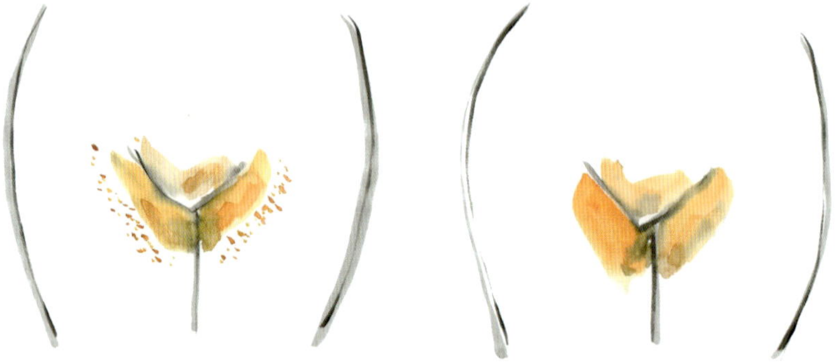

図6　カンジダ（左）とオムツ皮膚炎（右）
カンジダは外側に小さい丘疹や膿疱がある．オブラートのような薄い膜があったら必ず真菌を調べる．

① [低亜鉛母乳による亜鉛欠乏症]

4カ月，男児．満期正常分娩．完全母乳哺育．生後1カ月半ごろより頸部に紅斑が出現し，生後4カ月頃より口囲や四肢の**間擦部・**末端，肛囲，陰部にも鱗屑を伴う紅斑が出現した．ステロイド薬外用や抗菌薬内服を行ったが皮疹は改善しなかった．患児の血清亜鉛値は低値で，母親の血清亜鉛値は正常範囲内だったが母乳中の亜鉛値は低値だった．（安池理紗 ほか：日小児皮会誌 32: 153-6, 2013）

② [加水分解乳による哺育中にみられたビオチン欠乏症]

4カ月，男児．生後3カ月ごろから**間擦部のびらん・紅斑**と**脱毛**が出現した．生後数日から哺乳後に嘔吐をくり返したため，新生児・乳児消化管アレルギーを疑われて加水分解乳による哺育を開始されていた．ビオチン欠乏症を考えてビオチンの投与を開始したところ，2週間で皮膚症状は改善した．本邦の加水分解乳にはビオチンが添加されておらず，加水分解乳のみの栄養補給ではビオチン欠乏症に陥ることがある．（岸田寛子 ほか：皮膚の科学 11: 215-9, 2012）

③ [肛囲に限局したHailey-Hailey病]

68歳，男性．肛門周囲のかゆみが出現し近医を受診，ステロイドや抗真菌薬で改善しなかった．肛門周囲に紅斑，小水疱と浸軟したびらんおよび亀裂を認めた．KOH鏡検と細菌培養は陰性で，各種自己抗体も陰性であった．生検組織で表皮内に棘融解細胞がみられた．（齋藤真理子 ほか: 皮膚臨床 54: 718-20, 2012）

コメント　Hailey-Hailey病はきわめて稀な遺伝性疾患ですが，慢性に経過している陰部の皮疹は生検する，と決めておけば病理で診断できます．なお，遺伝性疾患は必ず新生児から乳幼児期に発症するとは限りません．

④ [高齢発症のダリエー病]

84歳，男性．約10年前より背部に丘疹が出現し，全身に拡大してきた．**脂漏部位**を中心に**瘙痒を伴う角化性丘疹**を認めた．（大谷綾子 ほか: 皮膚臨床 55: 1087-90, 2013）

コメント　ダリエー病：細胞内のカルシウムポンプをコードする*ATP2A2*遺伝子の変異が原因です．片側性例があります．頸部，乳房下，腋や鼠径（脂漏部位）に数mm大までの角化性丘疹が多発集簇し，**夏場などには汗で浸軟化し，悪臭を伴います**．二次性のカンジダ感染を伴うことがあるのでカンジダがいても治療後の状態を確認する必要があります．

⑤［初診時にTENと診断された成人ブドウ球菌性熱傷症候群（SSSS）］

膝に疼痛を伴う腫脹が出現し，その1週間後に頸部に皮疹が出現し，翌日には全身に拡大し，びらんを伴うようになった．38.5℃の発熱と間擦部を中心にびらんを伴う紅斑を認め，Nikolsky現象を伴っていた．粘膜疹はなかった．（永田尚子ほか: 皮膚病診療 32: 1319-22, 2010）

⑥［夏季のみに皮疹が汎発する角層下膿疱症］

48歳，女性．約20年前より7月～10月の夏季に鼠径部に紅斑，膿疱を伴う皮疹が汎発し，冬季には軽快するということをくり返してきた．脂漏性皮膚炎として治療されていた．（佐藤雅道ほか: 皮膚臨床 52: 409-12, 2010）

まとめ

陰部や皮膚が擦れ合う部位の皮疹（間擦疹）で重要な疾患を見逃さないポイント

・まず真菌検査，真菌陰性でステロイド外用薬による治療を開始して1カ月経っても治らなければ生検する．
・高齢者……乳房外Paget病
・腋の下や鼠径部に突然始まったピリピリする紅斑
……SSSS，溶連菌感染症，AGEP，水銀皮膚炎
・乳幼児の鼻や口の周り（放射状のしわ），肛門周囲（急性）＋不機嫌……SSSS
・乳幼児の鼻や口の周り，肛門周囲（慢性）……亜鉛欠乏症，ビオチン欠乏症
・乳幼児＋食物アレルギー＋調整乳……ビオチン欠乏症
・若い女性＋発熱＋咽頭痛＋陰部潰瘍……急性陰門潰瘍
・重症陰部潰瘍，重症ヘルペス……HIV感染症
・間擦部（腋，股）の難治性のびらん……Hailey-Hailey病
・上記＋手掌の点状角化，小陥凹……ダリエー病

19 肛門がかゆい お尻がただれた

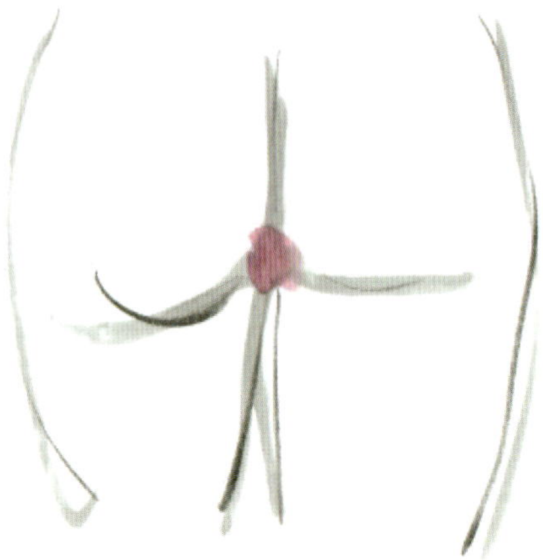

図 1

エピソード　4 歳，女児．肛門を手でいじる．肛門周囲に 4 cm 大の鮮紅色紅斑がある．ほかに所見はない．ひりひりと痛い．

Question

Q1	肛門周囲の皮疹で注意すべき疾患は？
Q2	よくある疾患は？

Dr.Uhara's Advice

図 1 の病歴からは，溶連菌感染症を疑います．

Answer

A1 肛門周囲の皮疹で注意すべき疾患は？

乳児では亜鉛やビオチン欠乏症，幼児では溶連菌感染症，高齢者では乳房外 Paget 病や肛門管がんです．

A2 よくある疾患は？

カンジダ，おむつかぶれ，過洗浄による粘膜の傷などが多いと思います．

診断に至るラダー

Q「肛門がかゆい，あるいはかゆい皮疹がある場合には，どのような点に注意しますか？」

A「年齢がポイントになります．乳幼児では排便後の処置方法の誤りやごく稀に栄養障害，高齢者ではやはり便のふき取り時の外傷，排尿排便後の過洗浄などが多いと思います」

Q「排便後の処置の指導と治療について教えて下さい」

A「細かい傷に真水がしみて，それが痛がゆさの原因になっていることがあります．そこで，ふき取りや洗浄について指導し，ワセリンや弱めのステロイド薬外用を短期間（1 ～ 2週間）行うことで，改善することがあります」

Q「図1の症例はどのように解釈しますか？」

A「図 1のキーワードは“幼児の肛門の痛い紅斑”です．痛みは溶連菌感染の特徴です．迅速キットで診断します」

解説

見逃してはいけない疾患

見逃してはいけない疾患は乳児では亜鉛やビオチン欠乏症，幼小児では溶連菌感染症，高齢者では乳房外 Paget 病や肛門管がんの皮膚への這いだしです．

1 乳児：亜鉛・ビオチン欠乏症

乳児の亜鉛やビオチン欠乏症は眼，鼻，口，肛門などの開口部周囲のびらんや頰，顎，臀部などの擦れる部位の乾癬様皮疹（落屑や角化を伴う境界明瞭な紅斑や少し盛り上がった局面）として認められます（**図 2**，→ p.22，179 も参照）．

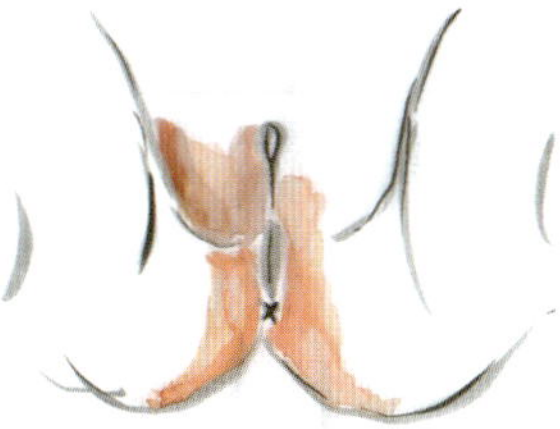

図 2　亜鉛欠乏症
陰部の地図状の皮疹，乾癬様皮疹．

生まれつき亜鉛の吸収ができない場合と，低亜鉛母乳によって生後しばらくしてから出現する場合があります．

2 幼小児：溶連菌感染症

溶連菌感染症は家族内感染をおこすことがあるので，迅速診断キットを用います．肛門周囲に溶連菌の感染があるときは，亀頭や陰門にも感染があることがありますので，同部もチェックします．

3 高齢者：皮膚がん

高齢者ではがんの鑑別が重要です．乳房外 Paget 病や肛門管がんです．

カンジダ症（**図 3**）や白癬，オムツかぶれと鑑別を要しますが，その鑑別点は 1 ～ 2 カ月間形の変わらない皮膚炎です（**図 4** → p.177 も参照）．病巣周囲や病巣内に黒色や褐色斑，白斑を伴うことがあり，メラノーマと似た所見をとることがあります．

また肛門管がんや膣がんが皮膚側へ這い出している場合があります．

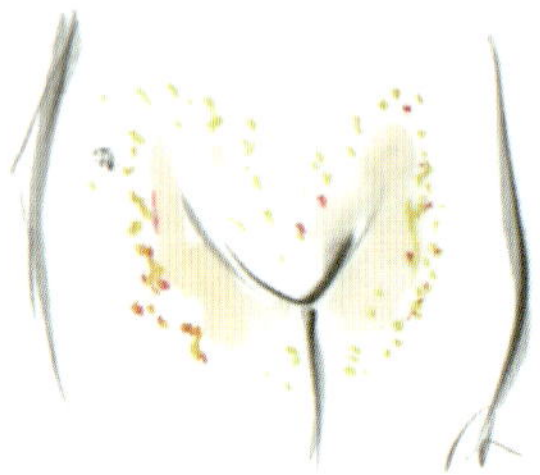

図３ カンジダ症
オブラートのようなうす皮や周囲に点状の皮疹がみえる.

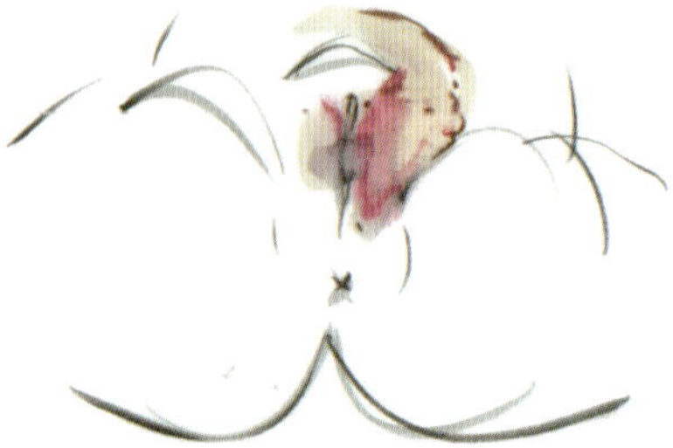

図４ 乳房外 Paget 病
高齢者の同一部位に持続するじくじくした湿疹様の病変が特徴.

よくある疾患と肛門周囲の傷の対応

肛門周囲がかゆい，痛がゆい，と訴えて受診される患者さんは少なくありません．多くは診察しても皮疹はないか，掻破による傷が少しあるだけという場合が多いと思います．肛門部は粘膜と皮膚の移行部であり，水（粘膜は強い）にも乾燥（皮膚は強い）にも中途半端に弱い部位です．また女性では性ホルモンの減少による粘膜の萎縮も背景にあるかもしれません．したがって過洗浄（洗浄機能付き便座や石鹸），刺激（紙による便のふき取り）などにより細かい傷ができて，それがしみて，かゆみや痛みが発生するのではないかと思います．

1 皮膚炎がない場合

トイレットペーパーでごしごし擦るより肛門洗浄のほうが皮膚粘膜に対して優しいため，短時間の洗浄を勧めます．洗浄後の水のふき取りも横方向に擦らず，押さえるようにして水気を取ってもらうようにします．

2 皮膚炎がある場合

皮膚炎がある場合は１～２週間のステロイド外用が有効です．外用によって症状が落ち着いたら，ワセリンによる保護を続けます．入浴時に体を擦る布と石鹸の使用を禁止します．肛門周囲の皮膚に鱗屑や落屑やべとべと感があってもそれを除去しないように指導します．

① [迅速検査法で診断した肛囲溶連菌性皮膚炎]

2年間に診断した肛囲溶連菌性皮膚炎6症例の報告．年齢は1～5歳，平均3歳，主訴は全例肛門周囲の痛みやかゆみで，2例は他疾患の加療中に発見された．肛門周囲に境界鮮明な紅斑がみられ，2例はびらんを伴っていた．この部位の溶連菌迅速検査が陽性であった．肛門周囲以外に陰茎の裏面や鼻腔入口部に皮疹を伴う症例が各1例あり，同部位の溶連菌迅速検査も陽性だった．全例，発熱等の全身症状はなく，咽喉も異常はなかった．全例，抗菌薬で速やかに改善した．感染源は6名とも不明であるが，患児発症後に2名の母親が溶連菌性咽頭扁桃炎に罹患した．3カ月の間に4名が集中しており，2名ずつ住居も近くであった．（植村幹二郎 ほか: 外来小児 10: 309-11, 2007）

コメント 2年間に6例ということはそれほど珍しい疾患ではないかもしれません．2つの重要なポイントを含む貴重な報告です．1つ目は乳幼児の肛門周囲の紅斑は溶連菌迅速検査が有効であるということです．2つ目は溶連菌感染症はさまざまな臨床症状をとって家族内発生するということです．家族を守るためにも乳幼児の（とくに痛がる）肛門周囲の紅斑を見たら溶連菌迅検査は必須かもしれません．

② [肛門管腺癌]

64歳，男性．肛門部の瘙痒で近医受診し，肛門周囲Paget病と診断された．局所，腫瘍辺縁部皮膚生検（mapping biopsy）にて，癌細胞の小胞巣を認め，肛門管癌とそれに伴って発生した上皮内へのPagetoid spreadと診断した．（池永雅一ほか: 日外科系連会誌 32: 74-7, 2007）

コメント 陰部のびらん，紅斑，色素斑，脱色素斑で1～2カ月以上辺縁の形が変わらない場合は生検が必須です（皮膚科専門医であっても眼で判断しないことが皮膚がんの早期発見につながります．経過が大切です．「治らない皮膚炎は生検する」です）．さらに膣や肛門に接している場合は，粘膜部は肉眼的に異常がなくても膣内と肛門の生検を数カ所ずつ行います．

③ [蟯虫症]

4歳，女児．2年間にわたり蟯虫症の再発をくり返したため，本院を受診した．家族内感染を疑って，当初家族全員にパモ酸ピランテル（以下PP）・10 mg/kg（成人500 mg）を1回同時に投与したが，再発した．そのため家族全員に蟯虫卵検査を行い，陽性であった母，姉，本人にPPを2週間間隔で同量を計3回投与したところ，その後の再発は認められなかった．今回の経験から，再発をくり返す蟯虫症では家族全員の検査を行い，陽性者には場合によって3回投与法を行う必要があると考えられた．（三浦琢磨 ほか: 小児臨 60: 145-7, 2007）

コメント 本邦における感染者の年齢別特徴は，4～6歳の児童とその親の世代（25～35歳）の2つのピークがあるそうです．

まとめ

肛門周囲の皮膚炎をみたときのポイント

- 幼児の肛門周囲の皮膚炎，痛がる……溶連菌感染症
- 高齢者の肛門周囲の皮膚炎，外用開始後1～2カ月たっても治らない
  ……乳房外Paget病，肛門管がん
- 肛門周囲の浸軟化，イボ状，びらん，悪臭……扁平コンジローマ（梅毒）
- 男性＋肛門周囲＋イボ……尖圭コンジローマ（10～20%でHIV陽性）
- 肛門周囲のイボ……クローン病
- 女児，肛門の突起……肛門垂
- 肛門周囲潰瘍，白斑，好中球減少，貧血……Chédiac-Higashi症候群
- 肛門周囲の深い潰瘍……ヘルペス（HIVも疑う），サイトメガロウイルス，痔ろう

20 固くてかゆいしこりがたくさんできた

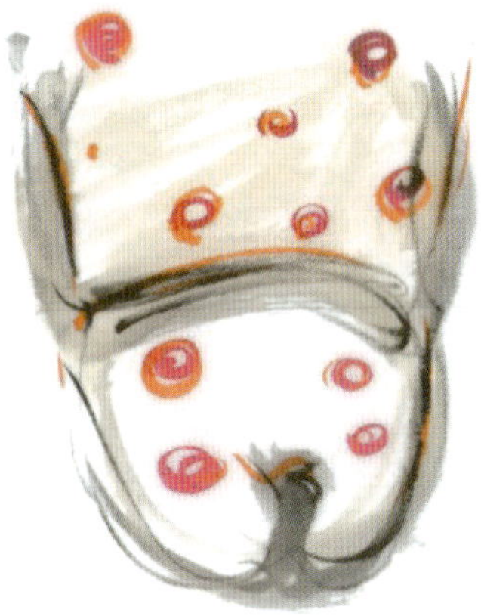

図 1

エピソード　60 歳，男性．直径数 mm 大の固くてかゆいしこりが全身にたくさんできてきた．陰嚢と陰茎（**図 1**）にもあって，非常にかゆい．

Question

Q1	見逃してはいけない疾患は？
Q2	鑑別のためのポイントは？

Dr.Uhara's Advice

図１の病歴は疥癬をイメージしました．

Answer

A1 **見逃してはいけない疾患は？**

疥癬です．

A2 **鑑別のためのポイントは？**

1）家族歴（同じ症状の方がいないか．家人にデイサービスなどを利用している方がいないか？最近退院してきた方はいないか？）
2）陰嚢，陰茎，亀頭や指間に皮疹はないか？
3）ペットに皮膚炎や脱毛はないか？
4）ペット（犬や猫）は高齢あるいは病気で弱っていないか？（寄生虫が付きやすくなる）

診断に至るラダー

Q「全身に，数mm大までの非常にかゆくて固いしこりがたくさんできている患者さんは，どのように診断したらよいでしょうか」

A「固いイボ状の丘疹が多発しているときは結節性痒疹，腹部などを中心に地図状の膨疹状で鮮紅色の紅斑については多形慢性痒疹と診断することが多いと思います．どちらも原因不明で難治なことが多く，多くの皮膚科医が治療に苦労している疾患です」

Q「何から除外していけばよいですか？」

A「まず最初に行う除外診断は虫関連疾患です．上記Answer2に記載した内容が診断のポイントになります．とくに疥癬はステロイド外用を行うと，点状状態を失って皮脂欠乏性皮膚炎や類天疱瘡のような緊満性水疱を呈したりして診断がむずかしくなります．また，耳，臍，指の間の痂皮や鱗屑も疥癬を疑う所見です」

Q「図1の病歴からは何を考えますか？」

A「図１では，中高年の男性の陰茎や亀頭に数mm程度までのかゆい皮疹が多発しており，疥癬に特徴的な所見です（他の全身性の瘙痒性疾患で，亀頭にまで皮疹が及ぶ疾患はきわめて稀です）．

解説

見逃してはいけない疾患

1 疥癬

急に強いかゆみを伴う数 mm 大の固い丘疹が多発してきたときに，まず鑑別すべき疾患は疥癬です．男性で陰嚢や陰茎や亀頭にも数 mm の丘疹が多発していれば疥癬の疑いが高くなります．とくに陰茎や亀頭に数 mm 大のかゆい結節が多発しているときには疥癬以外の疾患は考えにくいと思います．

疥癬はヒゼンダニの寄生により発生する感染症です．もともとは性行為感染症として，中年男性に多い疾患でしたが，現在では患者の多くが介護が必要な高齢者の疾患となっています．

疥癬を疑う典型的な症状は数 mm 大のかゆみを伴う紅斑や丘疹の点在です．しかし，疥癬の臨床症状は多彩であり，水疱性類天疱瘡（緊満性水疱），皮脂欠乏性皮膚炎（乾燥と鱗屑），多形滲出性紅斑に似た所見を取ることもあります．家族内感染によって乳幼児にうつると，掌蹠の膿疱や水疱として認められることもあります．疑って KOH 検査をしないとわかりません．難治性のかゆい皮疹については面倒くさがらずに検査にひと手間かけることが大切です．

2 水痘

かゆい皮疹が急にできてきた時に見逃してはいけないのは，水痘です．出始めで数が少ない時は診断がむずかしいです．もし髪の毛の中や口腔内，とくに口蓋部に皮疹があれば水痘の可能性が高くなります．またダーモスコピーがあれば水疱の中心に小さい出血点が認められます．

3 HIV 感染症，梅毒

HIV 感染症（好酸球性膿疱性毛包炎）や梅毒（2 期疹）も，全身に急性の点状の皮疹が生じることがあります．

その他の疾患

1 虫刺性皮膚炎

次に鑑別すべき疾患は，ダニなどによる虫刺性皮膚炎です．イエダニやペットに寄生した虫類（イヌ疥癬）などを疑います．体力のない高齢のペットはダニが寄生しやすくなります．ペットに脱毛やフケがないか聴取します．

2 糖尿病性腎症に伴う perforating disorder

真皮内の傷んだ線維を外に排出しようとする現象です．数 mm 大のしこりの中央に痂皮がつまったような皮疹が多発します．非常にかゆいです．

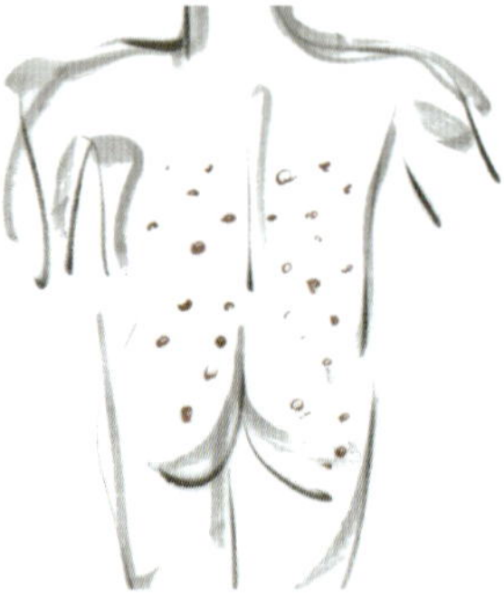

図２　糖尿病に伴う perforating disorder.

3 薬疹

薬疹で強いかゆみを伴うことは比較的稀です．よくあるのは降圧剤や高尿酸血症の治療薬です．

4 その他

その他，全身に痒疹様皮疹を呈した疾患としては内臓がんに伴うもの，天疱瘡，類天疱瘡，ダイエットに伴うもの（高ケトン血症：色素性痒疹），IgG4 関連疾患，甲状腺疾患，金属アレルギーなどがあります（「**病歴紹介**」参照）．

① [疥癬]

生後２カ月の男児．近医で乳児湿疹として外用で治療されたが全身に拡大した．機嫌が悪く，哺乳不良による低体重に加え右上肢が腫脹したため紹介された．全身に膿疱と鱗屑を伴う紅色丘疹が多発し，手掌には角化が認められた．出生後に滞在していた実家の祖母が角化型疥癬の治療中であることが判明した．（青木馨代 ほか: 皮膚臨床 55: 410-1, 2013）

コメント　家族歴が重要です．また膿疱は必ず KOH 検査が必要です．

② [タヌキから感染した飼いイヌとの接触により発症した動物疥癬]

67 歳男性と 65 歳女性の夫婦．体幹, 大腿部に瘙痒の強い丘疹が多数みられた．飼いイヌに脱毛と痂皮があり，イヌ疥癬と診断されていた．イヌの飼育場所で脱毛のあるタヌキに餌やりをしていた．（松尾典子 ほか: 臨皮 69: 431-4, 2015）

コメント　ペットの年齢と健康状態と脱毛の有無を聞きます．

③ [コロモジラミ症]

57 歳, 男性. 路上生活者. 1 カ月ほど前から全身の瘙痒感を自覚していた. 体幹・四肢皮疹から虫体や虫卵は検出できなかった．クロタミトン外用と塩酸ヒドロキシジンの内服を行ったが改善せず，4 回目の来院時に衣類からコロモジラミが発見された．（斎藤万寿吉 ほか: 臨皮 58: 340-2, 2004）

コメント　国内では近年発生はありませんが，コロモジラミは発疹チフス（リケッチア症）を媒介します．路上生活者のかゆい皮疹については衣類のチェックも必要ということです．

④ [結節性類天疱瘡]

81 歳，男性．4 カ月前より全身の瘙痒を伴う皮疹が出現した．結節性痒疹を考え抗アレルギー薬内服，ステロイド外用で加療したが改善しなかった．抗 BP230 抗体陽性，抗 BP180 抗体陰性だった．（土井春樹 ほか: 皮膚臨床 56: 2099-102, 2014）

コメント 難治性の結節性痒疹はまず家族歴，ペット歴，糖尿病や透析歴，次にKOH検査，それでもわからなければ，自己免疫性水疱症の血清診断，生検という順番で検査を行うとよいかもしれません．

⑤［Basedow病の治療により軽快した慢性痒疹］

39歳，女性．3カ月前から体幹・上肢にかゆみの強い紅色丘疹が出現した．1年前に仕事を辞めてから時々うつ症状になることや，動悸，四肢の震え，多汗があり，1年間で体重が15 kg減少していた．（大原香子 ほか: 皮膚臨床 56: 1286-7, 2014）

コメント 倦怠感，体重減少，下痢などがあればHIV検査も必須です．

⑥［血糖コントロールにより速やかに軽快した慢性痒疹］

45歳，女性．糖尿病．主訴：顔面を除く全身のかゆみの強い紅色丘疹．減量に伴い皮疹は軽快した．（大原香子 ほか: 皮膚臨床 56: 128-9, 2014）

⑦［後天性免疫不全症候群］

50歳代，女性．口腔カンジダをくり返していた．皮膚のかゆい皮疹で受診し，結節性痒疹の診断で抗真菌薬の内服やステロイドの外用などを行ったが軽快しなかった．2カ月後には倦怠感が増悪し，耐えられないほどの全身の瘙痒が生じた．HIV抗体陽性で，ニューモシスチス肺炎を合併していた．（鷲尾 健 ほか: 皮膚臨床 55: 1447-51, 2013）

⑧［後天性反応性穿孔性膠原線維症（acquired reactive perforating collagenosis）］

45歳，男性．2型糖尿病．上肢を虫に刺された後に全身に皮疹が出現した．クレーター状にくぼんだ中心窩に角栓を伴う丘疹や結節を全身に認めた．病理組織学的に膠原線維の経表皮排泄像がみられた．（穀内康人 ほか: 皮膚の科学 11: 294-9, 2012）

コメント 岸田らによれば本邦報告例63例中52例（82%）に糖尿病が合併していたそうです．（岸田功典 ほか：皮膚病診療 33: 1263-6, 2011）

⑨［痒疹反応を伴った全身型クロムアレルギー］

痒疹反応と考えられる丘疹が播種状にみられた．クロムがパッチテスト陽性であり，パッチテスト後やクロム内服誘発試験後に皮膚症状が再燃した．クロムの摂取源は主に金属義歯と考えられた．（芝間さやか ほか: 皮膚病診療 33: 1251-4, 2011）

コメント 難治性の痒疹では金属パッチテストが必要ですね．金属アレルギーの原因の上位を占める Ni と Cr は豆類に多く含まれています．

⑩［歯科病巣感染］

初診の 1 カ月前よりほぼ全身に亜急性痒疹が出現し，ステロイド外用薬に反応しなかった．数本の臼歯に根尖病巣があり，歯科治療により皮膚症状が軽快し，再燃はみられなかった．（西澤 綾 ほか: 皮膚病診療 33: 1219-22, 2011）

⑪［papular mycosis fungoides］

60 歳，女性．7 カ月前より全身に紅色～暗紅色の無症候性丘疹が出現し，結節性痒疹としてステロイド外用を行ったが改善しなかった．皮膚生検で診断した．（千代丸康治 ほか: 皮膚臨床 49: 973-5, 2007）

⑫［脾臓の B 細胞リンパ腫に合併した痒疹］

75 歳, 女性. 2 年ほど前から体幹・四肢に強いかゆみのある皮疹がくり返し出現し，近医でステロイド軟膏外用と抗ヒスタミン薬内服で治療されたが軽快しなかった．CT で脾臓内に径 12 cm の腫瘍を認め，術後にかゆみと皮疹は消失した．（寺木祐一 ほか: 皮膚臨床 47: 1908-9, 2005）

⑬［HIV と関連した好酸球性膿疱性毛包炎)］

35 歳，男性．顔面，頸，胸壁，上背部にかゆみの強い毛包一致性の紅斑性丘疹が散在していた．当初，発疹は局所，経口治療に反応していたが除々に治療に反応しなくなり，痒疹様の結節となった．（Misago N et al: J Dermatol 25: 178-84, 1998）

⑭［疥癬］

30 歳代，男性．ニューモシスチス肺炎治療後の AIDS 患者で，抗レトロウイルス療法を開始したところ，顔面，前腕部に伴う毛嚢炎様皮疹が出現し，強いかゆみのため不眠になった．また，原因不明の好酸球増多を認めた．鏡検で多数のヒゼンダニ成虫と虫卵を認めた．（笠松 悠 ほか: Clin Parasitol 25: 68-70, 2014）

コメント ⑬の好酸球性膿疱性毛包炎とまちがえるかもしれません．

まとめ

難治性のかゆみの強い固い丘疹（結節性痒疹）をみたら

1）陰嚢陰茎亀頭の痒疹，指の間に落屑痂皮，手掌に水疱，膿疱……疥癬
2）要介護の高齢者，毛の抜けたペットとの同居……疥癬
3）路上生活者：疥癬，コロモジラミ（服も観察する）
4）糖尿病，糖尿病性腎症＋皮疹の中央がクレーター状になっていて痂皮が詰まっている……perforating disorder：要生検
5）金属アレルギー，歯周炎……歯科関連：必要に応じてパッチテスト
6）中高年＋毛に一致した毛嚢炎＋（口腔内カンジダ）……HIV 検査
7）かゆみがない：悪性リンパ腫……生検
8）原因不明……内臓がんのスクリーニング

21 上腕に痛いしこりがある

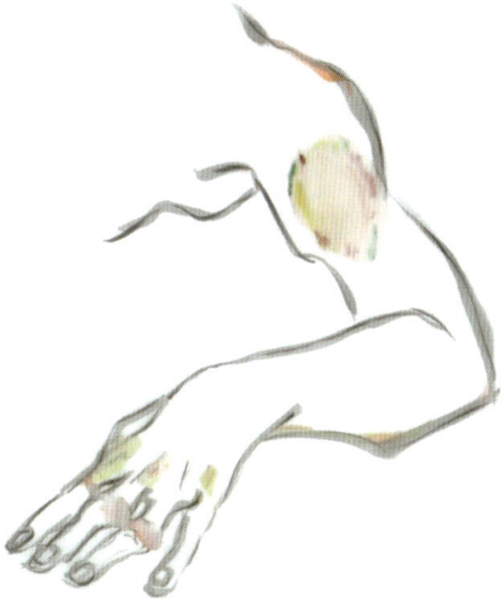

図 1

エピソード

30 歳，女性．半年前より上腕に痛みを伴うしこりができた．いったん軽快したが再発し，5 cm 大の板状の皮下硬結になった．皮膚表面は淡い紅斑で圧痛がある．

Question

Q1	痛みを伴うしこりで見逃してはいけない疾患は？
Q2	よくある疾患は？
Q3	注意すべきポイントは？

Dr.Uhara's Advice

図1の病歴は深在性エリテマトーデスか，脂肪組織の悪性リンパ腫をイメージしました．

Answer

A1 **痛みを伴うしこりで見逃してはいけない疾患は？**

悪性リンパ腫と深在性エリテマトーデス，深部臓器からの炎症の波及です．

A2 **よくある疾患は？**

感染をおこした粉瘤や痛みを発する小型の良性腫瘍と表在性リンパ節と結節性筋膜炎です．

下腿に集中して圧痛のある皮下のしこりがあれば，結節性紅斑です（→ p.283 参照）．

A3 **注意すべきポイントは？**

注意すべきは境界明瞭でくりくりした球形の腫瘍性のしこりよりも，むしろ横方向に板状に広がった1～2カ月以上持続している皮下の浸潤です．また，中央の皮膚がへこんできたような場合も注意が必要です．

診断に至るラダー

Q「下肢以外の場所に痛いしこりができたときの診断のポイントはなんですか？」

A「症状が発症してからの期間です．急性発症で赤みと熱感と痛みがあれば多くは癤，化膿性粉瘤，丹毒，蜂窩織炎などの感染症です．丹毒と蜂窩織炎を疑ったら，バイタル，単純X線（ガス像と皮下の病変と異物のチェック），血液検査（CKとCRP）を行います．通常であれば治療によって1週以内に軽快していくと思います」

Q「もし経過が慢性の場合には，何を考えますか？」

A「もし1～2カ月以上続いている場合は，悪性リンパ腫と深在性エリテマトーデスの鑑別が必須です．両者とも血液検査や画像検査（PET/CTを除く）は診断に役立たないため，生検が必須となります．図1の症例がそうです」

解説

絶対に見逃してはいけない疾患

皮下のしこりで見逃してはいけないのは，悪性リンパ腫（とくに皮下脂肪織を首座とするタイプ）と深在性エリテマトーデスです．両疾患ともに早期は皮膚症状以外にはとくに臨床症状はなく，血清学的な異常も普通は検出できないので，皮膚生検が必要です．

生検の際は，通常のホルマリン固定のほかに，リンパ腫の遺伝子診断のための凍結検体と組織培養用の新鮮組織を取り分けておく必要があります．自信がなければ，最初から専門機関を紹介したほうがよいと思います．

メモ

「痛いしこり＋板状＋１カ月以上持続＋/－多発」の場合は基本的に**生検**する．

◆注意すべき他の症状やポイント

年齢（10歳代〜30歳代），性別（女性），局所の炎症症状（発熱など）が乏しい．

◆まず行う検査

皮膚生検．

◆ポイント

皮下に圧痛を伴うしこりを触れるが，突然始まった感じはなく，なんとなく気づいて少しずつ大きくなってきた，あるいは良くなったり悪くなったりしている，全身症状はない，というような病歴で，皮下脂肪に球形から板状のしこりを触れる場合に考える疾患は，まず，深在性ループスエリテマトーデスと悪性リンパ腫です．

リンパ腫では，皮下脂肪織炎様T細胞性リンパ腫，MTX関連のB細胞やNK/T（EBV関連），成人T細胞性白血病などが鑑別にあがります．初期は生検組織像でも鑑別がむずかしいことがありますので，1回で診断できなくても期間をおいてくり返し生検を行う必要があります．

また，これらの疾患を疑っている場合に発熱が出現した場合は，T細胞性リンパ腫では赤血球貪食症候群，深在性エリテマトーデスでは全身型エリテマトーデス（他の臓器障害）への発展の可能性があります．熱が出たらすぐに連絡するように伝えます．

鑑別のポイント

1 しこりは動くか？

頬，下顎，頸部，下腹部などに強い炎症を伴った硬結を触れ，下床と癒着して動かない場合は，深部に存在する何らかの病巣が皮下に波及している可能性を考えます（図2）．

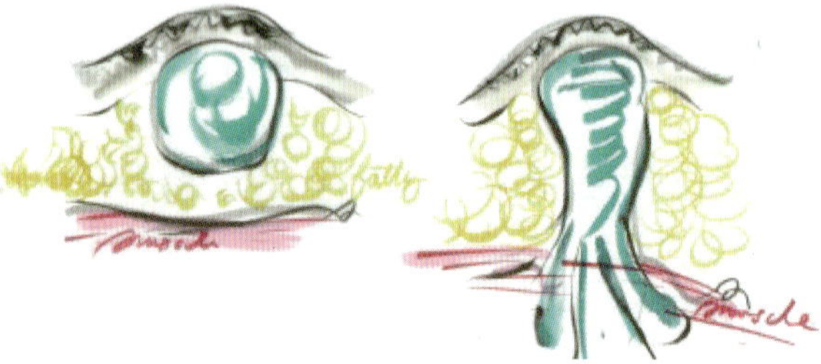

図2　皮下のしこりは必ず左右に動かして下床（筋肉）との癒着の具合をみる。動きが悪ければ深部に何かがある。

部位	深部に存在する疾患
・顔から鎖骨まで	副鼻腔炎（前頭部や頬の腫れ），外歯瘻（歯根部の化膿：鼻の横や下顎），上顎がん（頬），耳瘻孔（耳の前），正中 / 側頸嚢胞（頸部）
・体幹	臍腸管あるいは尿膜管遺残（臍周囲の炎症，臍からの排膿や排液），腸腰筋膿瘍（下腹部から腰部），痔ろう（臀部）
・足背から趾にかけて	骨髄炎（単純 X 線や CT ではわかりにくいので MRI が必要です）など

また，手術歴がある場合は，美容形成で注射した異物，骨折に対する金属プレートに対する反応で腫れている場合があります．

一方で，消化器系の手術後の方で手術瘢痕部の炎症や腫脹をくり返す場合は，内臓（腸など）から皮下に交通（瘻孔）ができている可能性も考えます．CT の撮像や関連科への紹介が必要になります．

歯性の場合は，放線菌などの特殊な病原体の感染症の可能性もあります．高齢化により残歯による顔面皮下組織の感染症は増えてきています．

2 痛みを伴う単発のしこり

◆1．良性腫瘍

炎症がなく腫瘍性を疑う球形のしこりで，痛みを伴う病変のほとんどが良性腫瘍です．

例えば血管脂肪腫（皮下に多発する痛いしこり），平滑筋腫，グロムス腫瘍，汗腺の腫瘍（spiradenoma など），末梢神経の腫瘍，顆粒細胞腫，異所性の子宮内膜症（帝王切開をしたことがある女性の腹部にできます）などがあります．

皮膚のしこりとしてもっとも頻度が高いのは粉瘤ですが，細菌感染などが起きなければ赤みや痛みはありません．

◆2．表在リンパ節

意外と受診されることが多いのは表在リンパ節です．1～2週間以内に気づいた痛みのあるリンパ節のほとんどが，所属領域に存在する感染症か湿疹による反応性のリンパ節腫脹です．

頭頸部のリンパ節が腫れて痛い場合は，頭皮の湿疹，歯の疾患，口唇や口腔のヘルペスなどが多いと思います．

◆3．結節性筋膜炎

結節性筋膜炎は1～2週間の経過で完成してくる痛みを伴う拇指頭大のしこりです．若い人の前額，肩，前腕の皮下に好発します．ぶつけた記憶のある患者さんはまずいませんが，皮下出血に対する間葉系細胞の反応性増殖を示す疾患です．生検すると異形な線維芽細胞が増えていて肉腫との鑑別が問題になることがあります．

◆4．モンドール病

胸にできる索状（線）状の皮下硬結です．局所的なリンパ管炎もしくは静脈炎です．

3 痛みを伴わない単発のしこり

◆リンパ腫，がんの転移，結核

一方，痛みを伴わず，サイズが3 cm 以上の（硬い）リンパ節は，リンパ腫やがんの転移，稀に結核などの感染症を疑う必要があります．

触診すると皮下脂肪織内のしこりで，被覆皮膚とは可動性がありますが，下床（筋膜）とは癒着していることが多いです．

4 痛みを伴わない多発性のしこり

痛みを伴わない多発性の皮下結節については，

・1年以上の経過があり，充実性なら**脂肪腫**（飲酒量の多い方），

・嚢腫の感触があれば，**多発性毛包腺腫症**（良性），

・1～2週間以内に急速に増加してきた場合は，**悪性リンパ腫**

を疑います．

そのほかの疾患

・電気メス使用時の漏電による電撃症（術後翌日に臀部皮膚の火焔様紅斑とそれよりも広い範囲の皮下にしこりを触れます．術中に消毒液などが体の下にたまっていることなどが漏電の原因になります）

・冠動脈造影後の放射線障害（背部や上腕の紅斑としこり）

・抗がん剤の漏出（注射部位だけではなく，動注部位に側副血管があった場合などはその領域に皮下硬結として始まり，潰瘍化します．肝動注のときの上腹部や，婦人科では臀部から陰部に発症します）．

・深部臓器からの炎症の波及（腸腰筋膿瘍による下腹部から鼠径の炎症を伴う板状硬結など）．

・サルコイドーシス，皮下型の環状肉芽腫などのいわゆる肉芽腫症（通常痛みは少ない）

・石灰沈着：仙骨部などの外力で皮下に壊死ができやすいような部分に板状の沈着を示すことがあります．

① [Subcutaneous panniculitis-like T-cell lymphoma]

34歳，男性．発熱と四肢の**筋肉痛**を訴えて受診した．四肢，体幹に**圧痛**を伴う紅色結節と浸潤を触れる紅斑が再発をくり返した．血清可溶性IL-2受容体，フェリチン高値，PETでは全身皮下の多発性の結節状集積を認めた．生検組織はlobular panniculitisで，脂肪織周囲に組織球，異型リンパ球が浸潤し，胞体に核破片のある組織球も散見された．（清島真理子 ほか: 西日皮膚 69: 620-3, 2007）

コメント 出没をくり返すうちに持続性の硬結になったという病歴からは．悪性リンパ腫や膠原病を疑います．

② [深在性エリテマトーデス]

47歳，女性．1年6カ月前から左上頬部に紅斑，腫脹が出現し，病理組織検査では真皮内のリンパ球浸潤を認め，他院にてプレドニゾロン5 mg/日の投与を受けていた．1年前より紅斑および腫脹が悪化し，左眼周囲の腫脹により開眼が困難になり，左右頬部に圧痛を伴う腫脹，熱感および紅斑を認めるようになった．頬部紅斑からの皮膚生検にて小葉性脂肪織炎および皮膚付属器周囲にリンパ球，形質細胞の結節状浸潤を認めた．（林雄二郎 ほか: 臨皮 64: 845-8, 2010）

コメント 早く治療しないと瘢痕化し，永久的に皮膚の陥凹が残ってしまいます．若い女性に多い疾患であり，顔面に発症した場合は美容的に大きな問題となります．表皮や真皮浅層に所見があまりなく，真皮深層から皮下脂肪にリンパ球と形質細胞からなる細胞浸潤を認める場合は，その程度に関わらず，深在性エリテマトーデス，悪性リンパ腫，固形がんの辺縁（腫瘍の外側を生検してしまうと炎症性細胞浸潤の所見しか得られないことがあります）の3つは必ず鑑別しなければいけません．

③ [Lupus erythematosus tumidus]

41歳，女性．17歳時より分類基準を満たさない膠原病として治療されていた．以前より，露光部及び背部に皮疹の出没をくり返していた．当科受診の3カ月前より顔面，胸背部，上肢に紅斑が出現し拡大した．当科受診時に，同部位に，圧痛を伴う，表面平滑な浮腫性の散在性紅斑と網状紅色局面を認めた．抗核抗体は320倍だった．組織学的に，表皮真皮境界部への炎症性細胞浸潤を認めず，真皮全層のムチンの沈着，血管，附属器周囲の密な細胞浸潤を認めた．（石橋正史 ほか: 日皮会誌 117: 1161-7, 2007）

コメント

真皮の深いところまで血管や附属器周囲に密なリンパ球浸潤を認めた場合（さらにムチン沈着がある場合はほぼ）は必ずSLEとその類縁疾患を疑う必要があります．表皮真皮境界部に液状変性があれば文句ないのですが，ない場合があります．

④［発熱と浸潤性紅斑をくり返し生じたシェーグレン症候群］

20歳，女性．39～40℃台の発熱，嘔吐，腹痛，関節痛を主訴に近医でウイルス性腸炎と診断されたが，頸部から上胸部にかけて紅色皮疹が全身に拡大してきたため受診した．前額部および両側頬部，軀幹，四肢に**圧痛を伴う浸潤の強い紅斑**が多発し，下腿伸側では**点状出血**を伴っていた．好中球の増加，LDH，CRP，γ-グロブリンの上昇を認め，抗核抗体，抗SS-A抗体，抗SS-B抗体陽性だった．（江内田智子 ほか: 臨皮 57: 890-2, 2003）

コメント

高熱，嘔吐，腹痛，関節痛から最初にシェーグレン症候群を疑うのはむずかしいですね．急性期は感染症を疑うと思います．下腿の点状出血は浸潤を触れれば血管炎を，浸潤がなく凝固系に異常がなければ高γ-グロブリン血症を鑑別に入れます．若い女性の皮疹＋高γ-グロブリン血症で，まず鑑別すべきはシェーグレン症候群です．

⑤［回帰性リウマチ］

20歳，女性．11年前より1カ月に1回ほどの頻度で**有痛性の皮疹が足底**に出現し，市販の消炎鎮痛薬にて1週間程度で改善していたが，5年前から肘，膝，手指の関節の腫脹と疼痛を伴うようになった．関節変形，皮下結節はなかったが，圧痛を伴う紅斑が踵や足趾に認められた．病理組織学的には血管炎はなく，真皮に血管周囲性のリンパ球主体の細胞浸潤を認めた．（嶋田聖子 ほか: 皮膚病診療 25: 29-32, 2003）

コメント

回帰性リウマチは出没をくり返す関節炎に皮疹を伴う疾患で，自然に治る場合と関節リウマチに移行する場合とがあります．皮膚科的には掌蹠に圧痛のある丸い紅斑が出没することがあります．手足にくり返す痛みを伴う丸い紅斑を見た時に鑑別の1つに入れます．なお，手掌足底に2～3cm大までの痛みを伴う紅斑が複数出る疾患はきわめて稀です．思いつくのは凍瘡，膠原病（シェーグレン症候群やSLE），Sweet病，回帰性リウマチ，固定薬疹ぐらいでしょうか．

⑥［皮膚瘻孔を伴った難治性前頭洞炎］

60歳，男性．前額部腫脹の後に皮膚が離開して排膿した．副鼻腔造影CTで左前頭洞は前壁が欠損し，前額部皮下と交通していた．（林 理佐子 ほか: 耳鼻咽喉科臨床 108: 449-54, 2015）

⑦［耳下腺導管内唾石症，化膿性耳下腺炎，耳下腺唾液瘻］

67歳，女性．左頬部の硬結性紅斑．歯牙根尖病巣や外歯瘻，副鼻腔炎の所見は認められなかった．（三津山信治 ほか: 皮膚臨床 55: 1032-6, 2013）

⑧［胆嚢皮膚瘻および腹壁膿瘍を形成した胆嚢炎］

66歳，女性．3カ月前から右側腹部の皮膚の膨隆を自覚した．同部の腫脹と蜂窩織炎様の発赤が出現したため受診した．腹部CTにて腹壁膿瘍を疑った．腹部造影CTで胆嚢底部が右側腹壁に連続し，皮下組織に広がる膿瘍腔を認めた．（久原浩太郎 ほか: 外科 77: 602-6, 2015）

⑨［結腸皮膚瘻による皮下膿瘍を契機に診断されたCrohn病］

26歳, 女性. 初診の約2週間前から左腰部の腫脹と疼痛が出現した. 症状は徐々に増悪し，同部から排膿するようになった．左腰部に熱感と圧痛を伴う10 cm大の紅斑性の腫脹を認め，中央部から黄白色の膿と糞便状の液体が排出さた．発熱はなく，腹部所見に異常を認めなかった．注腸造影検査では下行結腸の狭窄と同部から皮膚への瘻孔を認め，大腸内視鏡検査で下行結腸に敷石状所見を認めた．（面高俊和 ほか: 西日皮膚 77: 128-30, 2015）

コメント

腹部，腰部，背部の皮下の結節や嚢腫はヘルニアを含め，切開する場合は事前に必ず腸と交通していないか画像検査が必要です．

⑩［成人に発症したTufted angioma］

42歳，女性．約1年前より上腕部に紅斑が出現して圧痛を生じるようになった．左上腕の基部背側に粟粒大の紅色丘疹が集簇した30 × 45 mmの局面を認めた．皮疹部およびその周囲の触診にて強い痛みを訴えた．（関 玲子 ほか: 皮膚臨床 50: 688-9, 2008）

コメント 痛みを伴う血管腫は本症と次の血管芽細胞腫と動脈から静脈へのシャントがある血管奇形です.

⑪ [成人発症の血管芽細胞腫（中川）]

51歳，女性．左側頭部に拇指頭大の紫褐色斑で，圧痛，擦過痛を伴っていた．紅斑の周囲には強い浮腫があり，項部にかけて板状の硬結を触れた．（石崎康子 ほか: 日皮会誌 115: 2311-4, 2005）

コメント 痛みを伴う血管系腫瘍の代表です.

⑫ [Achenbach 症候群]

61歳，女性．左拇指基節部，左示指中節部の有痛性の暗紫色皮下硬結を主訴とした．確かな誘因はなかった．ただ，激しい痛みや痺れを伴う皮下血腫が度々出現しており，これに強い不安感を抱いていた．数日から数週間持続し自然消褪することを十分に患者らに説明した．（永田貴久 ほか : 皮膚臨床 48: 1567-70, 2006）

コメント 皮膚科では聞きなれない病名ですが，救急部では有名なようです．ただ，病名だけつけて安心するのではなく，病態を考える必要があります．皮下出血はそれ自体が痛みを伴います．くり返す場合は背景に血管奇形や血管腫などの出血要因がないか調べる必要があります.

⑬ [Osler 結節]

78歳，男性．大動脈狭窄症で大動脈弁置換術を受けた．2カ月後に心不全症状を発症し，感染性心内膜炎と診断され，四肢に圧痛を伴う皮疹が出現した．手掌，指腹部，足背部，足趾に直径1～数mmの圧痛を伴った紅色丘疹および紫斑を認めた．（梶本 敦子ほか: 皮膚病診療 26: 1423-5, 2004）

⑭ [上腕三頭筋の壊死に至った冠動脈 Interventional Radiology 後の放射線皮膚障害の1例；5分ごとの自動血圧測定による虚血も関与したと考えた例]

62歳, 女性. 2カ月前より突然右上腕伸側に紅斑が出現し, 徐々に拡大してきた. 初診時，右上腕伸側に手拳大の熱感を伴う紫斑様皮疹を認めた．長時間の血圧測定と抗血小板薬内服による紫斑と考えて経過観察とした．しかし，徐々にびらん化し，瘢痕，硬結を呈するようになり，7カ月後のMRIでは上腕三頭筋の壊死を認めた．初診，1年4カ月後には手拳大の熱感，圧痛を伴う紅斑となり，中央は拇指頭大の黒色痂皮に覆われる潰瘍となった．症状の発現10日前に冠動脈Interventional Radiologyを行っていた．臨床像・臨床経過より，6時間にわたるPCIに起因した放射線皮膚障害による難治性潰瘍と最終診断した．本症例では，潰瘍がターニケットの位置と一致していることから，5分ごとの血圧測定による虚血も深達性潰瘍の形成に関与したものと考えられた．（飯島 茂子 ほか: 皮膚臨床 56: 2017-22, 2014）

コメント 著者らは「上半身の難治性の硬結や潰瘍では放射線治療や検査の有無を聞く必要がある」とコメントしています．

⑮［結節性筋膜炎］

36歳，男性．ダイエット目的で6カ月前から左上腕外側を頻繁に強く摘んでいたところ同部に自発痛を伴う結節を認め，急速に増大した．（中村裕之 ほか: 皮膚病診療 25: 53-6, 2003）

コメント 典型的な病歴です．前腕が好発部位ですが，前額部，肩，手指などにもできます．外傷後の出血に対する反応と思われます．急性期は組織学的に肉腫とまちがえやすい所見を呈することがあります．

⑯［モンドール病］

中年の男女3例の前胸腹壁に10～20cmの縦走する索状皮下硬結が明らかな原因なく発生し，約1カ月で自然消退した．1例は皮膚生検を行い，真皮直下の皮下脂肪織内に径1mmほどの静脈様索状物が認められた．（八幡芳和 ほか: 米沢市立病院医学雑誌 15: 49-53, 1995）

まとめ

上腕に痛いしこりがある時の，重要な疾患を見逃さないためのポイント

・1～2カ月以上の経過（症例によっては半年から1年）で，皮下に板状のしこりができて増大してきた．皮膚は少し赤みがあり圧痛（程度はさまざま）がある

……皮下型の悪性リンパ腫，深在型エリテマトーデス（両者とも早期には全身症状はなく，自己抗体を含めた血液検査にも異常を認めません．生検が唯一の診断手段です）

・感染症を疑って抗菌薬を投与し，炎症は少し治まったが皮下硬結が変化しない

……“深部に何かある“と考えます．副鼻腔炎（前頭部や頬の腫れ），外歯瘻（歯根部の化膿：鼻の横や下顎），上顎がん（頬），耳瘻孔（耳の前），正中/側頸嚢胞，体幹では臍腸管あるいは尿膜管遺残（臍周囲の炎症，臍からの排膿や排液），腸腰筋膿瘍（下腹部から腰部），痔ろう（臀部）などです．単純X線あるいはCTの撮像や関連科への紹介が必要になります．

22 白斑

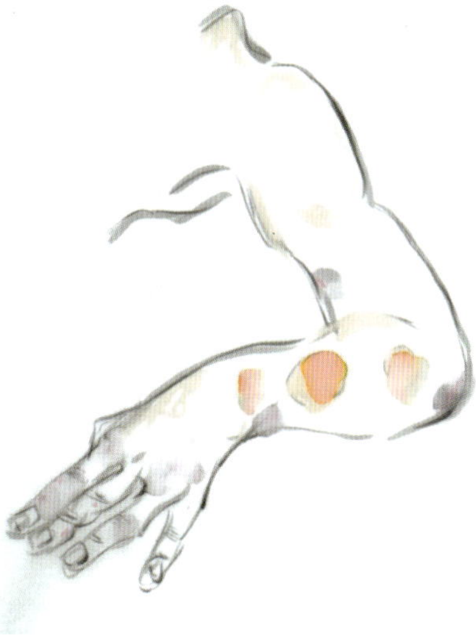

図 1

エピソード

20 歳代，男性（インドネシア出身）．1 カ月前より左小指に疼痛が生じた．左前腕尺側に数個の境界明瞭な脱色素斑が認められ，温痛覚と触覚が低下していた．

Question

Q1	白斑をみた時に見逃してはいけない疾患は？
Q2	よくある疾患は？
Q3	診察のポイントは？

Dr.Uhara's Advice

図 1 の病歴はハンセン病です.

Answer

A1

白斑を見た時に見逃してはいけない疾患は？

メラノーマ，森永砒素ミルク被害者，化粧品を含めた薬物による白斑です.

A2

よくある疾患は？

尋常性白斑（眉毛，眼，口の周りや手足に白斑ができ始めて増加拡大する），単純性粃糠疹（通称はたけ：小児の頬），癜風（胸や背中の 1 cm 大までの丸い白斑の多発），老人性脱色素斑（四肢に数 mm 大までの白斑が多発する）です.

A3

診察のポイントは？

全身，とくに手足と爪に 7 mm 以上の色素斑がないかチェックします. 関西以西で生まれた 60 歳前後の方で，数 mm 以下の白斑と褐色斑が体に多発している場合や手や足に鶏眼が多発している場合は，森永砒素ミルク被害者を疑います.

診断に至るラダー

Q「成人で色が白く抜けてきたときの診察のポイントを教えてください」

A「島状に抜けてきた場合はほとんどが尋常性白斑ですが，この病名をつけたらメラノーマを疑うような 7 mm以上のホクロがないか，爪に太い黒い線がないか聞きます. 数mm大の細かい白斑やこれに小さな褐色斑が混じる場合は慢性砒素中毒，先天性の色素異常症などを含め，多くの鑑別疾患がありますので専門医に紹介してください. 図 1の病歴では，感覚鈍麻を伴う皮疹と出身国が，ハンセン病を疑うポイントです」

Q「乳幼児ではどうですか？」

A「生まれつき白斑が多発している場合は，結節性硬化症を疑います」

解説

白斑をみたとき

1 後天性に発症した白斑

後天性に突然発症した白斑の多くは尋常性白斑（**図2**）で，メラノサイトに対する自己免疫疾患です．

鑑別疾患はメラノーマがどこかにあって，腫瘍に対する免疫反応としての正常皮膚の白斑や，中毒性（化粧品など）の白斑があげられます．

尋常性白斑と診断しても，手足の大型のホクロを探して，もしあったらメラノーマではないか調べる必要があります．使用中の化粧品や外用薬も原因の候補として疑う必要があります．

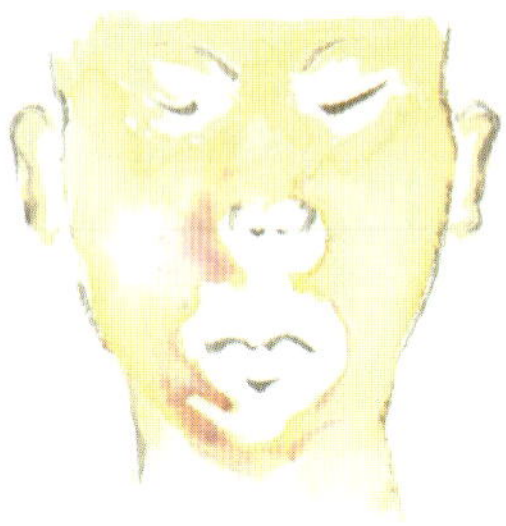
図2　尋常性白斑：手足に大型のホクロはないか？

2 新生児・幼児の白斑

新生児や幼児期に気づかれた白斑には，生まれつきの母斑や，結節性硬化症に伴う白斑があります．

コメント
結節性硬化症……特徴的な皮膚所見は，木の葉状白斑（乳児期以後に目立ってくる），両頬のニキビ様皮疹（幼児期以後に目立ってくる），腰まわりのでこぼこした皮疹（思春期以後に目立ってくる），爪とその周囲のイボ状突起（成人以後に目立ってくる）などです．

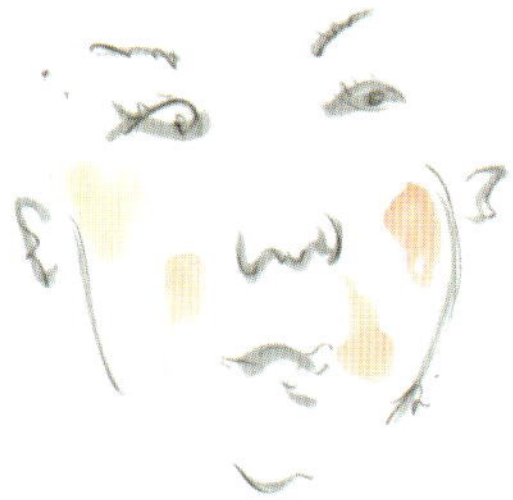
図3　単純性粃糠疹（はたけ）：子どもの頬に島状に出る白斑．念のため真菌検査を行う

夏から秋にかけて小児の頬に島状の白斑が目立つようになった場合は，単純性粃糠疹（いわゆる“はたけ”）です（**図3**）．通常表面に細かい鱗屑を伴います．顔に鱗屑があれば，念のため真菌検査を行います．

アトピー性皮膚炎などで湿疹（とくに慢性化して赤みが乏しいが触るとごわごわしている，いわゆる苔癬化した病変）があると，その部分は日焼けしないため，周りより白っぽくなります．

3 特異な形状・分布の白斑

胸や上背部に5～10mmほどの丸い白斑が多発して，そのうち癒合してくるのは癜風です．表面をこすると細かい粉（鱗屑）がぽろぽろ落ちます．癜風の多くは単褐色が多いのですが，白い場合もあります．癜風はマラセチア菌がおこす真菌症で，診断には真菌検査が必要となります．

数mm以下の小さい白斑（癜風のように丸くなく境界も不明瞭，白色調も弱い場合が多い）が多発する場合は，ほとんどが老人性脱色素斑ですが，稀に梅毒で認められます．白斑に小さい色素斑が混在していれば慢性砒素中毒を疑います．

4 その他の白斑

ハンセン病で白斑を認めることがありますが，国内で遭遇することはきわめて稀です．ハンセン病は出身国と皮疹部の感覚低下（綿を尖らせたもので触覚をみる，あるいは尖ったものでつついてみる）でスクリーニングできます．

ほかにも「森永砒素事件」「Vogt-小柳-原田病」「HIV感染症」による白斑などがあります．これらについては，「**病歴紹介**」のコメントを参照してください．

① [メラノーマ]

84歳，女性．主訴：頭皮，顔面，四肢の白斑．尋常性白斑としてステロイド剤の外用を行っていたが徐々に拡大した．経過中，偶然，左足踵に径2 mm大の黒色小結節とその周りの瘢痕病変及び3個の不整形，濃淡差のある色素斑を発見した．全身精査で外腸骨リンパ節転移を認めた．（福沢正男 ほか: 臨皮 56: 245-8, 2002）

コメント 尋常性白斑患者の初診時には体のどこかに大型のシミがないか必ず聞き，可能な限り診察でメラノーマを疑う所見がないか探す必要があります．

② [尋常性白斑の診断を受けていたVogt-小柳-原田病]

症例1 74歳，女性．12年前から尋常性白斑と診断されていた．2年前から右眼の視力低下を自覚した．**症例2** 64歳，女性．3年前から白斑が出現していた．2003年8月に近医で右眼白内障手術を施行．3週間後より急激に右眼視力低下と歪視を自覚し当科を受診した．（寺尾 亮 ほか: あたらしい眼科 31: 591-4, 2014）

コメント Vogt-小柳-原田病は風邪症状，頭痛，めまい，はきけ，聴覚障害が先行あるいは同時に眼症状が出現し，皮膚症状はこれらに遅れて出てくることが多いようですが，白斑以外に脱毛を伴う（頻度的には白斑より多い）ことがあります（脱毛→p.37参照）．症状が多彩です．

③ [ビスフェノールA取扱業従事者に生じた白斑]

症例1 51歳，男性．前駆症状なく後頸部，両前腕屈部に色素脱出を生じ，これが拡大した．15カ月前から顆粒状のフェノール化合物の一種であるビスフェノールAの分包作業に就いていた．**症例2** 54歳，男性（上記症例の同僚）．前頸部と両前腕屈側の手関節近くに不整形で辺縁に点状に色素を残す完全脱色素斑が認められた．（清野みき ほか: 皮膚臨床 55: 159-63, 2013）

④ [13番染色体部分トリソミーモザイクを伴ったphylloid hypomelanosis]

11カ月の女児．生後1カ月時に心室中隔欠損閉鎖術を受けた．生後2カ月ごろより体幹から両側四肢にかけて帯状から渦巻き状の不完全脱色素斑が出現した．初診時，hypomelanosis of Itoを疑ったが，精神発達遅滞，両眼開離，心室中隔欠損症，動脈管開存症，染色体異常が明らかとなり，13番染色体部分トリソミーモザイクを伴ったphylloid hypomelanosisと診断した．（木村亜矢子 ほか: 皮膚臨床 53: 459-62, 339-340（CLINICOLOR）, 2011）

⑤［hypomelanosis of Ito］

4歳，男児．精神発達遅滞，強直間代性痙攣の既往があり，兄に熱性痙攣があった．生下時に顔面を除く左半身中心に，Blaschko線に沿った**渦巻状**あるいは帯状の脱色素斑を認めた．（橋川恵子 ほか: 皮膚病診療 31: 175-8, 2009）

⑥［森永砒素ミルク被害者に認めた異型細胞を伴う色素斑］

52歳, 男性．以前よりあった上胸背部の雨滴状色素斑が数年前より増大かつ増加し，色も濃くなってきた．上胸背部に粟粒大～豌豆大の境界明瞭で不整，濃淡差のある多数の色素斑が認められ, 手掌や足底の点状角化, びまん性色素沈着, 点状白斑を伴っていた．森永砒素ミルク摂取の既往があった．（速水真理子 ほか: 皮膚臨床 51: 112-3, 2009）

コメント　昭和30年前後の事件であり，対象者は現在60歳前後に達しています．砒素中毒は一生の間人体に影響を与えます．とくに対象者は内臓がんが発生してくる時期に入ってきています．誕生年と場所（事件の発覚は1955年，患者の多くは近畿より西地区）と皮膚症状から砒素中毒を疑い，全身検査を勧める等の対応が重要になります．手掌足底に胼胝が多発し，体に細かい褐色斑と白斑が散在している，あるいはBowen病（表皮内がん）の多発などが本症を疑うポイントになります．

⑦［まだら症］

1歳，女児．出生時より前頭部の白毛と全身に脱色素斑があった．前頭部，前額部に白毛と脱色素斑と頭頂部に白毛を認め，毛髪は赤みがかった茶褐色を呈していた．体幹と四肢に対称性に脱色素斑と褐色斑を認めた．*c-kit*遺伝子にミスセンス変異を認めた．（岸田功典 ほか: 皮膚病診療 31: 305-8, 2009）

⑧［ハンセン病］

28歳，男性（インドネシア出身）．左前腕尺側に数個の褐色斑を伴う境界明瞭な脱色素斑が認められ，疼痛および発汗障害，脱毛，温痛覚と触覚の麻痺を認めた．（宮本樹里亜 ほか: 日本皮膚病理組織学会会誌 23: 2-5, 2007）

コメント 類円形の白斑，褐色斑，紅斑や局面で感覚鈍麻があればハンセン病を疑います．出身地（南米とアジア）も参考になります．

⑨［異所性乳房外 Paget 病］

81 歳，女性．5 年前より臍上部に赤い皮疹が出現し，拡大してきた．腹部に 70 × 60mm 大の中心にびらんを伴う境界明瞭な地図状の紅斑とその周囲に白斑を認めた．（荘司 弘 ほか：日形会誌 28: 34-7, 2008）

コメント 乳房外 Paget 病（腺癌）の好発部位は陰部です．紅斑，色素斑，白斑が混在します．初期はびらんも結節もありません．診断のポイントは形が変わらないことです．カンジダが二次的に着いていたり，腫瘍に対する炎症があるので，抗真菌薬やステロイド外用薬で赤みやジクジク感が軽快しますが，色素斑と脱色素斑からなる病変の形は変わりません．

⑩［Bier's Spot］

28 歳，男性．ピアニスト．約 10 年前から上肢を下垂すると 1 センチ大の不整形な貧血斑が出現し，挙上すると消褪するという．下肢も同様に立位で貧血斑が出現し，座位で消失する．駆血，機械的刺激，温熱刺激，寒冷刺激による増悪，軽快はない．触覚の異常もない．Bier は，1898 年，不整形な貧血斑が上肢に多発性に認められ，これらが上肢挙上によって消失する病変を報告した．

（貞政裕子 ほか: 皮膚の科学 6: 490-3, 2007）

⑪［結節性硬化症］

35 歳，男性．生下時より軀幹中心に葉状～円形の白斑が散在しており，成長とともに顔面の小丘疹，紅褐色の斑が徐々に増加増大し，軀幹・腰部にも疣様丘疹，シャグリンパッチが出現した．（金田眞理 ほか: 皮膚病診療 28: 443-6, 2006）

コメント 木の葉様白斑と鼻の両わきに 1 mm 未満の光沢のある赤い丘疹が多発します．てんかんなどの中枢神経症状を伴わない方も少なくありません．遺伝性疾患一般にいえることですが，病名告知を含め，確定診断前に教科書に出ている合併症のすべてを説明して（症状の数も予後も経過観察の方法も患者ごとに大きく異なります），患者さん（とその家族）を恐怖のどん底に落としてはいけません．よほど自信がない限り．患者や家族に対する説明は専門家に任せるべきです．

⑫ [老人性白斑]

63歳，男性．背部に径5mm迄の不完全脱色素斑が多発していた．後天性に境界不明瞭で小円形の不完全な脱色素斑が散在する臨床より，診断は老人性白斑を考えた．(竹腰知紀 ほか: J Visual Dermatol 2: 1284-5, 2003)

⑬ [脱色素性母斑]

5歳，女児．生後まもなく左下肢屈側の脱色素斑に気づいた．脱色素斑は境界明瞭で，サイズに変化はなく，他臓器に異常はなかった．皮疹はBlaschko lineに沿って1カ所のみに存在した．(服部尚子: J Visual Dermatol 2: 1260-1, 2003)

コメント 成人女性の下腿に渦巻き状の淡い白斑を認める場合は，色素失調症の可能性があります．

⑭ [貧血母斑]

11歳，男児．生後まもなく背部の白色斑に気づいた．境界明瞭な白斑で，拡大や縮小傾向はなく，形も変化していなかった．入浴や摩擦等の刺激により白斑が目立つが，自覚症状はなかった．(服部尚子: J Visual Dermatol 2: 1258-9, 2003)

⑮ [露光部位に瘙痒ある白斑を認めたHIV感染症]

56歳，男性．アトピー性皮膚炎と喘息を主訴とした．初診時，露光部に限局した境界鮮明な白斑を伴う浸潤のない紅斑を認め，一部に軽度の苔癬化を伴う紅斑が混在していた．著明な瘙痒を認め，IgE高値，好中球増多を認めた．光線過敏テストでは，UVBに対する最少紅斑量(MED)の短縮が認められた．遮光クリームとステロイド薬の外用で皮疹は著明に軽快したが，白斑はまったく変化しなかった．その後，半年ほどして呼吸困難と全身倦怠感，歩行困難をきたした．(塩原哲夫: J Visual Dermatol 2: 896-7, 2003)

コメント 白斑からHIV感染を疑うことは困難です．ただ，かゆい皮疹や露光部の皮疹，好酸球増多や高IgEなどを伴う中高年の男性で，原因が特定できない場合は，本人の承諾があれば，一度HIV検査をすべきかもしれません．頑強な中年男性に倦怠感や微熱が2～3週間を超えて続く場合，成人(とくに男性)以後に発症した伝染性単核球症様症状(咽頭痛，リンパ節腫脹，全身の細かい紅斑)はHIV感染症の鑑別が必須となります．

⑯ [ターナー症候群]

40歳，女性．原発性無月経の経歴と低身長・眼瞼下垂・顔面白斑・翼状頸・被髪部低位・盾状胸・乳房未発達・陰毛欠如等の身体所見があり，染色体検査にて45，X/46，X，I(Xq)のモザイク型ターナー症候群と判明した．（四元文明 ほか: 日臨外会誌 63: 1481-5, 2002）

⑰ [遺伝性対側性色素異常症]

19歳，女性．上肢下肢ともに遠位側に優位な色素斑と脱色素斑を認めた．手背では白斑は融合し，色素斑は不規則な網状を呈して認められた．家族歴はなかった．（阿部郁子 ほか: 皮膚病診療 2: 907-10, 2001）

コメント 脱色素斑を伴わず，色素斑のみで，それに萎縮があれば網状肢端色素沈着症を疑います．

⑱ [Warrensburg 症候群]

10歳，男児．出生時から左眼の紅彩異色症（青色）と前頭部に白髪があった．聴力はやや低下している．両親とも聾で，父は右眼の虹彩異色症（青色）がある．鼻側部眉毛過形成があり，内眼角と涙点の側方転移を伴った．（宮本秀明 ほか: 臨皮 48: 163-5, 1994）

⑲ [炎症性辺縁隆起性白斑]

44歳，男性．もともと全身に白斑が散在していたが，環状の紅斑性隆起を辺縁に伴う不完全色素脱失斑が新生してきた．環状紅斑は白斑に先行して出現し，数週間で消褪するが，その中心部に不完全色素脱失斑を生じ，やがて完全色素脱失斑となる．臨床的に従来，炎症性辺縁隆起性白斑として報告されているものに一致すると思われた．紅斑部の病理組織像ではいわゆるsatellite cell necrosisも認められ，その発症に免疫機構の関与が示唆された．（浦野理英 ほか: 臨皮 46: 379-82, 1992）

コメント よくわからない疾患ですが，satellite cell necrosis（表皮細胞壊死）を伴っているので，なんらかの細胞障害性変化（シェーグレン症候群やエリテマトーデス，固定薬疹）がおきているのかもしれません．

まとめ

白斑をおこす重要な疾患を見逃さないポイント

- 大きなシミがどこかにないか聞く（とくに手足と爪）……メラノーマの発見
- 下痢や倦怠感がある……梅毒とHIVを調べる.
- 60歳前後で数mm以下の白斑と褐色斑がびまん性に認められ，手掌に胼胝・鶏眼が複数ある……砒素中毒を疑う
- 感覚低下，アジア・南米出身……ハンセン病
- 乳幼児，木の葉型の白斑が散在……結節性硬化症
- 新生児，前顔の白斑……まだら症
- 視力低下や他に眼症状や脱毛がある……眼科に紹介する（Vogt-小柳-原田病）
- 使用中の外用薬や化粧品がある……中止させる.

23 上肢が腫れた

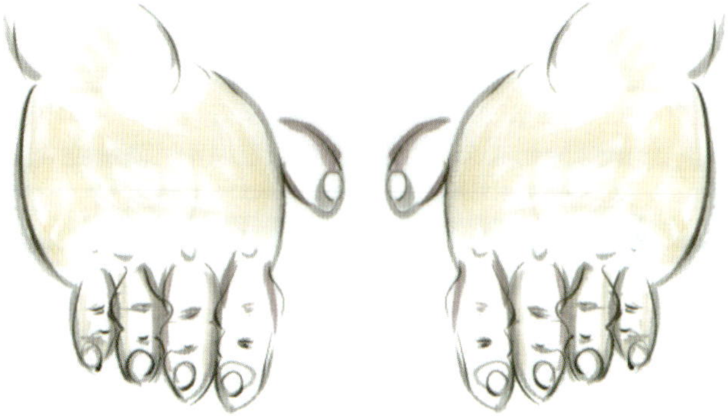

図1

エピソード 30歳，女性．1カ月前から両前腕と下腿がむくむようになった．両前腕から手と両下腿に著明な浮腫が認められ，初診までの1週間で体重が3 kg増加した．末梢血の好酸球が増加していた．

Question

Q1	見逃してはいけない疾患は？
Q2	上肢の浮腫をおこす，よくある疾患は？
Q3	診断上重要なポイントは？

Dr.Uhara's Advice

図1の病歴はnonepisodic angioedema with eosinophiliaをイメージしたものです.

Answer

A1 **見逃してはいけない疾患は？**

好酸球性筋膜炎，remitting seronegative symmetrical synovitis with pitting edema（RS3PE症候群），nonepisodic angioedema with eosinophilia，乳がん，猫咬傷後の腫脹（パスツレラ，猫引っ掻き病），壊死性筋膜炎，マムシ咬傷です.

A2 **上肢の浮腫をおこすよくある疾患は？**

片側で熱感や痛みを伴っている場合は，まずは感染症を疑います．よく見かけるのは丹毒，蜂窩織炎，滑膜嚢胞への感染です.

A3 **診断上重要なポイントは？**

1つは両側か片側か，もう1つは皮膚以外の症候です.

診断に至るラダー

Q「腕が腫れた患者の診断のポイントはなんですか？」

A「両側か片側か，炎症（発赤）の有無，経過期間，年齢性別，圧痕を残すかどうかです（「**解説**」参照）．**図1**のnonepisodic angioedema with eosinophiliaは，両側発症，若い女性，体重増加と末梢好酸球数の増加が診断のポイントとなります」

Q「他の両側に発症する疾患との違いはなんですか？」

A「同じ両側発症でも，RS3PE症候群は60歳以上の高齢者の疾患で多発関節痛を伴い，好酸球性筋膜炎は圧痕を残さない固い浮腫です」

解 説

見逃してはいけない疾患

鑑別のためのポイントは次の2つです.

1) むくみが両側か片側か？

2) 熱感などの炎症症状を伴っているか？

以下，それぞれの場合に分けて解説します.

1 むくみが片側で熱感や痛みを伴っているとき

◆ 1．細菌感染症

① 丹毒，蜂窩織炎

片側で熱感や痛みを伴っていれば，丹毒や蜂窩織炎といった細菌感染症を疑います．38℃以上の発熱も必発です．免疫抑制剤を飲んでいると症状は軽くなります．

必ず同側の腋窩のリンパ節が腫れて圧痛がないかチェックします．圧痛を伴うリンパ節腫脹があれば，細菌感染症の可能性が高くなります．

次に体温と血圧と血液検査でCRP，CPKをチェックします（検査の意義についてはp.55，136を参照してください）．

② 溶連菌感染症

リンパ管に沿って近位に向かう**線状の紅斑**や痛みが非常に強い場合は，溶連菌感染症を疑います．皮下の溶連菌感染を疑ったら，ペニシリン系とクリンダマイシンを開始する必要があります．

③ 壊死性筋膜炎

さらに**出血斑**や**水疱**，**血疱**を伴っていれば，壊死性筋膜炎の可能性があります．ただちに血圧と体温，画像検査，血液検査（AST，ALT，CK，CRP，プロカルシトニン）を行い，一部を切開して筋膜の状態を確認する必要があります．

④ トキシックショック様症候群（TSLS）

また溶連菌感染を疑ったら，TSLS（→ p.140も参照）への進展に備えた準備も必要です．TSLSは外来受診日当日にショックになりますので，疑った場合は帰してはいけません.

⑤ 高齢者の診察のポイント

高齢者と糖尿病患者では，食欲不振が局所の軟部感染症を見つけるサインとして重要です．診察時に朝食を食べたか聞きます．高熱で食欲がないが呼吸器や尿路にフォーカスがないときは，必ず四肢と褥瘡ができやすい部位（臀部）をチェックして，蜂窩織炎を探します.

◆2．動物咬傷

動物咬傷は，本人が自覚しているため診断は問題ないですが，重要な感染症が含まれており，対処法に注意が必要です．とくに猫の場合は死亡する可能性がある疾患（capnocytophaga）が含まれます（p.232，『猫にかまれた』参照）．猫に咬まれた場合は早期に抗菌薬による予防を行う必要があります.

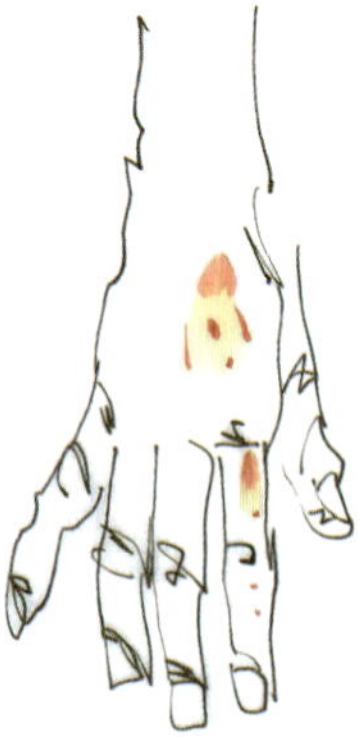

図2　猫を含め動物咬傷は，十分な感染対策が必要（→ p.229 参照）

2 むくみが片側で炎症がないとき

◆1．腫瘍

片側で炎症がない（赤みや熱感がない）場合は，まずは近位にリンパ流の流れを妨ぐ「何か」（多くは腫瘍）がないか調べます.

腋窩から鎖骨上窩のリンパ節腫脹がないか触診し，乳房の左右差や引きつれがないか視診し，簡単な触診を行います（乳がんのチェック）．乳腺専門医への紹介や胸部のCT（縦隔の腫瘍）が必要になります.

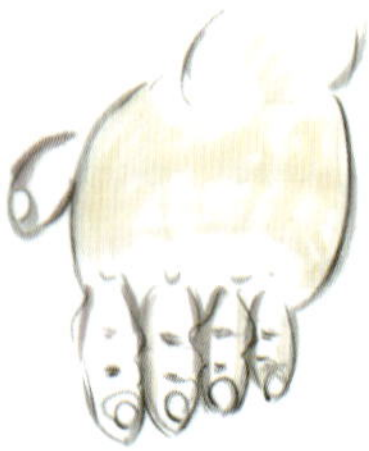

図3　片手が腫れている

片側の浮腫は全身的な問題に起因することは稀なので，利尿剤などで経過をみてはいけません.

◆2．鎖骨静脈の血栓症

稀ですが，慢性的に静脈を圧迫するような状態が続くと，おきることがあります.

◆3．マムシ咬症

手を何かに刺された，あるいは蛇に咬まれた後に前腕が急速に腫れた場合で炎症がなく，むしろ冷たく，一部に出血斑を伴う場合は，マムシ咬症を疑います．**複視**と**血清 LDH 高値**がポイントです．小さいが深い咬み痕があります．

◆ 4．蜂刺し症

蜂刺し症は浮腫に炎症（赤み）を伴います．2～3日後も**かゆみ**を伴う紅斑が持続する場合は，感作が成立している可能性があります．また数日～2週後に蕁麻疹を発症した場合も同様です．

上記の場合は，蜂に対する抗体を調べ（抗体は蜂刺後3週以降に検査します．2週以内では抗体ができていないことがあります），陽性であれば次回刺された時にアナフィラキシーがおきる可能性を伝えておく必要があります（必要があればエピペン®を処方します）．

3 むくみが両側で炎症所見を伴っているとき

両側に対称性に発症し，発赤などの**炎症所見を伴っている場合**は，好酸球性筋膜炎，RS3PE 症候群，nonepisodic angioedema with eosinophilia を疑います．

浮腫の部位，圧痕の有無，性別と年齢が鑑別上重要なポイントになります．

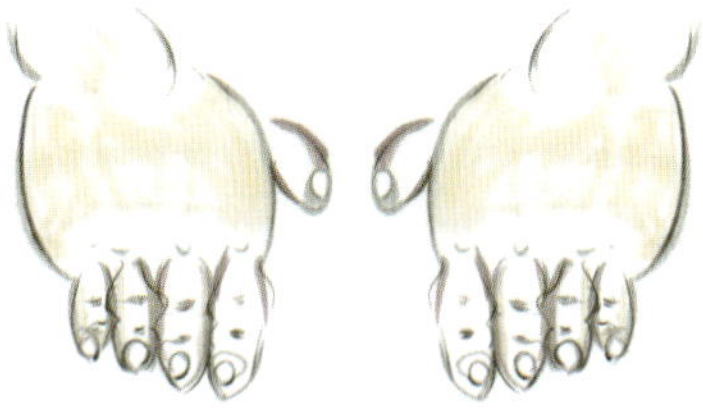

図4　両手が腫れている．赤みもある

◆ 1．好酸球性筋膜炎

好酸球性筋膜炎は強皮症類縁疾患のひとつで，**激しい運動後**などに前腕や下腿（**指趾は正常**）にびまん性の**圧痕を残さない腫脹**が出現します．好発年齢は成人以後高齢者までと広いです．炎症の場が筋膜のため，張り感あるいはつっぱり感があります．早期に治療を始めないと不可逆性の屈曲拘縮を来します．強皮症関連の検査が必要です．本症は早期であればステロイド内服が有効ですが，効果がない場合は，血液がんを含めた内臓がんの精査が必要です（とくに中高年）．

◆ 2．RS3PE 症候群

Remitting seronegative symmetrical synovitis with pitting edema（RS3PE）症候群は，60歳以上の**高齢者**に突然始まる，両手背と両足背の**圧痕を残す浮腫**（ボクシンググローブをはめたような手）で，多発関節痛を伴います．

リウマトイド因子を含め自己抗体は陰性です．**内臓がん**（消化器，前立腺，血液系）が隠れている，あるいは将来診断されることがあるので，精査が必要です．

◆3．nonepisodic angioedema with eosinophilia

夏から秋にかけて，**20～30歳代の女性**の四肢末梢（手足）に急に浮腫が発症し，関節痛，**体重増加**，**好酸球増多**があれば本症を疑います．原著ではくり返すことが多い疾患としてepisodicという形容詞がついていますが，本邦人はほとんど再発しないようです（nonepisodic）．発症前に長時間歩行などの**運動負荷**の既往がある方がいます．

◆4．強皮症類縁疾患

好酸球性筋膜炎以外の強皮症類縁疾患については，指先から始まる浮腫は強皮症や混合性結合組織病（MCTD）の初期を疑います．手指は問題ないのに手首から両前腕に浮腫が出てきた場合は薬剤性（パクリタキセル，ドセタキセル，ブレオマイシン，ペプレオマイシン）やMRIの造影剤などによる強皮症様皮疹を疑います．

4 むくみが両側で炎症がないとき

両上肢に同時にリンパ浮腫をおこす疾患として想定できるのは，上大静脈症候群の原因となる縦隔の占拠病変や，両腋窩リンパ節の転移です．

① [好酸球性筋膜炎]

29 歳，男性．1 カ月前より両前腕と両下腿に腫脹が出現した．初診時，**手指と足趾を除く**両側の前腕と下腿に対称性に**疼痛を伴う浮腫**と**皮膚硬化**を認めた．四肢に軽度の関節痛を伴っていた．レイノー現象や爪上皮出血点は認めなかった．末梢血好酸球増多とアルドラーゼ上昇があり，MRI にて有痛部に一致して下腿筋群に異常信号を認めた．生検組織像では真皮中層から脂肪織に軽度〜中等度のリンパ球と好酸球の浸潤を認めた．プレドニゾロン 20mg/ 日内服で治療開始し，軽快した．初診 6 カ月前より**フットサル**を始めた．（冬野洋子 ほか: 西日皮膚 75: 211-4, 2013）

コメント

著者らは「好酸球性筋膜炎による筋膜の線維化は，一度完成すると基本的に不可逆性である．さらに，関節可動制限や手あるいは足根管症候群の併発の恐れがあるため，速やかな診断と治療開始が必要である」とコメントしています．

② [小児発症の好酸球性筋膜炎]

11 歳，男児．初診 1 年程前より両前腕・両下腿を中心とした四肢遠位部に対称性の皮膚硬化が出現した．7 カ月程前より手関節屈曲，足関節伸展が困難となり，次第に皮膚硬化の範囲が拡大した．**手指および足趾の皮膚硬化はなく，**またレイノー症状や爪上皮出血点も認めなかった．血液検査では末梢血中の好酸球の上昇，高 γ - グロブリン血症が認められた．抗核抗体 , 抗トポイソメラーゼ I 抗体，抗セントロメア抗体など自己抗体は陰性であった．前腕からの皮膚生検では，筋膜が肥厚し中程度の炎症細胞浸潤を伴っていた．プレドニゾロンの内服を 25 mg/ 日より開始したところ皮膚硬化は速やかに軽快したが，手指および足関節の拘縮は難治であった．（鍬塚 大 ほか: 西日皮膚 70: 614-7, 2008）

③ [cancer-associated fasciitis panniculitis]

67 歳，男性．胃癌の後，肺，肝，骨転移に対して**化学療法中**であった．両下肢にびまん性腫脹，**硬化**，紅斑が出現したため当科を受診した．初診時，両下肢に筋把握痛を伴うびまん性腫脹，硬化，紅斑を認め，硬化による歩行困難を認めた．臨床検査では**好酸球および CEA の高値**を認めた．プレドニゾロン内服にて好酸球は減少したが，胃癌転移による全身症状悪化に伴い下肢腫脹は増悪し，その後死亡した．当初，好酸球性筋膜炎と考えたが，ステロイド治療に抵抗性であった．(下川稚代 ほか: 皮膚病診療 27(Suppl.): 35-8, 2005)

コメント 好酸球性筋膜炎は強皮症の要素があるので，押してへこまない浮腫（硬化）です．中高年に発症した場合は内臓がんの精査が必要です．

④ [脛骨前粘液水腫]

48歳，女性．2カ月前より四肢に浮腫が出現し，内科で強皮症や好酸球性筋膜炎などが疑われ精査されたが異常はないため，皮膚科に紹介された．前腕伸側と下腿脛骨前面に**多毛を伴う**浮腫性硬化を認めた．甲状腺のびまん性腫大，ばち状指もみられ，甲状腺機能検査ではTSH低値とTS抗体陽性を認めた．下腿前面の生検組織像では真皮は浮腫状でアルシアンブルー染色により淡青色に染色された．1年前に甲状腺眼症を生じ，加療中であった．(齋藤まるみ ほか: 臨皮 59: 654-6, 2005)

⑤ [RS3PE症候群様症状で発症した肺癌]

79歳，男性．初診4カ月前から両下肢と足背の浮腫が出現し，次第に手指と両手関節の腫脹，手関節と足関節の熱感，疼痛を自覚するようになった．胸部X線写真で左中肺野に腫瘤影を指摘され，気管支鏡検査で肺癌と診断された．肺がん術直後より関節症状の速やかな改善を認め，術後8カ月後も再発はない．
(濱中瑠利香 ほか: 肺癌 51: 253-8, 2011)

コメント 著者らは「RS3PE症候群は腫瘍随伴症候群の一つである．急速に進行する場合は悪性潰瘍の精査が必要である」とコメントしています．

⑥ [マムシ咬傷]

70歳代，男性．山で下草刈りをしていたら何かに**指を刺された**．徐々に手から前腕にかけて腫れ始めた．**痛みもかゆみもなかった**．体調はとくに問題なかったが物が**二重に見える**ようになってきた．腫脹が上腕にも拡大したため数時間後に受診．左4指に2 mm大の傷を1個認め，左上腕から前腕にかけて顕著な浮腫と前腕に数cm大の**紫斑**を認めた．熱感はなく，むしろ**冷たい感じ**があった．腋窩リンパ節腫脹はなかった．アレルギー症状はなし．血液検査ではLDHのみ700台だった．(自験例)

コメント (夏から秋にかけて)生まれたての幼(小さい)マムシにブラインドで咬まれたので「刺された感じ」がしたのかもしれません．晩夏は蜂刺の多い時期でもあり，患者の訴えは重要ですが，惑わされることもけっこうあります．複視はマムシ咬傷において特徴的な症状です．LDH 高値はたいがい良くないサインです．

⑦ [乳がん]

70 歳代，女性．半年前より左前腕がむくんできた．高血圧で治療を受けているかかりつけ医に相談し，利尿剤を処方されたが軽快しなかった．初診時，左前腕から手背にかけて顕著な浮腫を認めた．熱感はなく痛みもかゆみもなかった．皮膚はわずかに暗紅色調を呈していた．腋窩リンパ節腫脹もなかった．上着を脱いでもらったら左乳房が変形していた．（自験例）

コメント 局所的な浮腫があったら，まずはその上流にリンパ流をストップするような障害物がないかと考えます．例としては，顔がむくんだ：縦隔に腫瘍，片腕がむくんだ：腋窩リンパ節転移や乳がんや縦隔の腫瘍，片脚がむくんだ：鼠径から骨盤腔内の腫瘍です．乳がんは皮膚科でときどき見かける疾患です．前胸部の 2 cm 大のケロイドで受診された患者さんに上着を脱いでもらったら，乳房の高さが異なっていたことがありました．やはり乳がんでした．

⑧ [Nonepisodic angioedema with eosinophilia]

30 歳，女性．1 カ月前から両前腕と下腿に浮腫が出現し，膨疹もくり返すようになった．両前腕から手，両下腿に著明な浮腫が認められ，初診までの 1 週間で体重が 3 kg 増加した．末梢血好酸球の増多，IL-5 が高値だった．（井川 哲子ほか: 旭川厚生病医誌 16: 77-81, 2006）

まとめ

上肢が腫れた時の重症疾患を見逃さないポイント

1) 腕の腫脹が片側の場合

- 動物咬傷の既往があればガイドラインに沿った対応を行う
- 全体に熱く赤く，細菌感染を疑う場合は，**表面に出血斑や血疱**がないかチェックする……重症軟部感染症
- 浮腫部が**白く冷たく**，出血斑が一部にある（さらに**複視**などの症状がある）……マムシ咬傷
- 脳梗塞後，手術後＋痛み＋可動障害……肩手症候群，複合性局所疼痛症候群（CRPS）
- **月単位**で持続性の浮腫があれば腋窩，鎖骨，胸部（乳房）を触診し，CT を撮る（腫瘍と静脈血栓のチェック）

2) 腕の腫脹が両側の場合

次の 4 つの疾患を鑑別する．ポイントは「**年齢**」「**押してへこむ浮腫かどうか**」「**冷感**」

- 成人後高齢者まで＋ツッパリ感＋圧痕を残さない浮腫＋指趾は正常……好酸球性筋膜炎（高齢者は内臓がんを探す）
- 高齢者＋圧痕を残す浮腫……RS3PE 症候群（内臓がんを探す）
- 20-30 歳代女性＋夏から秋＋体重増加＋好酸球増加……nonepisodic angioedema with eosinophilia
- 手指にむくみ感が強く，手が冷たい……強皮症と MCTD を鑑別する．爪上皮（甘皮）が長く伸び，ここに点状出血があれば，強皮症とその類縁疾患の可能性が高くなる．

24 猫に咬まれた 犬に咬まれた

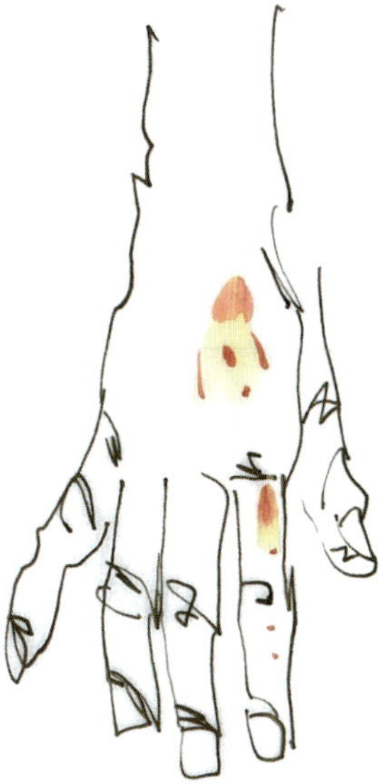

図 1

エピソード	25 歳, 女性. 昨日飼い猫（生後 1 歳）に右手を咬まれた. 今朝, 咬まれた傷の周囲が少し赤くなって腫れているのに気づいた.

Question

Q1 この病歴で予想される感染症はなんですか？

Q2 どうしますか？

Q3 猫に咬まれたり, 引っ掻かれたり, 犬に咬まれたときに感染する疾患には何がありますか？

Dr.Uhara's Advice

猫からうつる感染症には恐ろしいものがあります．なるべく早めに抗菌薬を内服する必要があります．

Answer

A1　**この病歴で予想される感染症はなんですか？**

パスツレラ感染症です．

A2　**どうしますか？**

オーグメンチン®かサワシリン®の内服をただちに始めます．培養結果と感受性が判明し，症状が軽快していない場合は，感受性のある抗菌薬に変更します．

A3　**猫に咬まれたり，引っ掻かれたり，犬に咬まれたときに感染する疾患には何がありますか？**

パスツレラ感染症のほかには，猫に咬まれた場合はカプノサイトファーガ感染症，Q熱，引っ掻かれた場合は猫引っ掻き病，犬は狂犬病です．

診断に至るラダー

Q「猫や犬などの動物に咬まれた患者さんへの対応についての注意点はありますか？」

A「猫に咬まれることは珍しくありませんが，動物咬傷による感染症はあなどれません．受傷早期の適切な抗菌薬投与が必須であることを肝に銘じておく必要がありますし，啓蒙も大切です」

解説

ペットに咬まれた患者への対応

猫や犬などのペットに咬まれた時はあなどれません．腫れてきた場合はもちろん，炎症反応がはっきりしなくてもペニシリン系抗菌薬の予防的投与が望ましいと思います．

猫に咬まれたときに何らかの菌に感染する確率は，北米のデータで80％です．対して犬は5％です（日本語版サンフォード感染症治療ガイド2015，ライフサイエンス出版）．

1 パスツレラ感染症とは

赤羽らの報告では，犬猫に咬まれて細菌培養をしてパスツレラが出た患者さん12例中，入院治療例では病院受診までの時間の中央値が19.5時間だったのに対し，外来治療完治症例では8.8時間と有意に短かったと報告しています（赤羽 貴行ほか：日赤検査 42: 20-3, 2009）．**咬まれたその日に病院に行く**ことが大切だということです．受傷から8～9時間以内が動物咬傷の予後を決めるゴールデンタイムかもしれません．なお，10年間で犬猫に咬まれて同病院を受診した患者は416人いたそうです．おそらく菌は調べなかった（あるいは検出できなかった）が，抗菌薬を予防的に投与して事なきを得た方が相当いたと思います．

猫に咬まれる部位としては指や手背が多いと思いますが，手背は化膿すると指の骨と骨の間のすきまの脂肪組織に炎症が広がり，トンネルのように深い潰瘍になります．

高齢の方や糖尿病などの免疫が弱くなる疾患にかかっている方に**パスツレラ**が感染すると2～3日中に化膿が進み，命にかかわる場合もあります．

2 パスツレラ感染症の治療

サンフォード感染症治療ガイドによると，治療はオーグメンチン®が第1選択になっています．猫や犬に咬まれたら，様子をみていないでオーグメンチンの予防的投与を行うべきでしょう．消毒のみで様子をみてはいけません．犬，コウモリ，アライグマ，スカンク（こんなのは日本にはいそうもないけど，北米のガイドラインだから）の場合は，狂犬病の予防もしましょう．

3 狂犬病はおそろしい

ペットに咬まれておきる感染症にはいくつか種類がありますが，命にかかわるものとしてもっとも恐ろしいのは，狂犬病です．発病後の致死率は100%です．東京都の条例では，飼い犬がヒトを咬んだ場合は，狂犬病にかかっているかどうかを検査するため，48時間以内に獣医を受診することが飼い主に義務づけられているそうです．

コメント　サンフォード感染症治療ガイドの面白い（実践的な）点は，猫，犬の咬み傷の項目に，上記のコウモリ，アライグマ，スカンクのほかにも，ブタ，プレーリードッグ，霊長目（ヒトをのぞく），ネズミ，アザラシ，クモもあげられており，それぞれに対応策が書いてあることです．
ヒトは？　というと，もちろん出ています．感染率は犬を上回ります．ヒトの口の中が犬よりきたないということではなく，菌の種類や，ネコとイヌの差のように歯によってできる傷の深さなどが関係しているという意見があります．他の動物たちの咬み傷に対する第1選択はすべて飲み薬ですが，ヒト咬症の場合は3時間以内で症状がない場合は予防的な飲み薬に対し，3時間を超えて感染の症状がある場合は抗菌薬の静脈内投与をするようにと書いてあります．

4 猫引っ掻き病

グラム陰性桿菌によるものです．犬，サル，猫が保有します．患者の90%は猫から感染します．とくに1歳以下の子猫による受傷が多いとされます．受傷部位の発赤に続き，2週後に所属リンパ節（滑車上リンパ節）の腫れと痛みが出現します．紫斑病，感染性心内膜炎，髄膜炎などを発症することがあります．

コメント　眼底の白斑に診断価値があります．不明熱患者は眼科診察が必要です．

コメント　滑車上リンパ節は肘関節の内側やや上方に存在するリンパ節です．普段あまり気にしない部位ですが，手指からのリンパ流が最初に入るリンパ節の1つです．猫による傷は手に多いので，このリンパ節が腫れることが多いのです．

5 カプノサイトファーガ（Capnocytophaga）

イヌ・ネコの口腔内に常在するグラム陰性桿菌です（荒島康友：MB Derma 206, 12-8, 2013）．発熱，下痢，倦怠感，腹痛，悪寒，嘔吐などを伴い，短時間でショックに陥ります．**局所症状を欠くことが多い**です．**死亡率**は25.8%（来院2日以内に死亡）です．「昨日元気で今日ショック」という感染症医の言葉があるほどです．**診断**は血液培養（ただし増えないことあり），グラム染色（培養溶液：培養に時間がかかり，増えないこともあります）で行います．依頼書に犬猫の咬傷の有無を書き，8日目まで培養します．予防投与はAMPC/CVA点滴（とくに免疫不全者，深い傷，高齢者）オーグメンチン3T＋サワシリン3T 3～5日などが推奨されています．

6 Q熱

家畜や野生動物，ほとんどは猫から感染します．14～30日間の潜伏後にインフルエンザに似た症状，不明熱，肺炎，頭痛，関節痛，筋肉痛，筋力低下，倦怠感，眼の後ろが痛む，などの症状が出ます．CK（CPK）増加やCRP高値を示し，ガリウムシンチで筋炎の確認が必要です．マイコプラズマとツツガムシ病の鑑別が必須です．マクロライド系，テトラサイクリン，ニューキノロンなどが効きます．

病歴紹介

① [軽微な猫掻傷により敗血症性ショックを来したPasteurella感染症]

68歳，男性．胸部打撲後のショックとして搬送された．来院時の炎症反応が強く，左肘・左前腕・左側胸部に腫脹と発赤を認めた．外傷は胸部打撲痕と11日前に受傷した左前腕の猫掻傷のみであった．発赤部の切開部の滲出液および血液培養より *Pasteurella multocida* が同定された．広域抗菌薬投与を含む集中治療を行ったが，第2病日にDICを合併した．耐性菌による混合感染を併発し，第24病日に死亡した．（竹本正明 ほか: 日集中医誌 19: 231-5, 2012）

コメント　怖いです．

② [ネコ咬傷による *Pasteurella multocida* 髄膜炎]

生後21日，男児．39℃台の発熱を主訴に受診した．血液検査での炎症反応は軽微であったが，髄液検査で多核細胞と蛋白の高値および糖の低値を認めたことから細菌性髄膜炎と診断し，Cefotaxime（CTX）200 mg/kg/日とMeropenem 120 mg/kg/日の投与を開始した．髄液・血液培養で *P. multocida* が検出され，入念な問診により生後12日に飼い猫に咬まれた傷が感染源と判明した．（柘植智史 ほか: 日小児会誌 117: 882-6, 2013）

③ [肘内側のリンパ節腫脹を来した猫引っ掻き病の２例]

症例1 48歳，男性．発熱で内科を受診し，原因不明のままセフェム系抗菌薬で治療されたが，経過中に左肘内側から頸部にかけての腫脹と疼痛が出現し増悪してきた．第10病日に当科へ紹介された．MRIでリンパ節腫脹を認め，問診で猫を飼っていることが判明した．Roxithromycinの経口投与で軽快した．

症例2 67歳，女性．猫に手を引っ掻かれて２週後に右肘内側の腫瘤が出現した．Roxithromycinの経口投与で軽快した．（平原 康文ほか: 日肘関節会誌 21: 300-2, 2014）

コメント　手からのリンパ流は肘関節内側やや上方のリンパ節（滑車上リンパ節）を通って，あるいは直接，腋下と鎖骨上のリンパ節に流れ込みます．したがって滑車上リンパ節の触診は大切です．腫れて痛みがあれば手に何らかの感染症があります．

④［右上腕リンパ節膿瘍を形成した猫引っ掻き病］

16歳，女性．6週間前より右上腕の皮下腫瘤に気づいた．徐々に増大し，熱感と疼痛を伴うようになった．4週前に近医でcefdinirの内服治療を受けたが改善しなかった．右上腕内側に発赤・熱感・疼痛を伴う弾性硬腫瘤が触知され，病変部の穿刺排膿を行った．*Bartonella henselae*の血清抗体価が陽性で，膿瘍成分からBartonellaが検出された．2カ月前に友人宅で飼い猫との接触歴があった．（加藤禎史 ほか: 日病総合診療医会誌 6: 28-31, 2014）

コメント　友人宅の猫からの感染例です．「猫を飼っていますか？」の質問だけでは不十分かもしれません．問診は大切ですね．また，手が受傷部位として多いので，手から最初にリンパ流を受ける滑車上リンパ節（肘関節内側やや上部）が腫れることが多いようです．**不明熱＋肘内上側の腫脹＝猫引っ掻き病を疑う**，という感じでしょうか．

---

⑤［*Capnocytophaga canimorsus*による敗血症性ショック］

52歳，男性．日中39℃の発熱が出現し，夜に呼吸苦・腹痛・嘔吐・水様性下痢が出現し，二次救急外来搬送となった．収縮期血圧は40 mmHg，心拍数120/分で不穏状態だった．血液培養をグラム染色したところ，糸状のグラム陰性杆菌が認められ，*Capnocytophaga* spp.と確定した．その後敗血症性ショックに陥り，死亡した．ペット（ミニチュアピンシャ）を溺愛し，しばしば口移しや自分の箸で食物を与えていた．（今村剛朗 ほか: 日救急医会関東誌 34: 239-42, 2013）

---

⑥［全身性エリテマトーデス類似の臨床像を呈したQ熱］

23歳，女性．高熱と皮疹が続き，心膜炎も認められた．抗核抗体，抗Sm抗体および抗RNP抗体陽性であったため，全身性エリテマトーデスを疑った．しかし，CRP値が高く，症状がみられる約2週間前に動物園の動物と接触していたため，感染疾患，とくにQ熱も考えられた．患者の状態はミノサイクリン投与に速やかに反応した．血液検査で*Coxiella burnetii*抗体価が高値であった．（Ohguchi H et al: Intern Med 45: 323-6, 2006）

まとめ

猫に咬まれた患者が受診した時

くり返しになりますが，動物咬傷や引っ掻き傷は十分な抗菌薬投与が必要な疾患と考える必要があります．また発熱疾患ではペットとの接触歴についての問診がとても重要であることが，報告例からわかります．

25 しもやけになった

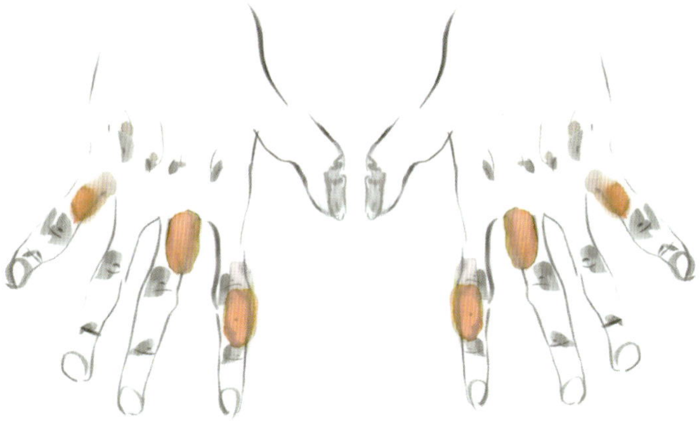

図 1

エピソード　60 歳，女性．数年前から秋から冬にかけて手にしもやけができるようになった．

Question

Q1	見逃してはいけない疾患は？
Q2	注意すべきポイントは？

Dr.Uhara's Advice

図 1 の病歴からは，シェーグレン症候群や強皮症の鑑別が必要です.

Answer

A1 **見逃してはいけない疾患は？**
強皮症，シェーグレン症候群，サルコイドーシスです.

A2 **注意すべきポイントは？**
凍瘡は，寒さ対策だけで経過をみてよいようなありふれた病気ではない，という認識が必要です.

診断に至るラダー

Q「凍瘡（しもやけ）はありふれた疾患だと思いますが，注意すべき点はありますか？」

A「個人的には，しもやけをおこした患者さんについては強皮症やシェーグレン症候群の可能性がないか常に考えるようにしています」

Q「診療のポイントを教えて下さい」

A「とくに重要なポイントは，凍瘡様の皮疹をみたら手の爪のあまかわ（爪上皮）の延長や点状出血がないか（図 2b），手指に固いむくみがないか（手指を力いっぱい開いてもらうと，もし硬性浮腫があると指が白くなります）をチェックすることです．あれば自己抗体（抗核抗体+SS-A, SS-B抗体）を調べます．図1の病歴では，

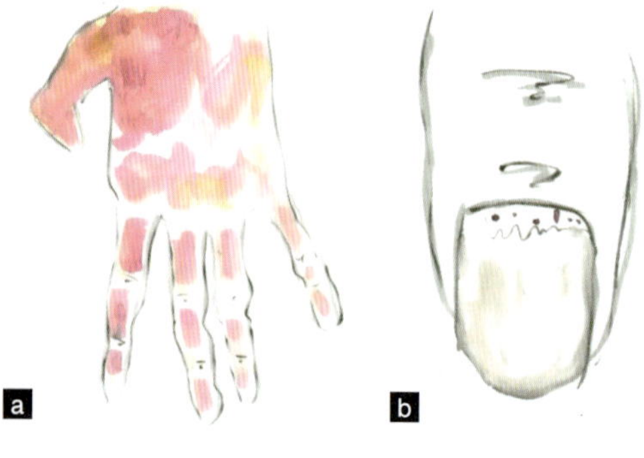

図 2 (a) 手が赤く冷たい＋(b) 爪上皮が伸びて黒い点がある……膠原病のスクリーニングが必要です.

中高年の女性に突然始まったしもやけ，という点がポイントです」

Q「そのほかに気をつけるべき点はありますか？」

A「手は赤いが冷たい（氷水に浸けた後のような状態）も膠原病を疑うサインです（図2a）．なお，爪の側縁から先端周囲に限局した紫の紅斑を“凍瘡”とまちがえている方がいます．爪周囲の紫の紅斑は，末梢循環不全を疑います」

解説

凍瘡の見分け方

1 典型的な凍瘡（しもやけ）

典型的な凍瘡は指先ではなく，指の途中にできます．原因は真皮内の局所的な血管の破綻です．

2 凍瘡にみえるが凍瘡ではない皮疹

一方，爪の側縁から指先に始まる血行不良は，病変より上流の少し太い血管の狭窄によっておき，主な原因は動脈硬化や血栓塞栓症や凍傷，あるいは心臓と呼吸機能が落ちている方が寒冷に曝されておきる血行不良です．この場合は指趾以外にも耳や鼻尖部などの心臓から遠い部位にも血行不良が起きることがあります．したがって，爪の周りや指先に紫調の血行不良や，さらに進行して潰瘍や壊死になっている場合は凍瘡ではありません．

絶対に見逃してはいけない疾患

1 膠原病（強皮症，シェーグレン症候群）

かつて凍瘡はありふれた疾患で，保温やビタミンＥ内服や，湿ったままの衣類をつけたままにしないなどの注意のみで様子をみる場合が多かったと思います．ゴールデンウイークを過ぎても治らない場合のみ，膠原病のスクリーニングを行い，症状が寒冷期のみであれば「しもやけだね．温かくしといてね」で終わっていたわけです．しかし，温暖化と家屋内の温度コントロールが進化した現代においては，症状が寒冷期に限っていたとしても，膠原病のスクリーニングは必要です．

◆膠原病診断のポイント

中年を過ぎてから急に凍瘡になった，毎年くり返している，実は若いころにもできやすかった（メモ参照）という病歴の患者さんがいたら，まずは爪の根元をみます．もし爪上皮（通称あまかわ）に赤黒い点々（出血）やその近位部の皮膚にループ状の血管拡張を認めれば，抗核抗体とSS-A，SS-Bを調べます．自己抗体が陰性でも爪基部に上記の変化があれば，なんらかの血行不良が存在します．定期的な診察が望ましいと思います．とくに凍瘡の発症が1～2年以内の場合は，今後膠原病のその他の症状が顕在化する可能性があります．

「年を取ったからしもやけになったのだろう」という考えは正しくありません．高齢化に伴う心肺機能の低下や動脈硬化によって末梢に血行不良が出たのなら理解できます．しかし，その場合は凍瘡ではなく，凍傷（末端の異常）の臨床像をとるはずです．

コメント　図1の病歴は中高年の女性の強皮症，シェーグレン症候群に典型的なものです．

メモ　おさえておきたい重要な論文

凍瘡を主訴に受診した患者さんをみた時に膠原病を鑑別することの重要性を示す論文を紹介します．

1．成人凍瘡患者の背景因子の検討

5年間に受診した成人凍瘡患者48名の背景因子を検討した．男性7名，女性41名，平均年齢53歳だった．基礎疾患はシェーグレン症候群単独が25名，他の膠原病とのオーバーラップ6名，その他の膠原病単独は5名だった．その他内科的基礎疾患があるもの6名，基礎疾患なし6名だった．抗核抗体陽性は33名，抗SS-A抗体陽性は13名で，レイノー現象を伴う患者は14名いた．（遠藤桃子 ほか: 日皮会誌 105: 1091-8, 1995）

コメント　凍瘡で初診した患者さんは，膠原病のスクリーニングが必須といえそうです．

2．膠原病患者における凍瘡の有無とその出現パターン

皮膚科患者910例（男334例，女576例，平均52.6歳）．疾患の内訳は膠

原病群80例，レイノー病43例，各種皮膚疾患787例だった．凍瘡の既往を有する患者は502例（男137例，女365例）で，年齢が高いほど多く，好発部位は手・足両方，足単独，手単独の順であった．疾患別の凍瘡合併率は膠原病67.5%，全身性強皮症（SSc）81.5%，レイノー病72.4%，不全型SSc70%，SLE68.8%，シェーグレン症候群66%，Behçet病57.1%，サルコイドーシス，関節リウマチ54.5%，皮膚筋炎50%で，**抗セントロメア抗体陽性例では75%が凍瘡**を伴っていた．凍瘡が始まった時期は幼少期出現で20歳未満消失（若年型），成人以後出現し中年期消失（中年型），毎冬出現（継続型），成人以後出現し自然消失後再燃（遅発・再燃型）に区分でき，**膠原病とレイノー病は自然消失後再燃型が多かった**．（前田 学: 西日皮膚 64: 736-41, 2002）

コメント　若いころ凍瘡になりやすかったがいったん治ったのにまた出てきた，あるいは年を取ってから凍瘡になった，という病歴では膠原病のスクリーニングがとくに必要であることがわかります．

3．30歳以上の凍瘡患者の抗核抗体について

30歳以上の凍瘡（SLE患者は除く）患者36例（女性30例，男性6例）について検討した．抗核抗体は36例中15例陽性，抗SS-A抗体は31例中1例陽性，抗SS-B抗体，クリオグロブリンとクリオフィブリノーゲンは31例すべてで陰性だった．（角田 孝彦ほか: 皮膚臨床 41: 1167-9, 1999）

2 サルコイドーシス

サルコイド病変が手指にびまん性に浸潤したもので，凍瘡と似た臨床像を呈します．季節的な変化はありません．

その他の疾患

手指に紫紅色の皮疹がスポット状にできるのは，他にSLEなどの膠原病，コレステロール結晶塞栓症，Sweet病，回帰性リウマチ，microgeodic disease，本態性血小板血症，循環器系の疾患など，多数あります（「**病歴紹介**」参照）．

病歴紹介

① [抗セントロメア抗体陽性であったびまん浸潤型サルコイドーシス]

54 歳，女性．初診 8 年前より手指に凍瘡様皮疹が出現し，近医にて抗核抗体高値を指摘された．皮疹は季節的変化なしに拡大した．手指背に軽度浸潤を触れ，びまん性に分布する紫紅色斑を認めた．レイノー症状はなかった．抗セントロメア抗体陽性だった．手背皮膚の病理組織像は真皮に島状の集塊をなす非乾酪性肉芽腫であり，画像検査で両肺門部リンパ節腫脹を認めた．（野村尚志 ほか: 臨皮 68: 791-5, 2014）

コメント　高間らは，サルコイドーシスを合併した強皮症患者 16 例中 13 例で抗セントロメア抗体陽性であり，サルコイドーシスの皮疹はびまん浸潤型がもっとも多く，予後不良因子であったと報告し，強皮症患者の手指に境界不明瞭な紅斑を認めた場合はサルコイドーシスの合併を考慮する必要があると述べています．（高間 寛之ほか: 皮膚病診療 35: 67-70, 2013）

② [コレステロール結晶塞栓症]

81 歳，男性．右足第 1 趾に皮膚潰瘍が出現し，近医で治療したが再発をくり返した．入院時，右足趾は全体に腫脹し，紫斑，チアノーゼがみられた．心房細動でワルファリンを内服中だった．生検でコレステロール結晶塞栓症と診断した．誘因としてワルファリンが考えられたが，心血管系合併症の再発リスクが高く中止できなかった．リポ化アルプロスタジル静注を行った結果，足趾の腫脹や疼痛は軽快，潰瘍は略治した．（河野真純 ほか : 皮膚臨床 55: 353-7, 2013）

③ [中條 - 西村症候群]

幼小児期，とくに冬季に手足や顔面の凍瘡様皮疹にて発症し，その後四肢・体幹の結節性紅斑様皮疹や弛張熱を不定期にくり返すようになる．（難病情報センターより）

コメント　他に手足の長く節くれだった指・関節拘縮，進行性の限局性脂肪筋肉萎縮・やせ（顔面・上肢に著明）などの症状があります．

④ [Microgeodic disease]

7 歳，女児．スノーボード帰宅後より右小趾の疼痛が出現，1 週間後より発赤，腫脹と疼痛が増強した．右小趾に凍瘡様の皮膚変化と単純 X 線で右小趾基節骨に小円形の透亮像，MRI で小趾基節骨を中心に T1 強調画像で低信号，T2 脂肪抑制像で高信号変化が認められた．初診から6カ月後に自然治癒したが，1年後に再発した．（谷内政俊 ほか: 中部整災誌 55: 311-2, 2012）

コメント 指や趾がしもやけ様に腫脹し，軽度の痛みやかゆみを伴う疾患です．小学生（6～12歳）の1指（趾）の中節骨に好発します．原因は不明で，一過性の骨循環障害と考えられています．6カ月程度で自然治癒することが多いようです．

⑤ ［Chilblain lupus，SLE］

35歳，女性．東南アジア出身で，来日して初めての冬に両手指および両足趾に有痛性の浮腫性紫紅色斑が出現した．抗核抗体陽性だった．（高田 智也ほか：西日皮膚 67: 208-10, 2005）

⑥ ［小児 SLE］

10歳，女児．顔面，上腕の紅斑，口腔内潰瘍，指趾に凍瘡が出現した．（安藤菜緒ほか: 同愛医学雑誌 23: 113-7, 2004）

⑦ ［発作性寒冷血色素尿症］

83歳，女性．鼻尖部，両耳介部，指趾末端に凍瘡様皮疹と紫斑が出現した．Donath-Landsteiner 抗体を認め，発作性寒冷血色素尿症と診断した．DIC を併発していた．（三浦由宏 ほか: 皮膚病診療 27: 63-6, 2005）

コメント 初診時の所見は全足趾末梢の壊死で，動脈硬化による末梢循環不全様（凍瘡ではなく凍傷様）だったようです．

⑧ ［本態性血小板血症］

61歳，女性．両足趾に冷感，疼痛と両足背に網状皮斑が出現し，その後足趾の疼痛が増強し，潰瘍化した．血小板数は89万だった．（小尾 真理子ほか: 皮膚臨床 45: 301-3, 2003）

コメント 網目状皮斑に痛みを伴う場合は動脈閉塞を疑います．

⑩［指趾壊死を来したSneddon症候群］

25歳，女性．左側手足の疼痛を主訴とした．小児期に凍瘡になりやすかった．15歳時に左内側症候群とレイノー症状が出現し，16歳時に結節性動脈周囲炎の診断で治療した．抗カルジオリピン抗体と抗セントロメア抗体が陽性だった．

（中野敏明 ほか: 皮膚病診療 24: 959-62, 2002）

コメント 遺伝性の進行性動脈疾患です．

まとめ

しもやけ（凍瘡）をみたら

あるシーズンから突然凍瘡が始まった場合は，それが好発時期（初冬から春先）であったとしても「何かおかしい」と考えたほうがよいかもしれません．手指に血行不良を疑うサイン（爪上皮の点状出血など）があれば，強皮症とシェーグレン症候群などの膠原病が隠れていないか，検査が必要です．

26 手が赤くて冷たい

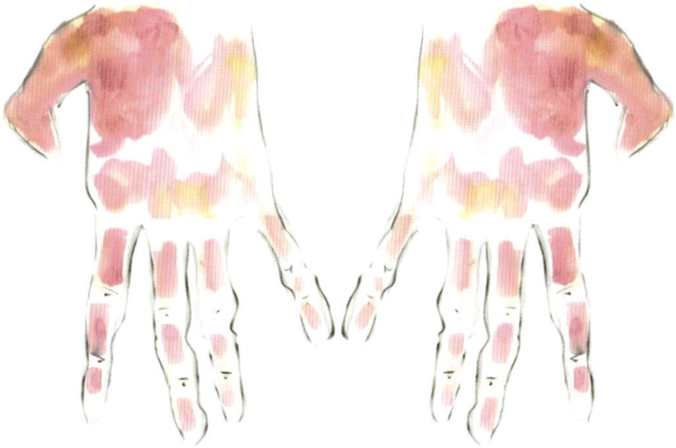

図 1

エピソード 60 歳，10 年前から両手が冷たい．近医で血液検査を受け，膠原病は否定的だといわれた．

Question

Q1 両手の冷たさを訴えたときに診察すべきポイントは？

Dr.Uhara's Advice

両手が冷たいと訴える場合は膠原病のスクリーニングが必要です.

Answer

A1

両手の冷たさを訴えたときに診察すべきポイントは？
手の冷たさを訴えたときにまず診察するポイントは，指背と爪の周囲です.

診断に至るラダー

Q「手が冷たいと訴える方はめずらしくないと思いますが．チェックすべきポイントはありますか？」

A「爪の基部を観察します．ここに出血点があれば強皮症やシェーグレン症候群などの鑑別が必要になります」

Q「図1の症例では血液検査で膠原病が否定されましたが，それでも疑うのですか？」

A「抗核抗体が陰性でも，手指に膠原病を疑う所見があれば，膠原病の症状が顕在化してこないか観察が必要です．血液検査の結果のみで膠原病を否定してはいけません．異常な皮膚症状があれば，きちんと経過をみた方がよいと思います」

解説

診断のプロセスと注意点

手が冷たいと訴える方は少なくありません．別の疾患で診察を希望した際に，ついでに相談する方もいます.

1 手をみる：強皮症，シェーグレン症候群

手が真っ赤なのに，冷たい場合は，精査を進める必要があります．ちょうど氷水に手をつけた後のような赤い手をしている場合です．まずは強皮症とシェーグレン症候群を疑います.

2 爪の基部をみる：強皮症，MCTD

次に爪の基部をみます．**爪上皮（あまかわ）の延長とそこに黒い点々（出血）**がみえたら，強皮症や混合結合組織病（MCTD），ついで皮膚筋炎を疑います．

強皮症では，皮膚硬化が進むと血管自体が破たんし，この所見は消えていきます．軽症に認められる所見です．とくに1年以内に出現した場合は，急速に進行しないか注意します．数年以上変わりがないようでしたら，息切れ（肺高血圧症）と高血圧の出現に注意します（自宅で血圧を毎日測ってもらいます）．

3 爪の周囲をみる：SLE，皮膚筋炎／多発筋炎，動脈閉塞，強皮症

次に爪の周囲を見ます．複数の指の爪の基部（根元）の皮膚に淡い紅斑があれば，SLEや皮膚筋炎／多発筋炎を疑います（**図2**）．

爪の側縁から先端にかけて紫色で痂皮や皮膚壊死，皮膚潰瘍があれば中枢（手首より近位）の血行不良（動脈硬化やバージャー病）を疑います．

爪先端の爪と皮膚の際に小潰瘍や痂皮，瘢痕があれば強皮症を疑います．

指関節背面に一致して皮疹（紅斑と角化）があれば皮膚筋炎を，**関節と関係ないところにしもやけ様の紅斑**が散在していればSLEを疑います（**図3右**）．

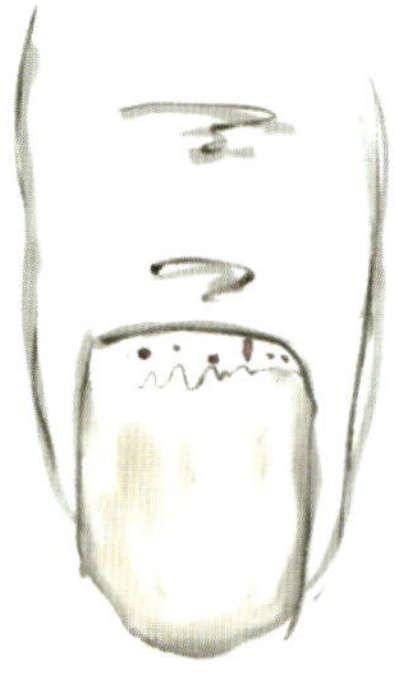

図2　手が赤く冷たい＋爪上皮が伸びて黒い点がある：膠原病のスクリーニングが必要です．（図2は強皮症です）

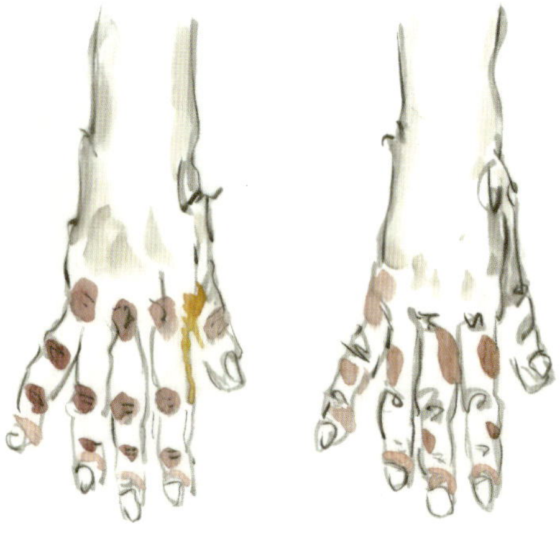

図3　膠原病の手（左：皮膚筋炎，右：SLE）

4 指の硬化の度合いをみる：強皮症，MCTD，サルコイドーシス

指が少し腫れぼったくて曲がりにくい感じがする場合は，強皮症やMCTDを疑います．**手指をめいっぱい伸展させると硬性浮腫（その後硬化へと向かう）が進んだ指は，白くなります．図2**は強皮症（末梢限局型，セントロメア抗体陽性型）のものです．セントロメア陽性の強皮症はサルコイドーシス（とくに肺病変を合併しやすいびまん浸潤型）を合併しやすいという報告があります．高間らは，サルコイドーシスを合併した強皮症16例中13例がセントロメア陽性だったと報告しています（高間寛之 ほか：皮膚病診療 35: 67-70）．手が冷たい患者さんの手指に，限局性の浸潤を触れる紅斑があったら，サルコイドーシスのスクリーニングを検討します．

5 指の関節周囲をみる：凍瘡，膠原病の凍瘡様皮疹

指の先端部は問題ないのに，指の途中や手の甲（関節の周囲）などに，痛がゆく，水っぽくふくれた赤，赤紫の丸い皮疹ができている場合は凍瘡です．前田らは，膠原病における凍瘡合併率は膠原病全体で67.5%，全身性強皮症（SSc）81.5%，レイノー病72.4%，不全型強皮症70%，SLE 68.8%，シェーグレン症候群66%，ベーチェット病57.1%，サルコイドーシス，関節リウマチ54.5%，皮膚筋炎50%，抗セントロメア抗体陽性例75%と報告しています．（前田 学: 西日皮膚 64: 736-41, 2002）

6 血液検査が陰性でも要注意

膠原病に特徴的な皮膚症状を呈するのに自己抗体が陰性の方がいます．膠原病の診断基準を満たさなくても「病気ではない」と言って帰してはいけません．患者さんは手が冷たくて困っているわけです．診断基準のみにとらわれた機械的な診療を行うと，「昨日までは診断基準を満たさなかったが，今日項目がそろったので，あなたは今日から強皮症です」といったおかしな説明になります．診断基準は難病指定や疫学調査，薬剤の効果を評価する臨床試験のための層別化に用いる指標にすぎません．診断基準を満たしても積極的な治療が必要ない方もいますし，満たさなくても手指の冷感が強く，皮膚の障害が出ていれば薬物療法が必要になります．

① [抗セントロメア抗体陽性であったびまん浸潤型サルコイドーシス]

54歳，女性．8年前より手指に凍瘡様皮疹が出現し，近医にて抗核抗体高値を指摘された．皮疹は**季節的変化を認めず**に徐々に拡大した．軽度浸潤を触れ，びまん性に分布する紫紅色斑を手指・手背に認めた．抗セントロメア抗体陽性，レイノー症状なし．手背皮膚の病理組織像は真皮に島状の集塊をなす非乾酪性肉芽腫であった．胸部X線・CTにて両肺門部リンパ節腫脹を認めた．呼吸機能検査にて閉塞性障害があり，気管支鏡検査を施行したところ，気管支壁に多数の白色扁平隆起性病変を認めた．同部位の病理組織像は皮膚と同様の非乾酪性肉芽腫であり，抗セントロメア抗体陽性のびまん浸潤型サルコイドーシスと診断した．発症から9年経過し，強皮症への移行は認めていない．（野村尚志 ほか: 臨皮 68: 791-5, 2014）

コメント　著者らは「サルコイドーシスは20年以上の長期経過後に強皮症へ移行する可能性がある，びまん浸潤型では呼吸器病変の合併が多いので，慎重に経過を追う必要がある」とコメントしています．

② [凍瘡様皮疹を契機に診断した原発性シェーグレン症候群]

73歳，女性．4年前の冬から手足や耳にしもやけ様皮疹が出現し，春に自然寛解することをくり返していたが，年々症状が悪化するようになった．初診時，両手指背，両趾背，鼻尖部と耳介に暗紫紅色の浮腫性紅斑を認めた．臨床検査では抗核抗体，抗SS-A/Ro抗体，抗SS-B/La抗体陽性，眼科所見ではSchirmer試験陽性，ガムテストでは唾液分泌量低下を認めた．唾液腺造影でstage II，唾液腺シンチグラフィーで機能低下を認めた．手指背紅斑の病理所見では表皮の肥厚，真皮浅層に炎症細胞浸潤，毛細血管の拡張，真皮の浮腫を認め，下口唇の小唾液腺では導管周囲に50個以上のリンパ球浸潤を認めた．その後，間質性腎炎，間質性膀胱炎を併発した．（竹本靖代 ほか: 皮膚臨床 49: 1479-82, 2007）

③ [プロテインS欠乏症]

50歳，女性．手指の冷感を主訴とした．親族に脳血管障害が多発していた．本人にPS遺伝子変異はなかったが，PS活性，free PSは低下していた．（南留美 ほか: 臨床血液 42: 610-5, 2001）

④［バッティング練習によって発生したhypothenar hammer syndrome］

26歳男性．バッティング練習後に右手小指球部の腫脹と環小指の冷感と疼痛を自覚するようになった．環小指には拇指等大の拍動性腫瘤も出現した．血管造影で尺骨動脈と浅掌動脈弓に動脈瘤，第３総掌動脈と小指尺側動脈の拡張と蛇行影を認めた．組織学的には真性動脈瘤で，内腔には新旧の血管形成を認めた．術後，手指の冷感，疼痛は消失した．（中島正二郎 ほか: 臨床整形外科 36: 101-4, 2001）

コメント 著者らは「hypothenar hammer syndromeは職業性のものがほとんどで，スポーツによるものは稀である」とコメントしています．

まとめ

手が冷たい患者をみたとき

- 赤く冷たい手であれば，他に膠原病を疑う皮膚所見をチェックする．まずは手指，とくに爪の根元をみる．
- 抗核抗体とSS-A，SS-Bを調べる．これらが陰性の場合でも膠原病を完全に否定しない．
- 他には，腎透析患者におけるシャントスティール症候群やcalciphylaxis，交感神経系の神経障害性疼痛，などがある．

27 手足に水疱や膿疱ができた

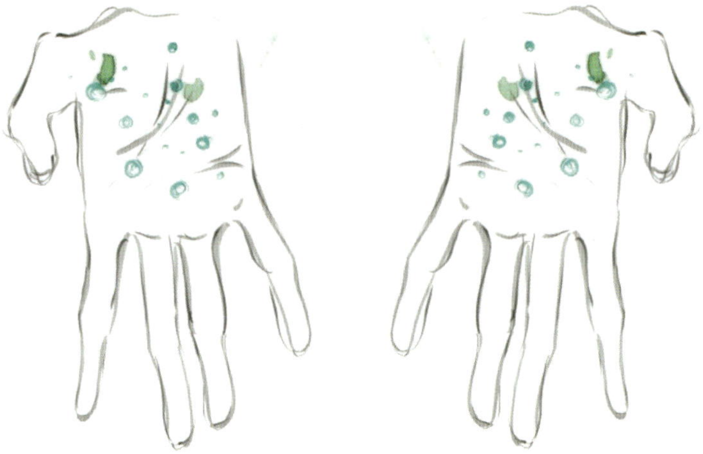

図 1

エピソード 80 歳，男性．1 週間前より両手に強いかゆみを伴う 1〜5 mm 大の水疱が多発してきた．

Question

Q1 見逃してはいけない疾患は？

Q2 よくある疾患は？

Q3 鑑別のポイントは？

Dr.Uhara's Advice

図1の病歴は，局所多汗症（異汗性湿疹）様の皮疹で発症した水疱性類天疱瘡をイメージしたものです．

Answer

A1 見逃してはいけない疾患は？

水疱性類天疱瘡（高齢者），疥癬（乳幼児の手足の膿疱），溶連菌感染症（乳幼児の指），亜鉛やビタミンなどの欠乏症です．

A2 よくある疾患は？

汗疹，異汗性湿疹，白癬です．

A3 鑑別のポイントは？

年齢と真菌検査です．

診断に至るラダー

Q「手足の水疱や膿疱の診断のポイントはなんですか？」

A「部位と対称性，限局性かどうかが診断のポイントになります．両手にあれば異汗性湿疹，利き手の1，2指に優位なら主婦湿疹，利き腕と反対の手なら白癬やローション類のかぶれ，爪の周辺に限局していて痛みが強ければ単純ヘルペスや細菌感染症，手掌の中央から手首に限局していれば掌蹠膿疱症，などです」

Q「図1の症例はどう解釈しますか？」

A「80歳という年齢と，突然両手掌に発症したかゆみの強い小水疱という点が，水疱性類天疱瘡を疑うポイントになります」

Q「手足の水疱や膿疱をみたとき，まず行うべき検査はなんですか？」

A「真菌検査です．白癬は必ず鑑別に加えるべきです．KOH鏡検で疥癬も除外できます．なお，水疱や膿疱の皮を用いた真菌検査での菌検出感度はほぼ100％といわれています．つまり菌がみつからなければ，真菌感染はほぼ否定できるわけです」

解説

手掌から指に水疱ができる疾患は比較的限られます．よくある疾患として異汗性湿疹が多いですが，見逃してはいけない疾患がいくつかありますので以下に解説します．

見逃してはいけない疾患

1 高齢者：水疱性類天疱瘡

水疱性類天疱瘡は70歳以上に好発する自己免疫性水疱症で，高齢になればなるほど有病率が高くなります．

発症早期は皮膚科医でも診断がむずかしい場合があります．全身に1～2 cm大の非常にかゆい滲出性（少し盛り上がった浮腫性）の鮮紅色斑が多発し，末梢血中の好酸球が増多します．私は過去に薬疹を疑い，内科の主治医の先生にいくつかの内服薬の中止をお願いしたところ，急に水疱ができ始めて水疱性類天疱瘡と気づいて，主治医の先生にあやまったことがあります．今は血液検査で簡単に診断できるようになりました．

水疱性類天疱瘡は手掌の小水疱で始まることがあります．高齢者に突然汗疹が出ることは稀です．また強いかゆみは水疱性類天疱瘡の特徴です．

2 乳幼児：疥癬

乳児の手掌に膿疱が多発している場合は，疥癬を鑑別します．必ず家族に同症がいます．20年前は親（性感染症での持込み），今はデイサービスに通っている祖父母などからの感染が多いと思います．

3 乳幼児：溶連菌とブドウ球菌感染症

乳幼児，小児の1本の指の爪の横にできた通常5～8 mm大の**単発**の水疱や膿疱は，溶連菌やブドウ球菌感染です．必ず疱膜を破って排膿します．抗菌薬のみでは時間がかかります．

コメント 鑑別：2～3 mmの水疱や小さい丸いびらんが数個集まっている場合は，ヘルペスを疑います（図２左）．

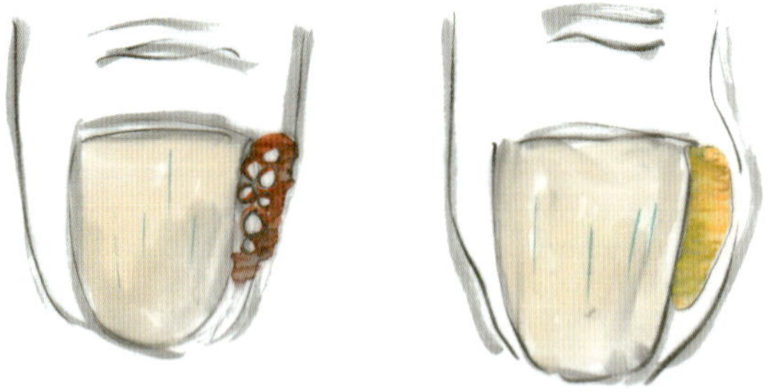

図２　ヘルペス（左），溶連菌やブドウ球菌感染（右）

よくある疾患

1 異汗性湿疹

手掌から指に水疱ができる疾患で多いのは異汗性湿疹で，指**側面**の1 mm以下の水疱，治りかけの**丸い鱗屑**が特徴です（**図３**）．炎症がおきればかゆみを伴う湿疹となります．

異汗性湿疹の原因の同定は難しいことが多いですが，金属アレルギー（ニッケルやクロムを多く含むチョコレートや豆や海藻類の多量摂取）や歯周炎が関係していることがあります．難治性の場合は金属パッチテストと歯科への紹介が必要になります．

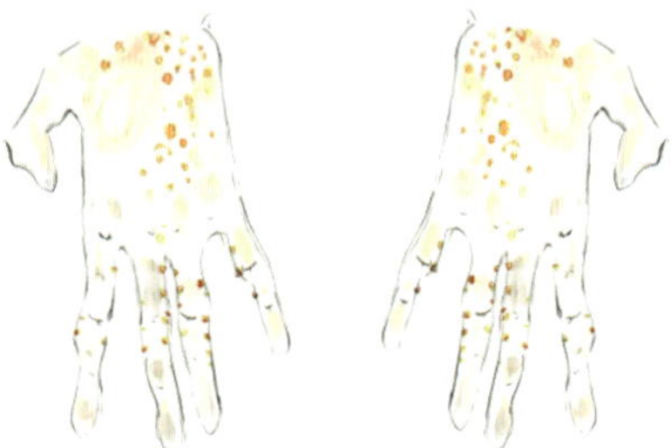

図３　異汗性湿疹：小さい水疱と発赤
片側のみなら真菌検査を行う．また，拇指球や手の中央に皮疹が集中して膿疱を伴っていれば，掌蹠膿疱症の可能性がある．

2 白癬

白癬は必ず鑑別すべき疾患であり，手に水疱や鱗屑があれば必ず検査が必要です．真菌症の臨床症状は多彩です．真菌症の症状の多彩さを知っている（腕のいい）皮膚科医は，そうでない皮膚科医より真菌検査を行う頻度が高いと信じています．

3 ガンマグロブリン大量療法後の汗疱

稀ですが，ガンマグロブリンの大量療法後に手足に小水疱が多発することがあります．神経内科にかかっていないか聞きます．

4 中年～高齢者：ペラグラ，皮膚ポルフィリン症

項（うなじ），手背（手袋型）に小水疱が出没し，小さい瘢痕や色素斑，脱色素斑，痂皮が付着した状態になります．光線過敏症です（→ p.107）．

5 乳幼児：手足口病

手足にチリチリと痛む 1 ～ 2 mm 大の紅斑ができ，皺の方向に長軸を合わせるような楕円形の白っぽい水疱が多発してくれば，手足口病です（**図 4**）．

手足の水疱はマイコプラズマや HIV 感染の急性期にも認められます．

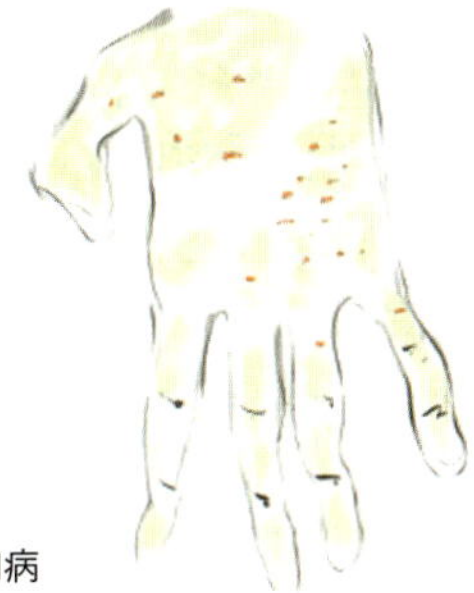

図 4　手足口病

メモ 新生児の水疱や膿疱をみたときは

新生児に細かい水疱や膿疱が多発していて，カンジダ，水痘，単純ヘルペスが否定されたときには，以下を考えます．すべて細胞診を行えば 1 分で診断できます．

- 新生児中毒性紅斑（生下時より存在し 2 ～ 3 日で消える．新生児室のスタッフがよく知っているのでほとんど紹介されない．細胞診で好酸球）
- transient myelodysplastic syndrome（ダウン症に伴う．細胞診で骨髄球や好中球）
- 色素失調症（ほとんどすべてが女児．膿疱や丘疹が線状から渦巻き状に並ぶ．細胞診で好酸球）など．

病歴紹介

① [乳児疥癬]

11 カ月，男児．体幹，手足の小水疱で受診した．体幹に小指爪甲大までの境界明瞭な浸潤を伴う紅斑が散在し，手掌，足底に皮溝に沿う円形の小水疱を認めたため，手足口病，汗疱などを疑った．病理組織所見では真皮全層の血管および付属器周囲にリンパ球浸潤を認めた．外来で経過を観察していたところ皮疹は悪化し，鏡検にてヒゼンダニの虫卵と虫体を検出した．（小野慧美 ほか: 皮膚の科学 13: 8-12, 2014）

コメント　小児の疥癬は必ず家族内に同症がいます．介護施設を利用している祖父母（同居しているとは限りません．短時間の接触でうつる場合があります）が感染源になっている場合があります．

② [アルコール依存症患者に生じたペラグラ]

33 歳，女性．初診の約 2 カ月前より手指，足趾，口囲に紫紅色の紅斑が出現した．1 週間前に日光曝露後により症状が悪化した．口囲，手背，手指，足背，足縁に紫紅色の紅斑・腫脹・鱗屑がみられ，手指・手背には水疱も散見された．**露光部**とサンダルによる摩擦部では皮膚症状は強かった．手足には灼熱感と**しびれ**も伴っていた．病理組織学的所見では，表皮細胞に空胞変性，**好酸性壊死**がみられた．また，表皮真皮境界部に液状変性があり，有棘層に裂隙を形成していた．ニコチン酸の内服により皮疹は急速に軽快し，約 2 週間で略治した．患者は約 15 年にわたり連日飲酒していたが半年前より飲酒量が増え，食事量が減った．（白瀬春奈 ほか: 臨皮 67: 1053-7, 2013）

コメント　表皮の上層が広範に層状に壊死している場合は，熱傷（家族性アミロイドーシス，神経変性疾患，糖尿病などによる感覚低下が背景にある場合がある）と栄養障害（ペラグラ，亜鉛，必須脂肪酸，担癌状態）を疑います．

コメント　光線過敏＋しびれ：ペラグラ

③ [コクサッキーウイルス A6 による成人手足口病]

コクサッキーウイルス A6 による成人手足口病患者 5 例（男性 4 例，女性 1 例，年齢 26 ～ 38 歳）の臨床経過について検討した．37 ～ 39℃の高熱を 1 ～ 2

日伴い，口腔内粘膜症状は乏しく，顔面や四肢近位側にかけて水疱よりも紅斑，紫斑，丘疹を中心とした皮疹を認めるという特徴がみられた．検出されたCA6は近年欧州で検出されたCA6と相同性が高く，1～2カ月後に爪甲脱落を伴うことが多かった．（高山恵律子 ほか: 皮膚臨床 55: 1441-6, 2013）

コメント 同じウイルス性疾患でも子どもと大人で臨床症状が異なることがよくあります．手足口病は発症早期（水疱になる前の紅斑，丘疹の時から）からちくちく，ぴりぴりした痛みを伴うのが特徴です（小児の手掌の1mm大のチクチク感を伴う赤い点状皮疹＝手足口病）．

④ [Dyshidrosiform Pemphigoid]

85歳，男性．約1カ月前より両手足に瘙痒を伴う小水疱が出現し，徐々に全身に拡大した．初診時，両手掌と足底に，びらん・潰瘍，紅色丘疹，水疱，膿疱が集簇し，一部に血疱が混じていた．血清抗bullous pemphigoid（BP）180抗体はindex値150以上だった．（山田陽子 ほか: 産業医大誌 33: 183-7, 2011）

コメント 高齢者の手足にかゆみの強い小さい水疱が突然でき始めたら，類天疱瘡を疑います．

⑤ [低亜鉛母乳による亜鉛欠乏症]

6カ月，女児．手足の先端と後頭部，さらに**口周囲**，陰部，**肛門周囲**に紅斑と水疱が出現した．ヘルペスや伝染性膿痂疹を疑って治療したが，自然軽快と再燃をくり返し，下痢や哺乳不良も認めた．入院後にウイルス検査などを行い，アトピー性皮膚炎を念頭にステロイド外用薬を開始したが改善しなかった．入院7日目に入院時の血清亜鉛が25 μg/dLと低値であることが判明し，亜鉛欠乏症と診断した．低亜鉛母乳を疑い，人工乳に切り替えたところ，皮膚症状は改善した．母親の血清亜鉛値は正常であったが母乳中の亜鉛値は10 μg/dL未満と著明に低下していた．（奥村さやか ほか: 外来小児 12: 221-5, 2009）

コメント 亜鉛欠乏は粘膜の出口（鼻腔，口囲，肛門周囲）のびらんや陰部や臀部のこすれる部位の乾癬様皮疹（表面に鱗屑を付着する境界明瞭な少し厚みを感じる紅斑）として認められます．

コメント 乳児＋乾癬：栄養素の欠乏を鑑別する.

---

⑥ [Infantile acropustulosis]

症例1 14日，男児．生後13日目より両手足の膿疱出現で受診し，主に両手背，足背に径2 mm大の膿疱がみられた．

症例2 10カ月，男児．生後6カ月ごろより両手足に小水疱，膿疱が出現した．

症例3 2歳8カ月，女児．半年前から両手足に瘙痒を伴う小水疱，膿疱が出現した．

3例とも，小膿疱の直接鏡検では疥癬や真菌要素は検出されず，一般細菌培養，真菌培養検査も陰性だった．ステロイド外用薬使用により皮疹は約1週間でほぼ消褪した．本症の原因は不明であるが自然消褪する疾患である．（久原友江 ほか: 臨皮 61: 322-5, 2007）

---

⑦ [Blistering distal dactylitis]

33歳，女性．発熱，咽頭の違和感，右拇指に小水疱が出現した．好中球優位の白血球増加，CRPとASOの軽度上昇，尿潜血を認め，皮疹部からA群溶連菌が検出された．（高城倫子 ほか: 皮膚病診療 27(Suppl): 11-4, 2005）

---

⑧ [アリルイソプロピルアセチル尿素による固定薬疹]

41歳，男性．口唇と両手足の**類円形**の紅斑，水疱，びらんを主訴として来院．初診約2週間前にクミアイ解熱鎮痛錠を内服しており，過去に2度，同剤内服後に同様の皮疹が発症していた．（林 宏明 ほか: 日皮アレルギー会誌 12: 82-6, 2004）

コメント 2～3 cm程度までの**真ん丸い**暗紅色紅斑をみたら，必ず固定薬疹を鑑別にあげます．同じ場所にくり返し，色素沈着を残します．口唇と陰部に好発し，水疱と痛みを伴うためヘルペスとよく間違われます．アスパラガス，ラクトース，レンズ豆，チーズ，トニックウォーターなどの食品でおきることもあります．

---

⑨ [成人の手足に生じたブドウ球菌性水疱性膿痂疹]

30歳，男性．初診時，両手掌と足蹠に2～3 mmの小水疱・膿疱・びらんが多発し，指背には中央に臍窩を伴う小水疱も伴っていた．10年前よりアトピー性皮膚炎．血算・血液生化学所見は異常なく，尿所見も免疫血清学的にも正常域で，単純ヘルペスウイルス抗体価・マイコプラズマ抗体価ともに正常域であった．手掌の水疱と咽頭から *Staphylococcus aureus* を検出した．（藤本栄大ほか: 皮膚病診療 23: 17-20, 2001）

コメント 真菌検査と細菌培養は大切です．

⑩［新生児の sucking blister（おしゃぶり水疱）の３例］

３例とも在胎週数，分娩様式は正常であり，アプガースコアも良好であった．また外表奇形もなかった．発生部位は拇指または示指背側基部より前腕橈骨側にかけての皮膚であり，全例両側性に認められた．（戸倉新樹 ほか: 皮紀要 87: 149-51, 1992）

⑪［Recurrent bullous eruption of the hands and feet の母子例］

37 歳女性と 11 歳男児の親子．ともに生後数カ月ごろより主に夏季に両手足の水疱が出現するようになった．瘢痕，稗粒腫，爪変形はなかった．電顕的には基底層，有棘層下部の裂隙形成，同部の表皮細胞内の tonofilament の凝集像を認めた．（古江増隆 ほか: 臨皮 36: 1185-90, 1982）

⑫［肺炎マイコプラズマ感染性発疹症 とくに手足に限局した小水疱］

粟粒大から半米粒大の密生小水疱から単発性孤立性の大型水疱まで多彩な皮疹を示し，再発のみならず再々発まで観察した．１例は典型的マイコプラズマ肺炎を併発し家族内感染も認めたが，残りの４例では肺炎の合併はなかった．（秋田晴男 ほか: 皮膚臨床 25: 63-70, 1983）

コメント サイトメガロウイルスとマイコプラズマも，水疱症の鑑別疾患に必ず入れておく必要があります．

まとめ

手足の水疱をみたときに重要な疾患を見逃さないためのポイント

・高齢者に突然始まったかゆみの強い小水疱……水疱性類天疱瘡
・乳幼児の手掌の小膿疱……疥癬
・アルコール多飲やホームレスの後頸部と手背の小水疱，紅斑，色素斑，脱色素斑が混在した汚らしい皮膚……ペラグラ，晩発性皮膚ポルフィリン症
・チクチク痛む 1 mm 以下の紅斑丘疹がその後白い水疱になる……手足口病
・爪周囲に楕円形で 1 個のみの水疱……溶連菌かブドウ球菌感染症
・爪周囲に小さい水疱が数個集まった状態（ピリピリ痛い）……ヘルペス
・発熱＋体幹にまばらに小水疱
……水痘の出始め，マイコプラズマ，サイトメガロウイルス
・手掌に細かい水疱＋指側縁に 1 ～ 2 mm の丸い鱗屑
……局所多汗症（手の水疱でもっとも多い疾患）
・手掌の細かい水疱＋湿疹……歯根炎，金属アレルギー
・手掌の細かい水疱（自覚症状なし）……ガンマグロブリン大量投与時

28 四肢の出血斑

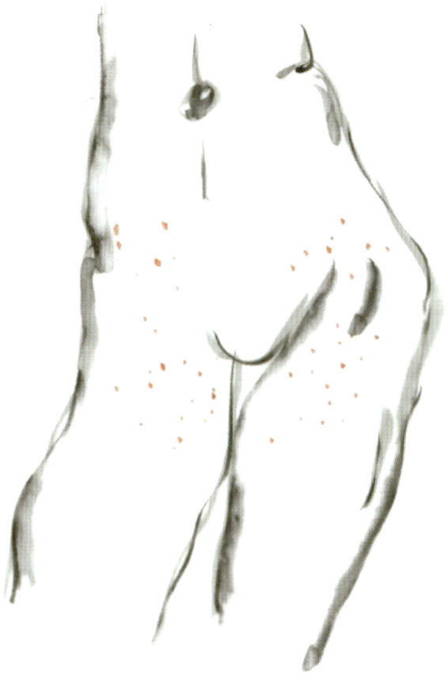

図 1

エピソード

30 歳，女性．1 週間前より発熱と全身倦怠感，両側の手足のむくみと膝関節の腫脹と疼痛，両大腿に点状出血が出現してきた．

Question

Q1 四肢の紫斑で見逃してはいけない疾患は？

Q2 よくある疾患は？

Q3 診断のポイントは？

Dr.Uhara's Advice

図1の病歴は伝染性紅斑（ヒトパルボウイルスB19感染症）をイメージしたものです．ただし，伝染性紅斑より危険な疾患がありますので，まずは，それらを鑑別しなければいけません．

Answer

A1	四肢の紫斑で見逃してはいけない疾患は？ 血管炎，血栓症，血液疾患，重症感染症，重症薬疹です．
A2	よくある疾患は？ 老人性紫斑，色素性紫斑病，うっ滞性皮膚炎です．
A3	診断のポイントは？ 紫斑は面か点状か，浸潤を触れるか，全身症状の有無です．

診断に至るラダー

Q「全身に点状の出血斑があるときの診察のポイントを教えてください」

A「皮膚科でよくみるのは，数mm大までの細かい紫斑が下肢を中心にときどき上肢に多発している患者さんです．まず，紫斑かどうかの確認と血管炎の可能性を調べるために皮疹を指で押して，次にぱっと離して，押していた部分の赤みが消えるかどうか（図2：消えなかったら紫斑，消えたら紅斑です），そして浸潤（わずかな

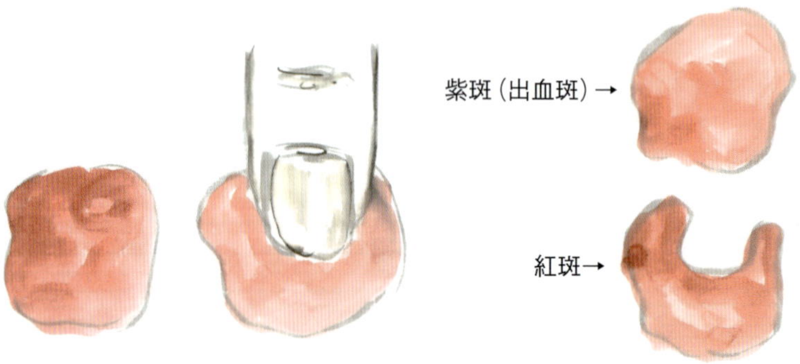

図2　紅斑（炎症性の血管拡張）と紫斑（出血斑）の見分け方

しこり）を触れないか確認します．浸潤は血管炎の存在を示唆しますが，本当に軽くなでないとわかりません．浸潤がある場合は生検，ない場合は他の臨床症状や血液検査結果が診断に有用となります．血管炎が確認できたときは年齢が重要で，若年者では溶連菌感染症，中高年以上では内臓がんが隠れていることがあります」

Q「図1の症例はなんでしょうか？」

A「図1は成人の伝染性紅斑をイメージしたものです．若い女性にSLE様症状と1 mm以下の非常に細かい点状出血があったら同症を疑います」

解説

見逃してはいけない疾患

1 紫斑に浸潤を伴っているとき

◆ 血管炎（アナフィラクトイド紫斑病，皮膚型結節性多発動脈炎など）

下肢は紫斑の好発部位です．紫斑をみたときはまず指でそっとさすってみます．軽い浸潤を伴っていないか確認するためです．浸潤があるとわずかなしこりを感じます．

この紫斑の浸潤は「しこり」というほど厚くありません．わずかに厚みを感じる程度です．このわずかな厚みが感じられるようであれば，血管炎の可能性が高くなります．アナフィラクトイド紫斑病や皮膚型結節性多発動脈炎が代表的な疾患です．

アナフィラクトイド紫斑病は真皮の血管炎で，血管周囲に好中球の浸潤と核塵を認めます．この病理組織学的変化を白血球破砕性血管炎といいます．アナフィラクトイド紫斑がその代表ですが，クリオグロブリン血症，SLEに伴う蕁麻疹様血管炎など，多数の疾患が同じような病理所見を呈します．もちろん臨床も似ています．したがって，紫斑に浸潤を伴っていたら生検が必須となります．

2 浸潤を伴わないとき

浸潤を触れないときは，紫斑をおこす血管炎以外の疾患の鑑別に入ります．

◆1．薬疹，ウイルス感染症

全身あるいは体幹あるいは四肢に左右対称性に広範囲に出ていれば薬疹，ウイルスなどの感染症を疑います．

また，**口蓋部に点状出血**があれば，感染症を疑うサインになります（溶連菌やウイルス感染症に伴いますが，疾患特異性はありません）．

◆2．蜂窩織炎，壊死性筋膜炎

蜂窩織炎などの局所の急性の細菌感染症を疑ったときに，もし紫斑が混在していれば，病巣の広さに関係なく重症の軟部感染症に移行する危険性を考えます．とくに症状の発現が1日以内の場合で水疱や血疱がある場合は，救命措置がとれる医療機関にただちに送ります．壊死性筋膜炎の可能性が高いからです．

◆3．ツツガムシ病，日本紅斑熱，HIV 感染

ウイルスやリケッチア感染症でも点状紫斑が出ます．全身に細かい点状出血が出ていても，基本的には全身症状が安定していて血液検査で大きな問題がなければ，経過観察でよいと思います．強い倦怠感，頭痛，咽頭痛などがあれば，念のためツツガムシ病，日本紅斑熱，HIV などを疑います．

◆4．伝染性紅斑

20～40 歳代の女性に急に発熱，関節痛，手のむくみ感など，一見 SLE 様の症状に大腿などに 1 mm 以下の点状出血が出たときは，伝染性紅斑を疑います．

> **コメント** 図1の病歴は成人の伝染性紅斑をイメージしたものです．女性＋突然の手のむくみ＋関節痛＋四肢の細かい点状出血で，伝染性紅斑を疑います（成人では頬に皮疹は出ません）．

3 点状紫斑をみたときの注意点

血小板減少症や抗凝固療法を受けていると，本来紫斑を伴わないような疾患にも点状の紫斑が混じる場合があります．その場合は紫斑部分を引き算して鑑別疾患を考える必要があります．

メモ 血管炎をおこす薬剤

皮膚の血管炎を疑ったときにも薬剤による可能性をまず否定します．陳によれば，薬剤性の血管炎の特徴は，

1) 内服から血管炎発症までの期間は数日から10年，平均2～3年と遅いため，長く飲んでいるからといって否定しない．

2) P-ANCA が陽性になる場合があるが，薬剤中止により抗体価は低下する．

3) 治療については，薬剤中止に加えてステロイドの全身投与が必要である．

また，疑うべき薬剤は，甲状腺薬のプロピルチオウラシウル，チオウラシール，プロパジール，チアマゾール，降圧剤のヒドララジン，リウマチ薬のペニシラミン，高尿酸血症薬のアロプリノール，抗てんかん薬のフェニトイン，ミノサイクリン，アスピリン，プランルカスト水和物などであると述べています．

(陳 科榮：日皮会誌 125: 2427-34, 2015)

よくある疾患

◆ 老人性紫斑

紫斑は凝固線溶系の異常あるいは血管が傷んでおきる出血ですから，皮膚科医にとっても緊張が走る皮疹です．しかし，日常診療で元気な方が紫斑を主訴に受診したときに，注意すべき疾患は限られます．

頻度が高いのは，高齢者の前腕から手背に斑状に出る老人性紫斑です（**図3**）．「ぶつけた記憶」はまずありません．皮膚軟部組織の脆弱化による皮膚の剥離を伴うこともあります．抗凝固療法やステロイドの内服や外用を行っていると，さらに紫斑は出やすくなります．

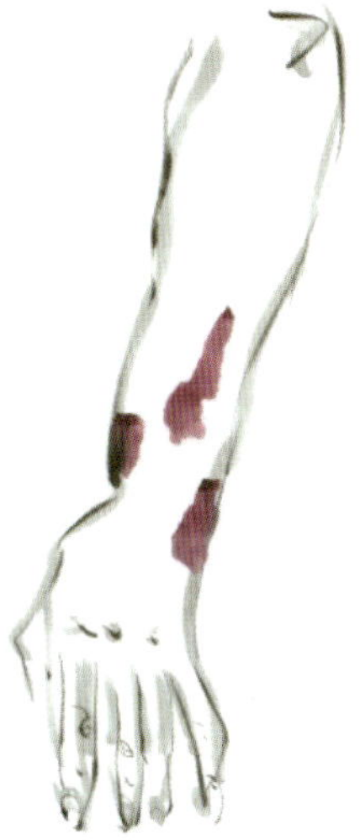

図3　老人性紫斑
老人性紫斑ができやすい人は皮膚が弱くなっているため皮が剥離することがよくある．通常の被覆剤は粘着性が高く，交換時にさらに皮膚がむけてしまうことがあるため，非固着性被覆材のハイドロサイトADジェントルやメピレックスボーダー（いずれも商品名）を使うとよい．

病歴紹介

① **[ヒトパルボウイルスB19]**

30歳，女性．38℃の発熱，両上肢から手背に網目状紅斑があり，両下肢には直径約1 mmの点状紫斑が多発し，前腕，下腿より遠位には軽度腫脹があった．両側の肘，膝，手，手指，足関節に強い疼痛があったが，粘膜症状および表在リンパ節腫脹はなかった．（清島真理子 ほか：皮膚病診療 27: 361-4, 2005）

コメント 著者らは「成人ヒトパルボウイルスB19感染症はリウマトイド因子陽性や関節リウマチ様症状を呈し，一時的に関節リウマチの診断基準を満たすこともある」とコメントしています．

コメント 両大腿から下腿にかけて点状出血は，成人ヒトパルボウイルスB19感染症の特徴的な皮疹の1つです．両手のむくみも特徴です．

② [Calciphylaxis]

76歳，男性．慢性腎不全で**血液透析中**．続発性副甲状腺機能亢進症で副甲状腺摘出術および組織自家移植を受けている．大腿部の**有痛性紫斑**が出現，徐々に疼痛が増強した．単純X線で大腿動脈の石灰化と皮下細小血管と思われる網状石灰化を認めた．（渡邊成樹 ほか: 泌尿器科紀要 56: 597-600, 2010）

コメント **非常に痛い**地図状から放射状形態を示す紫斑とその中央のいびつな潰瘍＋放射状から枝状紅斑はCalciphylaxisを疑う所見です．痛みが強いのは動脈閉塞による酸素欠乏のためです．

③ **[びまん性大細胞型B細胞性リンパ腫に合併したクリオグロブリン血症性紫斑]**

63歳，男性．半年前より下腿に出没をくり返す皮疹があった．初診時，下肢末梢に軽度の色素沈着を認めたのみであったが，寒冷期に入り増悪し，点状および丘疹状の**有痛性紫斑**が出現した．また，**下腿の浮腫**と**四肢のしびれ**を伴い，**発熱**が持続した．血清クリオグロブリンが陽性であったため，基礎疾患の検索を開始した．C型肝炎や膠原病はなかったが，CTで肝臓に11 cm径の腫瘍があり，腹部傍大動脈領域に腫大したリンパ節を認めた．（平井郁子 ほか: 臨皮 69: 221-5, 2015）

コメント

浸潤を伴う紫斑と四肢末梢の**しびれ**（神経炎）と**筋肉痛**は血管炎を疑う重要な所見です．これに痛みや末梢の浮腫や発熱を伴っていれば，全身疾患による動脈の閉塞を疑います．クリオグロブリンにはモノクローナルとポリクローナルがあり，前者は血栓のみ，後者は血管炎をおこします．C型肝炎や関節リウマチに伴うことがあります．

④［シェーグレン症候群］

44歳，女性．1年前から運動等の負荷後に**両下腿に点状の紫斑**が出没するようになった．病理組織所見で，真皮中下層の血管周囲に強いリンパ球浸潤を認め，lymphocytic vasculitisの像であった．（塚崎直子 ほか: 皮膚病診療 23: 287-90, 2001）

コメント

女性の下肢に浸潤を触れない小型の紫斑が多発したら高γ-グロブリン血症とシェーグレン症候群とリウマチを鑑別疾患に入れます．

⑤［低補体性蕁麻疹様血管炎を伴ったIgG4関連疾患］

57歳，男性．約1年前より両下腿に紫斑が出現した．約4カ月前より下腿の疼痛と全身の蕁麻疹様皮疹が出現した．両下肢に網状の皮疹と斑状の紫斑を認め，拇指頭大の無痛で弾性硬のリンパ節を多数触知した．末梢血検査でIgG高値（5,556 mg/dL），IgG4（>1,500 mg/dL）の著増と，画像検査では自己免疫性膵炎と胆管炎の所見を認めた．生検組織像は白血球破壊性血管炎だった．（小林秀俊 ほか: 聖マリアンナ医大誌 41: 205-10, 2013）

⑥［*Vibrio vulnificus*による壊死性筋膜炎］

60歳代，男性．2日前より両下肢の疼痛が出現した．初診は意識清明，血圧61/43 mmHg，脈拍107/分，体温は36℃．両下腿は暗紅色調を呈し，右足底と左足関節内側には紫斑と水疱があり，圧痛が著明であった．CKの著明な上昇があり，DICと多臓器不全により入院3日目に死亡した．アルコール性肝障害があり，発症2～3日前に鮨を食べていた．（平井崇士 ほか: 徳島赤十字病医誌 18: 66-70, 2013）

コメント

軟部細菌感染症における紫斑や水疱（血疱）の存在は壊死性筋膜炎のサインです．早急に画像検査（単純XPでガス像，できればMRI）を行い，必↘

↘要あれば試験切開して筋膜の状態をチェックします．*vibrio vulnificus* は慢性の肝炎や肝硬変のある方が夏に近海物を食べて感染します．

⑦［劇症型溶血性連鎖球菌感染症］

30 代，女性．左上肢と左下肢に**非常に強い痛み**が出現し，**救急要請**により受診した．体温 37.8℃，左手掌と左足背に発赤，腫脹，疼痛，熱感を認め，蜂窩織炎として抗菌薬の投与を開始した．第 3 病日に血圧低下，播種性血管内凝固症候群を認め，**左足に水疱**，**紫斑**が出現した．CPK が 2,207 IU/L に上昇したため直ちにデブリードマンを行った．血液培養と左足の組織から A 群溶血性連鎖球菌が検出された．基礎疾患はなし．3 週前に中耳炎の治療を受けた．（戸田和美 ほか: 臨皮 67: 891-6, 2013）

コメント **健康な方＋非常に強い痛み**（救急車を要請するような）を伴う軟部感染症は溶連菌感染（とくに壊死性筋膜炎や TSLS）を疑って準備します．急速（時間単位）な病巣の広がり（初診時に病巣辺縁にマジックで線を引いて拡大の様子を観察しやすくします）や紫斑や水疱は壊死性筋膜炎を疑う非常に危険なサインです．総合病院へ紹介する場合もマジックで病巣境界部に印をつけ，時刻もマジックで皮膚に書いて送り出せば，時間単位の変化が紹介先でも確認できます．

⑧［Schamberg 病］

55 歳，男性．両下腿に点状の紫斑が出現し，その後褐色の皮疹が混在して融合傾向を示すため皮膚科を受診した．臨床所見より特発性色素性紫斑，そのうちの斑状型である Schamberg 病と診断された．（岡田直己 ほか: 日東医誌 61: 924-9, 2010）

コメント Schamberg 病などの慢性色素性紫斑病は湿疹の要素をもつ紫斑で全身的な問題をおこす疾患ではありません．下腿に島状に多発します（拡大すると点状出血は環状を呈しているのがみえます）．

⑨［Cushing 症候群を呈した多発性副腎皮質腺腫］

45 歳，女性．無月経，高血圧で治療を受けていたが，打撲による右肋骨骨折，腰痛，四肢の**紫斑**，顔面の浮腫と痤瘡，下腿浮腫が出現してきた．血液検査で白血球増多が持続した．CT で両側副腎腫大を指摘された．（吉住秀之 ほか: ホルモンと臨床 57: 164-71, 2009）

コメント 過剰な副腎皮質ホルモンにより皮膚が脆弱化するため紫斑が出現すると思われます．

⑩［アセトアミノフェンによる過敏性血管炎］

60 歳，男性．38℃台の発熱，全身倦怠感，関節痛が出現し，感冒薬を内服したが改善せず近医を受診，アセトアミノフェン，アスピリンが処方された．両下腿に浮腫と紫斑が出現した．尿蛋白(+)，潜血(3+)で，炎症反応高値，軽度の腎機能障害，LDH の上昇，C3，C4，CH50 の低下を認めた．降圧薬を除く前医処方薬を中止したところ，紫斑はほぼ消失した．（芝原友也 ほか: 日内会誌 103: 152-4, 2014）

コメント 薬剤性を常に頭の隅に置いておくことが重要です．

⑪［肺癌に続発した電撃性紫斑病］

52 歳，女性．肺癌の化学療法中に両下腿に腫脹と疼痛が出現した．深部静脈血栓症と診断し，抗凝固療法が行われた．5 日後より足趾の水疱を認め，さらに 9 日後には急激に左下肢・両足趾に広範な紫斑・水疱が出現した．抗凝固療法および新鮮凍結血漿の投与と局所処置を行ったが，2 カ月後に多臓器不全で死亡した．（平田祐子 ほか: 皮膚臨床 54: 209-13, 2012）

コメント プロテイン S，プロテイン C およびアンチトロンビン欠損症は，日本人の 3 大先天性血栓性素因です．いずれも常染色体優性遺伝病で，ヘテロ変異保有者は深部静脈血栓症を，ホモおよび複合ヘテロ接合の重症型は新生児期に電撃性紫斑病をおこします．成人は下肢の深部静脈血栓症をおこすことが多く，足のむくみ，正座不能，疼痛と赤紫色の腫脹がみられます．この血栓の一部が流れて肺血栓塞栓症をおこすと胸痛と呼吸困難などを来します．女性の習慣性流産の原因にもなります．小児は血栓を発症しにくいのですが，播種性血管内凝固症候群などを来します．ヘテロ変異でも二次的な因子低下要因があれば，電撃性紫斑病を来します．四肢先端の壊死，紫斑，発熱，腎不全，ショックなどを呈し，脳梗塞・出血，硝子体出血などをおこします（難病情報センター HP より）．

⑫ [Intravascular large B-cell lymphoma]

59 歳，男性．発熱，呼吸苦で ARDS と診断され，ステロイドパルス療法等を行ったが多臓器不全に陥り，当院救急部へ転院した．重症感染症を疑って抗菌薬投与，持続性血液濾過透析を行ったが全身状態は改善しなかった．左大腿部に浮腫を伴う毛細血管拡張と前胸部の点状紫斑について皮膚科をコンサルトされた．sIL-2R が高値だった．生検で診断した．（中込大樹 ほか: Skin Cancer 24: 225-8, 2009）

コメント　不明熱 +LDH 高値はリンパ腫の鑑別が必要になります．Intravascular Large B-cell Lymphoma は皮膚症状がない場合が多いですが，腫瘍塞栓の症状として皮斑（網目状の紅斑），毛細血管拡張，点状出血などを認めることがあります．

⑬ [スギヒラタケ脳症]

71 歳，女性．話し方がおかしいとの指摘で近医受診し，構音障害，右上下肢麻痺を認め，当院神経内科を受診した．意識障害 JCS Ⅲ -200，いびき様呼吸で四肢麻痺があり，脳幹梗塞あるいは急性脳炎を疑い治療された．下腿の皮疹で皮膚科を紹介された．両側下腿側面に浸潤を触れない一部線状から樹状の紫紅色で一部褐色の紫斑を認めた．また，貧血，血小板減少，腎機能低下，高血糖と血小板関連 IgG 陽性であった．長年のスギヒラタケ大量摂取が判明した．第 45 病日には後遺症もなく独歩退院した．（東 直行 ほか: 皮膚臨床 50: 467-72, 2008）

コメント　診断学の一歩目は中毒の除外です．常用薬の他に毎日摂取している食品，サプリメントなどを聞く必要があります．

⑭ [感染性心内膜炎]

29 歳，女性．2 カ月前より発熱と頭痛，その後四肢末梢に有痛性の紫斑が出没するようになり，同部位の腫脹も伴うようになった．内科で不明熱と貧血の精査中に皮疹について皮膚科をコンサルトされた．初診時，左Ⅰ・Ⅱ趾腹側，左拇趾球に**有痛性の紫斑**を認めた．心エコー検査で僧帽弁に疣贅形成を認め，血液培養にて *Streptococcus mitis*（*Streptococcus viridans* 属）が検出された．

（内平美穂 ほか: 西日皮膚 68: 500-3, 2006）

⑮ [クリオグロブリン血症を合併した多発性骨髄腫]

51 歳，女性．約 3 カ月前に両足のかゆみと痛みを伴う皮疹が出現した．両足外果周囲と踝に紫斑を，両下腿には淡褐色調の分枝状皮斑を認めた．病理組織像では真皮浅層の血管内に好酸性無構造物質が充満していた．多発性骨髄腫が発見された．（芳賀貴裕 ほか: 臨皮 59: 735-7, 2005）

コメント 分枝状皮斑は真皮深層から皮下脂肪組織レベルの血管閉塞によります．閉塞は塞栓（血栓，コレステリン，凝固した蛋白，リンパ腫など）か，血管壁の壊死（血管自体がつぶれる PN 関連の血管炎など）でおきます．

⑯ [Davis 紫斑]

7 歳，女児．1 カ月前より両下肢に暗青褐色の境界明瞭な紫斑を多数認め，下腿伸側および足関節の紫斑は圧痛があり，左肩には圧痛と浸潤のない境界明瞭な紫斑を認めた．1 週間で紫斑は完全に消失し，以後再発を認めない．（前島英樹 ほか: 皮膚病診療 27: 389-92, 2005）

コメント よくわからない病名ですが，20 ～ 40 歳代の女性の下肢にできる紫斑として鑑別疾患にあがります．紫斑を見たときは短期間で治るか，随伴する症状が出てこないかフォローが必要と思われます．

まとめ　下肢の紫斑における重要ポイント

- 浸潤を触れる紫斑……血管炎（アナフィラクトイド紫斑病など）
- 強い痛みを伴う紫斑（＋/－中心部の痂皮，壊死，潰瘍）
　……皮下脂肪以深の動脈炎や動脈閉塞
- 持続する浮腫＋紫斑……脈管肉腫
- 蜂窩織炎＋紫斑……壊死性筋膜炎
- メラノーマの術後フォロー中の紫斑……皮膚転移
- 下腿末梢 1/3 から足首の前内側部の斑状の紫斑……色素性紫斑病，うっ滞性皮膚炎
- 感冒症状＋手のむくみ＋関節痛＋腹部から大腿の点状出血
　……伝染性紅斑，HIV 感染急性期，日本紅斑熱
- 炎症や浸潤を伴わない紫斑をくり返す
　……Cushing 症候群，Ehlers-Danlos 症候群，児童虐待
- 甲状腺疾患，てんかん，痛風……薬剤性
- 顔……アミロイドーシス（骨髄腫など）

29 下腿が腫れた

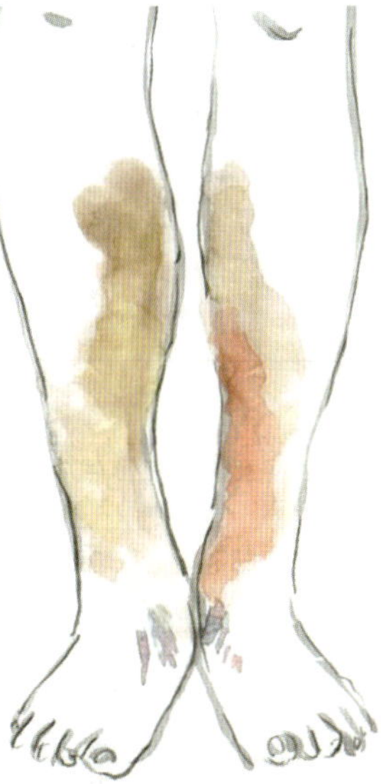

図 1

エピソード

60歳代，女性．2カ月前より両下腿に浮腫が出現した．1カ月前より左下腿内側に発赤と圧痛を伴う板状の硬結が出現した．近医で抗菌薬を1週間投与されたが改善しなかった．両下腿の浮腫と下腿内側から内果にかけて紅斑と圧痛を伴う板状の硬結を触れた．

Question

Q1	見逃してはいけない疾患は？
Q2	下肢がむくむ（＋/－発赤）よくある疾患は？
Q3	診断上重要なポイントは？

Dr.Uhara's Advice

図1の病歴は静脈うっ滞に伴う皮下脂肪織炎(sclerosing panniculitis)をイメージしました．下腿前内側(脛骨部)が好発部位です．

Answer

A1

見逃してはいけない疾患は？

ただちに治療を開始する必要がある疾患は，深部静脈血栓症，細菌感染症(蜂窩織炎から壊死性筋膜炎)，好酸球性筋膜炎です．

A2

下肢がむくむ(+/−発赤)よくある疾患は？

片側性で熱感や痛みを伴っている場合は，丹毒，蜂窩織炎，滑膜嚢胞への感染，うっ滞性脂肪織炎あるいはsclerosing panniculitis(両側にもおきます)です．

片側性で炎症症状がない場合は，それより近位部にリンパの流れを遮る「何か」があるかもしれません．

両側で赤みなどの炎症がない場合は薬剤性(カルシウム拮抗薬，漢方薬)，鼠径から骨盤腔内の占拠病変(がんなど)，低蛋白，の有無をチェックします．

下腿が慢性的にむくんでいる場合は，日中(車)椅子に座らされている高齢者です．

A3

診断上重要なポイントは？

急性か慢性か，両側か片側か，炎症症状があるか，痛いかかゆいか，何ともないか，冷たいか温かいか，皮膚以外の症候，糖尿病の有無です．

診断に至るラダー

Q「膝から下がむくんできたときの診断の流れはどうなりますか？」

A「片側か両側か，炎症（発赤）があるか，急性（とくに発症1日以内かどうか）か慢性か，が診断の参考になります」

Q「片側の場合の考え方を教えて下さい」

A「急性で，片側で発赤があれば，細菌感染症を疑います．強い自発痛や患部から近位に向かって線状の紅斑（リンパ管炎）があれば溶連菌感染の疑いがあります．発症1日以内の場合は壊死性筋膜炎やtoxic shock-like syndromeのような重篤な病態に移行しないか注意します．血圧と体温と血液検査ではCPKとDダイマーが必須です．CPKが高い場合は壊死性筋膜炎（CTなどの画像検査や試験切開を要する），発症後1～2日経っているのにCRPが1以下の場合は静脈血栓症や皮下出血の可能性が出てきます」

Q「むくみが両側に発生しているときは，どう考えますか？」

A「両側で発赤や痛みなどが軽い場合は，薬剤性（カルシウム拮抗薬，漢方薬），鼠径から骨盤腔内の占拠病変（がんなど），低蛋白，長時間の（車）椅子使用，しびれなどを伴えばPOEMS症候群や脚気などを疑います」

Q「図1の症例はどう考えますか？」

A「図1は慢性に進行した両側性のむくみで，片側に板状の硬結と圧痛があります．下肢のむくみで日常的に多いのは静脈うっ滞に伴う浮腫であり，出血をくり返すと下腿内側が板状硬結になります．また，ヘモジデリン沈着により褐色の色素沈着を伴うのが特徴です．この疾患は痛みと発赤があるため，感染症と間違われやすいです」

解説

診断のポイント

診断のポイントは，急性か慢性か，むくみが両方か片側か，発赤や熱感などの炎症症状を伴っているか，です．

1 むくみが片側で，熱感や痛みがある

◆ 細菌感染症（丹毒，蜂窩織炎，壊死性筋膜炎）

片側で熱感や痛みを伴っていれば，丹毒や蜂窩織炎といった細菌感染症を疑います．よく見るのは丹毒，蜂窩織炎，滑膜嚢胞への感染です．必ず痛みを伴う所属リンパ節の腫脹がないかチェックします（下肢は鼠径，上肢は腋下）．圧痛を伴うリンパ節腫脹があれば感染症の可能性が高くなります．次に体温と血圧と血液検査でCRP，CPKをチェックします（検査値の意義についてはp.57，136を参照）．

◆ **要注意：壊死性筋膜炎への移行**

リンパ管に沿って近位に向かう線状の紅斑を伴えば，溶連菌を疑います．溶連菌感染を疑ったらペニシリン系抗菌薬とクリンダマイシンの投与を開始する必要があります．さらに紫斑や水疱，血疱を伴っていれば壊死性筋膜炎の可能性があり，MRI などの画像検査と一部を切開して筋膜の状態を確認する必要があります．

◆ **要注意：基礎疾患に糖尿病がある場合**

糖尿病がある場合も十分な対応が必要です．とくにコントロール不良の糖尿病患者の足は，もともとかなり阻血状態になっています．細菌感染がおきると感染部位に血液が集まり，そのほかの領域が血液をうばわれます．糖尿病患者の下肢に細菌感染がおきると感染自体が危険であるばかりか，感染のない部位も阻血によって壊死する（真っ黒になる）危険性があるのです．

◆ **蜂窩織炎の治療**

蜂窩織炎の治療は長めに行います．個人的には症状が完全になくなってから 1 ～ 2 週は内服を続けるようにしています．とくに蜂窩織炎の初回治療が大切で，1 回の再発が慢性再発性蜂窩織炎の原因となる感じがするからです（再発による瘢痕化により菌がトラップされやすくなる）．蜂窩織炎における細菌の侵入経路は局所の皮膚だけとは限りません．上気道から入って下腿のような血流の悪い（袋小路）部位に留まって発症することも少なくないと思います．

◆ **鑑別：皮下の出血（うっ滞性脂肪織炎）**

細菌感染症と鑑別が必要なのは皮下の出血です．頻度が高いのは静脈うっ滞（下肢静脈瘤）からの出血で，下腿正中から内側に縦長の楕円形の皮疹として認められます．発症早期は熱感を伴い，蜂窩織炎とまぎらわしいのですが，抗菌薬に反応せず（2 ～ 3 週以上症状が続く），CRP もせいぜい 1 mg/dL 前後にとどまります．

皮下出血が慢性化すると，褐色調で固い板状のしこりになります．うっ滞性脂肪織炎あるいは sclerosing panniculitis などと呼ばれていますが，実態は赤血球の持続的な漏出です（**図 2**）．弾性包帯やストッキングが有効です．

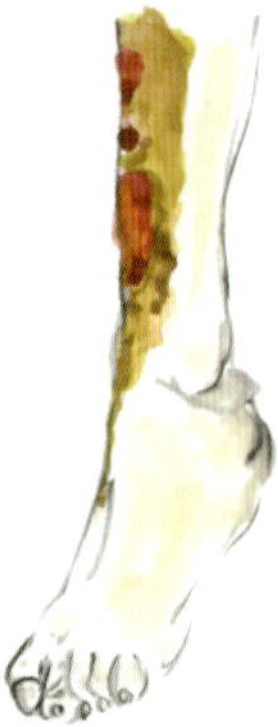

図 2　静脈うっ滞に伴う脂肪織炎：色素沈着（出血後のヘモジデリン沈着）を伴う．くり返すと瘢痕様（強皮症様）に固くなる．

2 むくみが片側で熱感や痛みがない

◆ 深部静脈血栓症，その他（腫瘍など）

片側で赤みや熱感などの炎症がない場合は，まず深部静脈血栓症を鑑別します．**健側より冷たく**，色は赤あるいは白色調（貧血様）です（**図 3**）．何ともいえないだるさや痛みを訴えることもあります．

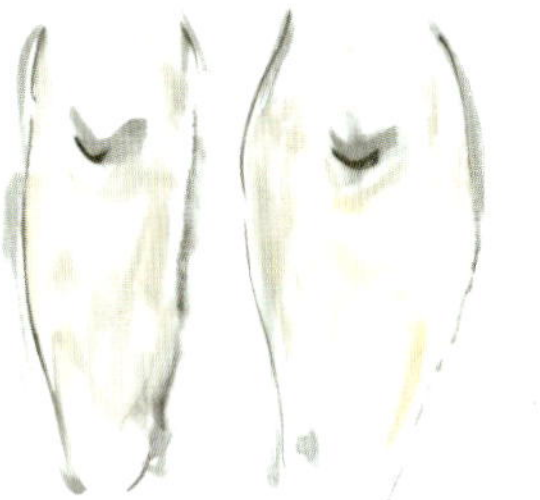

図３　健側より冷たくて重苦しいだるさがあれば，深部静脈血栓症を鑑別する（D ダイマーを調べる）

深部静脈血栓症を疑ったら，すぐに D ダイマーを測ります．D ダイマーは皮下出血でも高くなるので注意します．

エコーで深部静脈血栓症が否定できたら，次は，近位にリンパ流の流れを妨げる「何か」がないか調べます（後述の 5 参照）．鼠径のリンパ節を触り，骨盤 CT を撮ります．

3 むくみが両側で急性，熱感や痛みがある

◆ 好酸球性筋膜炎，RS3PE 症候群

両側に対称性に**突然むくみが発症**し，**発赤などの炎症反応を伴っている**場合は，好酸球性筋膜炎と RS3PE 症候群を疑います．

好酸球性筋膜炎は圧痕を残さない浮腫で，早期に治療を始めないと不可逆性の皮膚硬化とそれに伴う可動制限が残ってしまいます（疾患の説明は p.223 を参照）．早期診断が重要です．RS3PE 症候群は高齢者に好発する圧痕を残す浮腫です（こちらの説明も p.223 を参照）．

どちらも内臓がんが隠れていることがありますので，中高年に発症した場合はチェックが必要です．

4 むくみが両側で慢性，静脈の怒張がある

うっ滞性の浮腫を疑います．

5 むくみが両側で慢性，熱感や痛みが少ない

◆ 物理的な原因，その他（腫瘍など）

高齢者で**両側**の下腿が慢性的にむくんでいるが**炎症がない**場合は，物理的な原因がひそんでいるかもしれません．

とくに自力で姿勢を変えることが困難な高齢者が日中（車）椅子に座らせられている状態は，むくみの原因になります．1時間に数分程度横になる，あるいはむくみ防止のストッキング使用などの工夫が必要です．

また，薬剤性（カルシウム拮抗薬，漢方薬），鼠径から骨盤腔内の占拠病変（がんなど：必ず鼠径リンパ節が腫れていないか診察し，必要があれば骨盤CTを撮像します），低蛋白の有無をチェックします．下肢のむくみに対して利尿剤のみで様子をみてはいけません．

また，しびれを伴えばPOEMS症候群や脚気（認知障害，息切れ，味覚障害，歩行困難），多毛を伴えば甲状腺疾患やPOEMS症候群，卵巣腫瘍，多嚢胞性卵巣症候群，副腎腫瘍を疑います（「**病歴紹介**」参照）．

① [好酸球性筋膜炎]

20歳代，男性．1カ月前より両前腕と両下腿に腫脹が出現した．初診時，**手指と足趾を除く**両側の前腕と下腿に対称性に**疼痛を伴う浮腫と皮膚硬化**を認めた．四肢に軽度の関節痛を伴っていた．レイノー現象や爪上皮出血点は認めなかった．**末梢血好酸球増多とアルドラーゼ上昇**があり，MRIにて有痛部に一致して下腿筋群に異常信号を認めた．（冬野洋子 ほか: 西日皮膚 75: 211-4, 2013）

コメント 著者らは「激しい運動後に発症することがある」とコメントしています．

コメント 好酸球性筋膜炎による筋膜の線維化は一度完成すると基本的に不可逆性であり，関節可動制限や手あるいは足根管症候群の併発の恐れがあります．したがって速やかに治療を開始する必要があります．MRIも早期診断に役立ちます．

② [Cancer-associated fasciitis panniculitis]

67歳，男性．胃癌の後，肺，肝，骨転移に対して化学療法中だった．両下肢にびまん性の腫脹，硬化，紅斑が出現したため当科を受診した．初診時，両下肢に筋把握痛を伴うびまん性腫脹，硬化，紅斑を認め，硬化による歩行困難を認めた．臨床検査では好酸球およびCEAの高値を認めた．当初，好酸球性筋膜炎と考えたがステロイド治療に抵抗性であった．（下川稚代 ほか: 皮膚病診療 27 Suppl: 35-8, 2005）

コメント 好酸球性筋膜炎が中高年に発症した場合は，内臓がんの精査が必要です．

③ [脛骨前粘液水腫]

48歳，女性．2カ月前より四肢に浮腫が出現し，内科で強皮症や好酸球性筋膜炎などが疑われ精査されたが異常はないため，皮膚科に紹介された．前腕伸側と下腿脛骨前面に**多毛を伴う浮腫性硬化**を認めた．甲状腺のびまん性腫大，ばち状指もみられ，甲状腺機能検査ではTSH低値とTS抗体陽性を認めた．下腿前面の生検組織像では真皮は浮腫状でアルシアンブルー染色により淡青色に染色された．1年前に甲状腺眼症を生じ，加療中であった．（齋藤まるみ ほか: 臨皮 59: 654-6, 2005）

④［RS3PE 症候群様症状で発症した肺癌］

79 歳，男性．初診 4 カ月前から両下肢と足背の浮腫が出現し，次第に手指と両手関節の腫脹，手関節と足関節の熱感，疼痛を自覚するようになった．胸部 X 線写真で腫瘤影を指摘され，気管支鏡検査で肺癌と診断された．肺がん術直後より関節症状が速やかに改善した．（濱中瑠利香 ほか: 肺癌 51: 253-8, 2011）

コメント 著者らは「RS3PE 症候群は腫瘍随伴症候群の一つであり，高齢者に急速に進行する浮腫を伴った関節炎では悪性腫瘍の合併も念頭に置き，全身精査を行う必要がある」コメントしています．

⑤［関節リウマチに合併した Yellow Nail 症候群］

71 歳，女性．65 歳ごろより，両拇指，母趾爪が肥厚し黄色くなった．その後，顔面，両手，下腿の浮腫が生じるようになった．関節リウマチで，63 歳よりブシラミンを内服していた．（中條園子 ほか: 皮膚臨床 46: 907-9, 2004）

⑥［POEMS 症候群］

59 歳，男性．両足の異常感覚，両下腿の浮腫，**左手の異常感覚**から**両下肢脱力**を伴うようになり，**蛋白尿**が出現した．全身皮膚に色素沈着，四肢に**剛毛**，両下腿と足背に浮腫を認めた．（野中俊章 ほか: 佐世保市立総合病院紀要 38: 9-11, 2012）

コメント 皮膚症状が目立たない場合は，脚気も鑑別となります．

⑦［極端な偏食により湿性脚気，大球性貧血，壊血病を呈した 1 症例］

34 歳，男性．1 カ月前より嘔気と**四肢・体幹の痛み**，その後**両下肢に浮腫**が出現して体幹，左腕に拡大してきた．低アルブミン・カリウム血症，大球性高色素性貧血，四肢の**腱反射の消失**，CK 上昇，葉酸とビタミン B12 欠乏に伴う大球性高色素性貧血，BNP 高値，便潜血陽性を認め，胸部 X 線では両側胸水と CTR 拡大がみられた．（吉野鉄大 ほか: 綜合臨牀 58: 2189-91, 2009）

コメント 脚気はなんとなく昔の病気のような気がして忘れがちです．神経症状を伴うため POEMS 症候群などを疑って内科からコンサルトされるかもしれないので，皮膚科医としても頭の隅に置いておく必要がありますね．

⑧ [Nonepisodic angioedema with eosinophilia]

30歳，女性．1カ月前から両前腕ならびに下腿の浮腫が出現し，また，膨疹もくり返すようになり，初診前の**1週間で体重が3 kg増加**した．末梢血好酸球の増多が認められた．（井川哲子 ほか: 旭川厚生病院医誌 16: 77-81, 2006）

コメント　20～30歳代の女性＋突然の四肢の浮腫＋体重増加＋好酸球増多 がキーワードです．

⑨ [四肢のリベドを契機に診断したCushing症候群]

38歳，女性．2年前より疲労時や早朝に**両下腿の浮腫，倦怠感**を自覚していたが，数カ月前より四肢の**リベド**が出現し，下肢浮腫が持続するようになった．生検組織には血管炎や血栓塞栓像はなかった．甲状腺機能，抗核抗体に異常はなく，尿検査では尿蛋白が陽性であった．リベドの原因を特定できず，経過を観察していたところ，顔は丸くなり，両下腿の浮腫も増悪してきた．CTで副腎腫瘍が発見された．（佐藤誠弘 ほか: 皮膚臨床 52: 59-62, 2010）

コメント　リベド（皮斑）とは網目状を呈する紅斑です．きれいな網なら生理的血管拡張で問題ありませんが，ぼろぼろにちぎれた網（木の枝状の分枝した状態）なら血管炎（結節性多発動脈炎）と血栓症（抗リン脂質抗体症候群）を疑う危険なサインです．

⑩ [成人の伝染性紅斑]

成人の伝染性紅斑，22例中女性が21例で，15例は30歳代だった．37.5℃以下の微熱43%，全身倦怠感59%，関節痛（主に膝，手指）59%，**手指や下腿の浮腫感**55%，指の朝のこわばりが27%にみられ，**手指や下腿の浮腫感および朝の指のこわばりは成人例の特徴**と考えた．（篠田英和 ほか: 臨皮 48: 31-6, 1994）

コメント　成人の伝染性紅斑は小児のそれと臨床症状が異なります．ポイントは周囲の流行，手足のむくみ，四肢の非常に小さい点状出血です．SLEに似ています．

⑪ ［糖尿病性シャルコー関節］

82歳，女性．2カ月前より左足関節から足背が腫脹してきたが，痛みがないため歩行していた．初診の数日前に左足を捻って歩行困難となった．糖尿病と認知症がある．臨床所見と単純X線から診断した．（鳥飼大剛 ほか: 中部整災誌 57: 913-4, 2014）

コメント 皮膚科の教科書には普通出ていませんが，皮膚科を受診する可能性があります．糖尿病患者の足が腫れたらまずは細菌感染症を疑い，単純X線（軟部ガス像と骨病変のチェックのため）を撮像します．

⑫ ［深部静脈血栓症疑いで紹介されたBaker嚢腫破裂］

42歳，男性．右下肢に圧痛を伴う腫脹が出現し，深部静脈血栓症を疑われた．血液検査上，炎症反応及びDダイマーの上昇を認めた．超音波検査でcystic massを認めた．血栓はなかった．（神原 保 ほか: 静脈学 20: 134, 2009）

コメント 何らかの原因で皮下軟部組織にある程度の量の出血がおきると熱感，痛み，紅斑を伴う腫脹を呈します．本症は細菌感染症，深部静脈血栓症との鑑別が問題になります．

まとめ

下腿が腫れて受診したとき，危険な疾患を見逃さないためのポイント

- 突然＋片側＋だるい（痛みなし）＋冷たい……深部静脈血栓症
- 突然＋片側＋紫斑 / 水疱……壊死性筋膜炎
- 突然＋片側＋激痛 / 線状にリンパ管炎……溶連菌感染症
- 突然＋感染症疑い＋糖尿病……糖尿病の存在自体が危険（敗血症や患肢の壊死）
- 徐々に始まった両下腿のむくみ＋四肢末梢のしびれ……POEMS症候群，脚気
- 徐々に始まった両下腿のむくみ＋/－糖尿病，飲酒量多い，胃切除の既往……脚気
- 薬剤性……カルシウム拮抗薬，漢方薬

30 下肢の痛みを伴うしこり

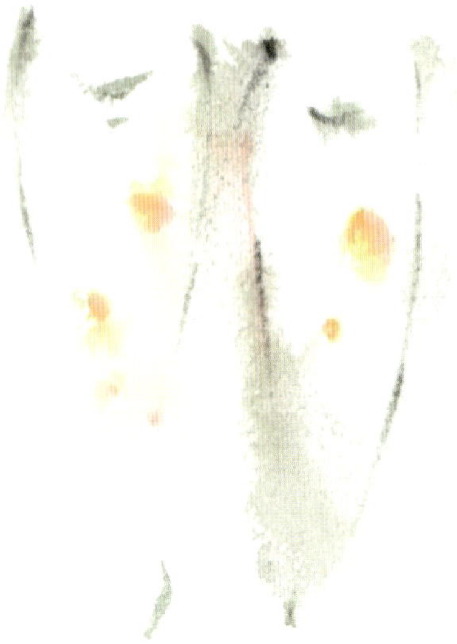

図 1

エピソード　42 歳，女性．数日前から発熱と関節痛とともに，下腿に 2 ～ 3 cm 大の圧痛を伴うしこりが数個出現してきた．

Question

Q1 絶対に見逃してはいけない命にかかわる疾患は？

Q2 よくある疾患は？

Q3 ほかに注意すべきポイントは？

Dr.Uhara's Advice

図１は結節性紅斑をイメージしています．ただし結節性紅斑は症状名ですから，原因の検索が必須です．

Answer

A1

絶対に見逃してはいけない命にかかわる疾患は？
結核，悪性リンパ腫，結節性多発動脈炎です．

A2

よくある疾患は？
とくに思い当たる誘因がなく急に下腿に圧痛を伴う数cm大までの硬結が多発し，表面皮膚も淡く赤い場合にもっとも頻度が高いのは原因不明（基礎疾患を伴わない）の結節性紅斑です．

A3

ほかに注意すべきポイントは？
皮疹が下腿の前面に多いのか後面に多いのか，倦怠感，微熱，食欲低下などがないか，内服している薬剤，下痢，腹痛，筋肉痛の有無です．

診断に至るラダー

Q「下腿に親指大以上の，押すと痛い赤い皮疹が多発してきたときの診察の流れを教えてください」

A「問診では２点が重要です．まず，発症からの期間です．２～３週以内の発症で軽快しつつあればあまり問題ありません．次に，過去に同様な症状がなかったかです．くり返すようであれば，発症のたびにしつこく基礎疾患を探す必要があります．いずれにしろ生検，胸部レントゲン写真，血液尿検査一般は必須です」

Q「図1の症例はなんでしょうか？」

A「図１には典型的な結節性紅斑の病歴を示しました．ですが，結節性紅斑は症状名であり，原因検索が重要になります」

解説

結節性紅斑の臨床診断は１～２例経験すれば比較的簡単です．しかし結節性紅斑という病名は症状病名ですので，何らかの基礎的な原因が隠れていることがあります．多くはウイルスなどの市中の感染症に伴うもので，１カ月程度で軽快していく場合がほとんどです（**図1**は結節性紅斑を疑うものですが，それ以上でもそれ以下でもありません）．したがって，慣れてくると「ああ，結節性紅斑ね」と臨床診断のみで経過をみてしまうことがあります．しかし，ときどき恐ろしい疾患が隠れていることがあります．

見逃してはいけない疾患

1 結核

◆注意すべき他の症状やポイント

高齢者，結核の既往歴，出身国（アフリカ，アジア，南米などの高蔓延国からの就労者）．

◆まず行う検査

皮膚生検．

◆ポイント

結核に伴って下腿に出てくる痛みのある硬結は，バザン硬結性紅斑が有名です．結節性紅斑の多くは下腿の伸側（前面）にできることが多いのに対して，バザン硬結性紅斑は下腿の屈側（後面）に好発し，潰瘍を伴うこともあります（**図2**，下腿前面に発症する場合もあります）．皮膚科の研修を始めるとすぐに病理組織カンファレンスで両者の鑑別法を勉強することになると思います．もっとも重要な鑑別点は炎症の首座と血管炎の有無であり，結節性紅斑は脂肪

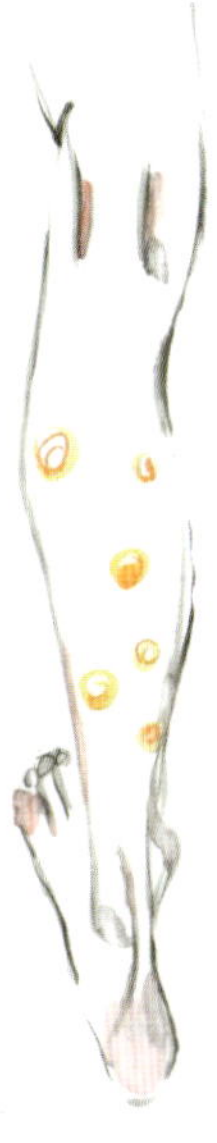

図２　しこりが下腿後面に集中している場合は，バザン硬結性紅斑の血管炎を疑う

組織の間質（脂肪蜂巣を分ける結合織部），バザン硬結性紅斑は脂肪蜂巣内に細胞浸潤が多く認められます（と，教科書には書いてありますが，実際はなかなかむずかしい場合もあります．バザン硬結性紅斑は間質＋脂肪蜂巣の炎症＋血管炎と覚えておいた方がよいかもしれません）．

結節性紅斑とバザン硬結性紅斑の好発部位に差があるのはなぜでしょうか．私が考えるに，下腿の前面外側から後面の皮下には立派な筋肉が存在します．筋肉が下にあるということは血行がきわめて良好であることを示しています．血行が良好な部位に集中して皮膚や皮下組織が痛むということは尋常なことではありません．血管が閉塞しているか（血管炎），組織を破壊するものの存在（悪性リンパ腫やリパーゼなどの酵素）を疑わなければいけません．基本的に結節性紅斑には血管炎はなく，バザン硬結性紅斑にはあることになっています．

2 悪性リンパ腫，深在性エリテマトーデス

◆注意すべき他の症状やポイント

年齢（10歳代～30歳代），性別（女性），全身的にはほかに症状（発熱など）があまりないこと．

◆まず行う検査

皮膚生検．

◆ポイント

皮下に圧痛を伴うしこりを触れるが，突然始まった感じはなく，なんとなく気づいて少しずつ悪くなってきた，あるいは良くなったり悪くなったりしている（経過は月単位で2～3カ月以上続いている，あるいは出没している），全身症状はない，というような慢性の病歴で，皮下脂肪に球形から板状のしこりを触れる場合に考える疾患は，まず，深在性ループスエリテマトーデスと悪性リンパ腫です．

リンパ腫では，皮下脂肪織炎様T細胞性リンパ腫，メトトレキサート（MTX）関連のB細胞（**病歴紹介⑥**参照）やNK/T（EBV関連）リンパ腫，成人T細胞性白血病などが鑑別にあがります．初期は生検組織像でも鑑別がむずかしいことがありますので，くり返し生検を行う必要があります．また，これらの疾患を疑っている時に発熱が出現した場合は，T細胞性リンパ腫では赤血球貪食症候群，深在性エリテマトーデスでは全身型エリテマトーデス（他の臓器障害）へ

の進展の可能性があります．熱が出たらすぐに連絡するように伝えます．血清LDHが異常高値を示していれば要注意です．

3 動脈炎

◆注意すべき他の症状やポイント

倦怠感，筋肉痛，咳（喘息の既往を含めて）．

◆まず行う検査

皮膚生検．

◆ポイント

皮膚科で診察することの多い動脈炎で下腿の皮下硬結を呈するのは，結節性多発動脈炎です．下腿に樹枝状から稲妻状の線状の紅斑（皮斑，リベド）を呈することが多いのですが（**図3**），稀に皮下硬結になることもあります．皮疹に筋肉痛を伴う疾患はたくさんありますが，注意すべき疾患は血管炎（膠原病関連），皮膚筋炎，悪性リンパ腫です．

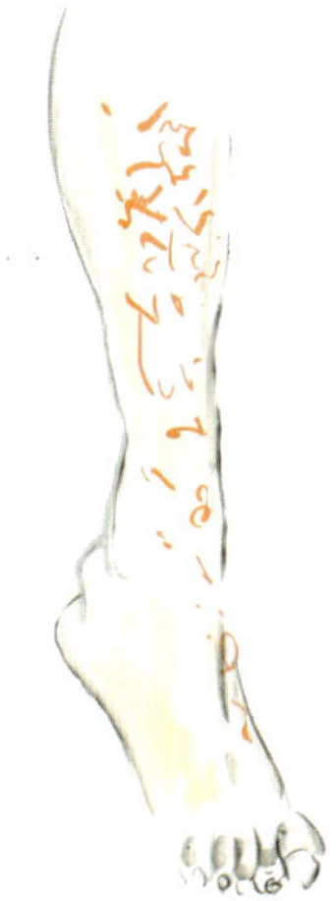

図3　結節性多発動脈炎：リベドを呈している

稀だが注意すべき疾患

サルコイドーシス，ベーチェット病，膵疾患に伴う脂肪織炎（pancreatic panniculitis：漏出したリパーゼによる脂肪融解）などです．その他の稀な疾患は最後の「まとめ」（→ p.294）を参照してください．

よくある疾患

1 結節性紅斑（2～3週間で治るもの）

2～3週間で治る結節性紅斑の多くは原因不明で，ウイルスなどの感染症由来と考えられます．基礎疾患がないことを確認すれば，消炎鎮痛剤で様子をみてよいと思います．

◆**注意点**

1～2カ月を超えて症状が続くか，あるいは再発した場合は，再度しきりなおしの検査が必要になります．私の経験では結節性紅斑の出没をくり返した10年後に結核が顕在化した症例がありました．また，結節性紅斑，アフタ性口内炎，外陰部潰瘍を生じベーチェット病を疑った30歳代の南米出身の日系人の女性が結核だったこともありました．

結節性紅斑をくり返す患者は基礎疾患がいつ顕在化するかわからないので，このことを患者さんに十分説明し，再発時は同じ医療機関（できれば初診医の外来）を受診することをおすすめしています．

メモ その他の皮下のしこり

充実性のしこり（結節）

- 以前からあった球形のしこり（脂肪のかたまり）が赤くなって痛くなってきた
  ……炎症性粉瘤
- 薄茶色でレンズ状に盛り上がる1 cm以下の硬い結節
  ……皮膚線維腫（SLEや糖尿病で多発）
- 板状の非常に硬い皮下結節……石灰化上皮腫（表面皮膚が水がたまったように赤く浮腫状になることがある）
- 歯科治療後，下顎，無痛……放線菌症
- 掌蹠の皮下に1 cm以下のしこりが多発
  ……Palmar fibrosis（指の進展障害がおきていることあり）
- 関節リウマチ患者の肘，手，アキレス腱上の皮下結節……リウマトイド結節
- 足底の皮内から皮下の球形のしこり
  ……粉瘤（出口がはっきりしない．HPVが関与）
- 皮下脂肪内のレンズ状（そろばんの玉様）結節
  ……脂肪腫（痛みがあれば血管脂肪腫）

液体が入っているようなしこり（嚢胞）

- 液体が入っているような感じの球形の嚢胞が多発している……多発性脂腺嚢腫
- 瞼外側上方眼窩縁の嚢胞……Dermoid cyst（眼窩内に入り込んでいることがあるので切除する場合は必ず画像検査）
- 関節周囲の5 cm以上の大型の嚢胞（肘から前腕伸側，仙骨部，膝下，足首）
  ……滑液胞
- 外陰部の少し青みがかった嚢胞……アポクリン系の嚢胞

① [バザン硬結性紅斑]

54 歳，女性．3 カ月前より下腿に圧痛を伴う硬いしこりができた．組織像は小葉性脂肪織炎が主体で結核様の肉芽腫と葉間組織内の小血管の壊死や閉塞が認められた．（堀米玲子 ほか：皮膚病診療 27: 365-8, 2005）

コメント　結節性紅斑とバザン硬結性紅斑は，皮膚科医の研修を始めたころに誰もが鑑別に苦労する疾患です．組織学的に前者は septal panniculitis で血管炎なし，後者は lobular panniculitis で血管炎あり，と教科書に記載されています．しかし血管炎がはっきりしないと両者を鑑別することはそれほど簡単なことではありません．臨床的には結節性紅斑は下腿前内側や足首が，バザン硬結性紅斑は下腿外側から後面に優位に分布することが多いと言われています．

② [Neutrophilic panniculitis]

47 歳，男性．数日前から両下肢に，圧痛を伴う拇指頭大から手掌大までの，境界がやや不明瞭で皮下に硬結を触れる紅斑が多数出現していた．骨髄異形成症候群で，皮疹発症数日前に G-CSF 製剤が投与された．生検組織像では脂肪組織に小葉中心性の好中球の浸潤を認めた．（早石佳奈 ほか: 皮膚の科学 12: 280-4, 2013）

コメント　好中球が浸潤する部位によって臨床症状が異なり，Sweet 病，汗腺炎，毛包炎，皮下脂肪織炎，leukocytoclastic vasculitis などとして認められますが，これらをひっくるめて好中球性皮膚症と呼ぶことがあります．

③ [*Mycobacterium chelonae* による皮膚非結核菌抗酸菌症]

76 歳，女性．左膝窩に圧痛を伴う皮疹を自覚し，徐々に拡大した．左膝窩の中心部から下方にかけて軽度隆起する圧痛を伴う紅斑局面がみられ，一部は角化していた．関節リウマチと気管支喘息のため，長期間にわたりプレドニゾロンの内服を行っていた．生検組織像は肉芽腫で，Ziehl-Neelsen 染色で多数の抗酸菌が散見され，塗抹検査では Gaffky 7 号だった．（吉村順子 ほか: 皮膚臨床 55: 1367-71, 2013）

コメント　皮内から皮下の浸潤を伴う皮疹の表面が角化や乳頭状，顆粒状を呈する場合（つまり表皮にでこぼこした変化が来る場合）も抗酸菌感染症や深在性真菌症を疑います．

④［関節リウマチ患者に生じたメトトレキサート関連 diffuse large B-cell lymphoma］

79歳，女性．左下腿に圧痛を伴う拇指頭大の紅斑と硬結を4カ所に認めた．約10年前からの関節リウマチ（RA）の治療に対しメトトレキサート（MTX）を内服中だった．MTXの中止により皮疹は軽快した．（小原勇気 ほか：皮膚臨床 55: 749, 2012）

コメント 一部の悪性腫瘍を除き，診断学の一歩は薬剤や中毒の鑑別から始まります（北里大学名誉教授の西山茂夫先生のお言葉）．リンパ腫さえ薬剤でおきうるという例です．なお，薬剤性の悪性リンパ腫を疑うキーワードは，リウマチ＋MTX＋下肢の結節や皮膚潰瘍です．

⑤［結節性紅斑を生じた小児エルシニア感染症　川崎病の診断基準を満たした1例］

6歳，女児．くり返す有痛性の紅斑と発熱，腹部症状を主訴に当院小児科に入院した．組織像はseptal panniculitisで，結節性紅斑と診断した．発熱，四肢末端の落屑，紅斑，苺舌，頸部リンパ節腫脹など川崎病の診断基準を満たしたため，γ-グロブリン，アスピリン投与を開始し軽快した．川崎病の診断基準を満たしたが，**腹部症状や結節性紅斑，井戸水の使用歴**があり，エルシニア感染症を疑った．2回の便培養は陰性だったが，血清抗体価が上昇していた．（野田和代 ほか：西日皮膚 74: 405-8, 2012）

コメント この症例は2つの重要な教訓を含んでいます．1つめは診断基準をうのみにしないこと，もう1つは，診断基準にない余分な症状があったときに「いろいろな症状が出る疾患だからまぁいいか」と思わない姿勢です．腹部症状や結節性紅斑から診断にたどり着いた主治医たちの姿勢は素晴らしいと思います．

⑥［多発性の有痛性皮下結節を呈した成人T細胞白血病／リンパ腫］

77歳，女性．両下肢は左側優位に腫脹し，大腿部を中心に鶏卵大までの暗紫色で圧痛を有する皮下結節が散在していた．表在リンパ節は触知されず，発熱はなかった．HTLV-I抗体陽性（38.3倍），可溶性IL-2Rは7,680 U/mLで，皮膚のSouthern blot法でHTLV-Iprovirus遺伝子のモノクローナルな組み込み，および

TCR Cβ1 の遺伝子再構成がみられた.（中原とも子 ほか: 皮膚臨床 54: 520-1, 2012）

⑦［クローン病に伴った結節性紅斑］

75 歳，女性．約 1 カ月前より**下痢**と同時に両膝の紅斑に気づいた．膝・肘・手関節部に圧痛・浸潤を伴い，硬結を触れる紅斑を認めた．（竹島千夏 ほか: 皮膚臨床 53: 817-9, 2011）

コメント 結節性紅斑を疑ったら**下痢**の有無を聞くと，前述のエルシニア感染症や，このクローン病などの診断の糸口になるかもしれません．下痢の有無は腸疾患の合併を疑うポイントになります．

⑧［Loefgren 症候群］

65 歳，女性．2 週間前から咳嗽，両膝と足関節痛，両膝蓋の紅褐色結節と両下腿に鶏卵大までの圧痛のある淡紅色斑が出現した．病理組織と血液検査と血清両側肺門リンパ節腫脹よりサルコイドーシスと診断した．関節炎，結節性紅斑，両側肺門リンパ節腫脹を 3 主徴とする急性サルコイドーシスを Loefgren 症候群という．（田村梨沙 ほか: 臨皮 64: 1017-20, 2010）

コメント やはり生検は重要ですね．

⑨［皮膚二核顎口虫症］

44 歳，男性．ペルーから帰国して数日後より咽頭痛と頭痛，右膝上方の熱感と軽い圧痛を伴う腫脹が出現した．当初整形外科で蜂窩織炎として治療したが，皮疹が右膝上方→右大腿上方前面→同後面→右膝上方内側へと移動した．好酸球は 21.4% まで増加した．ペルーで生魚料理セビッチェを食べていた．（姜 朱美 ほか: 皮膚病診療 31: 977-80, 2009）

⑩［Davis 紫斑］

7 歳，女児．1 カ月前より両下肢に暗青褐色の境界明瞭な紫斑を多数認め，下腿伸側および足関節の紫斑は圧痛があり，左肩には圧痛と浸潤のない境界明瞭な紫斑を認めた．1 週間で紫斑は完全に消失し，以後再発を認めない．（前島英樹 ほか : 皮膚病診療 27: 389-92, 2005）

⑪ [下肢静脈不全に伴う偽カポジ肉腫]

82歳，男性．半年前より両第Ⅰ趾に圧痛を伴う皮疹が出現し，徐々に足底，足関節へと増数，拡大した．（高橋千晶 ほか：皮膚臨床 56: 765-7, 2014）

コメント 血管腫様だが痛みが非常に強い場合はAVシャントを疑います．他に痛い血管腫として血管芽細胞腫があります．

⑪ [コレステロール結晶塞栓症]

76歳，男性．両足趾と足底に有痛性の皮疹が出現した．初診時に両側の足背，足趾，足底に圧痛の強い暗赤色斑がみられた．組織学的に皮下脂肪織内の閉塞した血管内に紡錘形の裂隙が認められた．（津田昌明 ほか: 市立秋田総合病院医誌 11: 59-61, 2001）

コメント 点状の紫斑＋痛みは微細な動脈閉塞（塞栓や血栓）を疑う所見です．指先や爪の下なら敗血症に伴う微小血栓症（細菌性心内膜炎に伴うOsler結節や髄膜炎菌感染症など）を疑います．

⑫ [回帰性リウマチ]

20歳，女性．11年前より1カ月に1回ほどの頻度で有痛性の皮疹が足底に出現し，市販の消炎鎮痛剤にて1週間程度で改善していたが，5年前から肘，膝，手指の関節の腫脹と疼痛を伴うようになった．（嶋田聖子 ほか: 皮膚病診療 25: 29-32, 2003）

コメント 出没をくり返す関節炎と紅斑を来す疾患で，自然に治る場合と関節リウマチに移行する場合とがあります．皮膚科的には掌蹠に圧痛のある丸い紅斑が出没することがあります．手足にくり返す痛みを伴う丸い紅斑を見た時に鑑別の1つに入れます．

⑬ [腹痛・精巣痛を伴った結節性多発動脈炎]

27歳，男性．誘因なく右季肋部痛が出現し，近医にて腸管ガスの貯留を指摘された．補液，整腸剤の投与で症状はやや改善したが，右下腹部痛が残存した．その後，両下腿に圧痛を伴う紅色の皮疹が出現した．初診時，両下腿に小豆大

〜拇指頭大までの圧痛を伴う紅色の皮下結節が散在し，翌日には左精巣痛が出現した．臨床経過，病理組織，全身画像所見より，腹痛・精巣痛を伴った結節性多発動脈炎と診断した．（新島靖子 ほか: 皮膚臨床 56: 673-7, 2014）

コメント 皮膚型結節性多発動脈炎の皮膚症状としては皮斑（下腿の樹枝状，線状，稲妻状の紅斑）と浸潤を触れる紫斑（アナフィラクトイド紫斑様）が多いと思いますが，白人では結節性紅斑型（皮下のしこり型）が多いようです．

⑭［Subcutaneous Panniculitis-like T-cell Lymphoma］

40歳，女性．5週間前より背部の皮疹に気づいた．徐々に拡大してきた．5年前にも同様の症状が両上肢に出現し，他院で精査加療を受けたが原因は不明で陥凹性病変が残存した．当科初診時，右背部から正中を越えて皮下硬結，腫脹を，両下肢に圧痛，浸潤を伴う紅斑を認めた．LDH，フェリチンの著明な上昇，GOT，GPTの上昇，病理組織学的所見ではリンパ球の浸潤を主体としたlobular panniculitisの像を呈し，bean-bag cellを認めた．（香西伸彦 ほか: 西日皮膚 72: 106-10, 2010）

⑮［Calciphylaxis］

76歳，男性．慢性腎不全で血液透析中．続発性副甲状腺機能亢進症で副甲状腺摘出術および組織自家移植を受けている．大腿部の有痛性紫斑を認め，皮膚科を受診したが徐々に疼痛が増強し加療と疼痛コントロールのため入院した．
（渡邊成樹 ほか: 泌紀要 56: 597-600, 2010）

コメント 虫食い状あるいはアメーバ状の紫斑や紅斑で中心に痂皮や潰瘍を伴います．四肢末梢ではなく，体幹や大腿などの本来は血流が豊富な部位に発症します．強い痛みを伴うのが特徴で，「強い痛み＋紫斑や潰瘍」は血管の閉塞を意味します．塞栓や血管自体の炎症（血管炎）しかありません．Calciphylaxisを疑う組み合わせは，腎障害（透析中）＋非常に痛い＋体幹や四肢の線香花火の火花のような形の紫斑や潰瘍，です．単純X線1枚で診断できます．

まとめ

下腿の痛いしこりをみたときに危険な疾患を見逃さないポイント

・下痢……クローン病，エルシニアやサルモネラ感染症
・貧血……クローン病，潰瘍性大腸炎
・潰瘍……バザン硬結性紅斑，結節性多発動脈炎，Calciphylaxis
・膝や顔に瘢痕ケロイド様の数 mm 大の丘疹，結節＋/－眼がかすむ
……サルコイドーシス
・関節痛……サルコイドーシス，ベーチェット病，クローン病，マイコプラズマ
・高齢者や中南米・アジア出身者……結核
・1～2カ月以上状態（形）があまりかわらない板状の皮下結節＋周囲皮膚は正常
……悪性リンパ腫，深在性エリテマトーデス（患部および周囲皮膚に色素沈着がある場合はうっ滞性の脂肪織炎）
・手掌足底に1～2 cm 大の丸い皮疹をくり返す……回帰性リウマチ
・爪周囲の痛い紫色皮疹……動脈硬化に伴う末梢循環不全，塞栓血栓症
・関節リウマチ＋ MTX……薬剤性の悪性リンパ腫
・高熱＋ 3cm 大までの丸く少し盛り上がった水っぽい紅斑が数個
……Sweet 病，骨髄異形成症候群，ベーチェット病（しこりが1週間程度ですぐ治る）
・膵臓疾患……膵酵素による皮下脂肪融解
・小児＋ベーチェット病症状……Blau 症候群

31 下肢の皮膚潰瘍

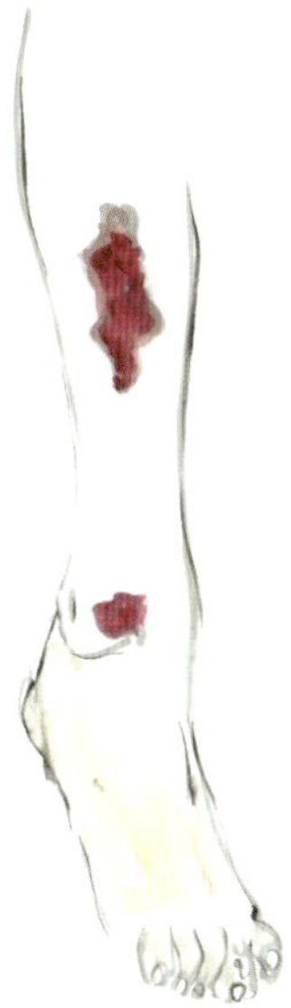

図 1

エピソード 30 歳代，女性．下腿の潰瘍をフィブラスト®スプレー，ゲーベン®クリーム，オルセノン®軟膏で治療されていたが難治であった．

Question

Q1	見逃してはいけない疾患は？
Q2	下腿の潰瘍でよくある疾患は？
Q3	診断上重要なポイントは？

Dr.Uhara's Advice

図１の病歴は医原性皮膚潰瘍です．３つの外用薬に共通して入っていたセタノールによる皮膚障害例です．

Answer

A1

見逃してはいけない疾患は？

外用薬による皮膚障害，血管炎，感染症（とくに真菌症，抗酸菌症），皮膚がんです．

A2

下腿の潰瘍でよくある疾患は？

静脈うっ滞に伴う下腿潰瘍です．

A3

診断上重要なポイントは？

以下の３つを考えます．

①潰瘍周囲の皮膚は正常か異常か？

②強い痛みやしびれはないか？

③潰瘍はどこにあるのか？

診断に至るラダー

Q「下肢の皮膚潰瘍の診断のポイントはなんですか？」

A「下肢以外の皮膚潰瘍（→p.165参照）と基本的には同じで，**治りにくい皮膚潰瘍には何か理由がある**と考えます．外用薬や消毒薬の皮膚障害（医原病：**図１**の症例），がん（がん細胞による正常組織の破壊），特殊な感染症（真菌症や抗酸菌症），血管の障害（動脈血が来ない，あるいは静脈うっ滞）を鑑別する必要があります」

Q「その他に気をつけるべきポイントはありますか？」

A「足底は加重部の感覚障害があると，潰瘍ができます．感覚鈍麻がないかチェックして，糖尿病と脊柱の障害の有無を聞く必要があります」

解説

よくある疾患

1 外用薬や消毒薬による皮膚障害

まず，2～3週間たっても治る傾向を示さない皮膚潰瘍をみた場合に考えるポイントは，診断か治療が間違っているかもしれないと認識することです．外傷性潰瘍は治癒速度に個体差はあっても，必ず軽快する傾向を示します．

まず，現在の処置法（外用薬や消毒薬）による皮膚障害を疑います．使用している外用薬をすべて中止します．原因検索にはパッチテストが有効です．創傷処置に用いる外用薬に共通に入っている成分にかぶれていることも少なくありません．

図2に示すような血行障害，感染症，がん，くり返す外傷などの背景因子がない単純な潰瘍は，適切な被覆さえ行っていれば，ワセリンのみでも治癒傾向を示します．

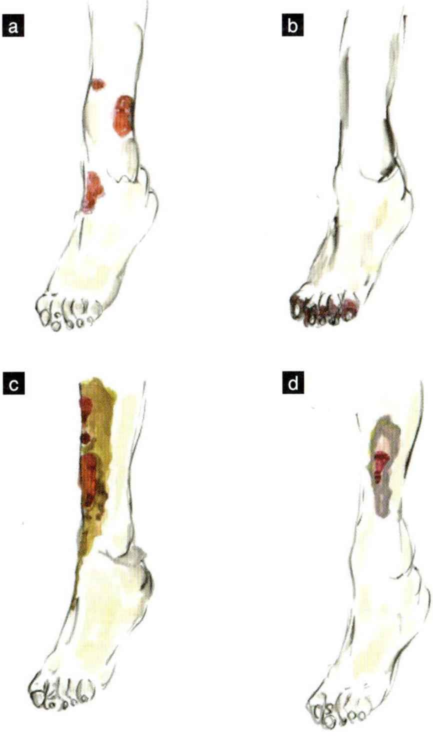

図2　代表的な足の潰瘍
a（潰瘍の周りの皮膚が正常）：動脈炎か医原性（薬剤性）か感染症か壊疽性膿皮症
b（趾先爪周囲の潰瘍）：末梢循環障害
c（色素斑を伴った下腿内側の潰瘍）：静脈うっ滞，医原性（かぶれ）
d（周囲に瘢痕を伴った潰瘍）：骨髄炎や熱傷瘢痕に発症した潰瘍（皮膚がん）

メモ1 細菌感染症の可能性が低い症候

① 細菌感染症自体で潰瘍化する可能性は低い

下腿は蜂窩織炎（ブドウ球菌）や丹毒（溶連菌）の好発部位でもあります．両方ともまずは片方の下腿の発赤と腫脹と痛みと全身の発熱で始まります．

これらの疾患で，短期間に中央部が潰瘍化することはありません．重症の壊死性筋膜炎であっても，紫斑，水疱，血疱は出ても，潰瘍が主体となることはありません

ただし，感染が治まったあとで，壊死組織が溶けて潰瘍化することはあります．さらに，臀部などの軟部組織が厚い部位では，皮下の感染症で多量の膿や分泌物がたまり，それが自壊して潰瘍化することはあります．

もともと抗菌外用薬に上皮化を促進する効果はありません．ゲンタシン軟膏で潰瘍が治らないので，バラマイシン軟膏に変更してみた，というような戦略に意味はないと思います．

② 下腿が両側性に赤く腫れた場合，細菌感染症の可能性は低い

また，両下肢に同時に細菌感染症がおきることも，重症糖尿病患者を除いて稀です．丹毒や蜂窩織炎は通常片側性です．

絶対に見逃してはいけない疾患

1 血管性の原因による潰瘍

使用している外用薬をすべて中止しても潰瘍が治らない場合には，静脈うっ滞や血管炎や血栓による血管性の原因がないか調べます．潰瘍周囲の皮膚の状態や痛みの有無が参考になります．

2 動脈炎，感染症，悪性腫瘍

血管性の原因が除外されたら，次に生検を検討します．生検の際は，HE用のホルマリン固定だけではなく，組織培養も提出します（細菌，真菌，抗酸菌）．これらの原因による皮膚潰瘍は，あたりまえのことですが，それぞれの原因に対する処置をしないと治りません．すなわち，静脈うっ滞には弾性ストッキングや包帯，血栓症には抗凝固療法，動脈炎には免疫抑制療法，感染症には抗菌薬，

悪性腫瘍は切除などといった処置です．抗潰瘍薬や陰圧閉鎖療法などは，原因を取り除いた後に上皮化のスピードを上げるために行う補助療法です．

メモ2 なぜ下腿には皮膚潰瘍ができやすいのか？

皮膚結節性多発動脈炎は皮膚の 0.1 ～ 0.2 mm 程度の太さの動脈壁が傷む疾患です．全身疾患ですから全身の皮膚に均一に症状が出てもいいわけですが，実際にはほとんど下腿から足にしか症状が出ません．これは皮膚結節性多発動脈炎だけではなく，皮膚の細い血管が障害される疾患すべてにいえることです．

根拠はありませんが，個人的には全身性の疾患においても，下肢といううっ滞（血液やリンパ液の滞り）がおきやすい状況が，自己抗体による攻撃や血栓形成を促進しているのではないかと思っています．したがって，下腿に皮疹が集中するほとんどすべての皮膚疾患は，それが静脈弁不全による疾患でなくても，弾性ストッキングが有効だと思っています．

鑑別のポイント

下腿より末梢の皮膚潰瘍の原因はきわめて多彩です．日常的に遭遇することの多い疾患を中心に診断上重要なポイントについて説明します．

1 潰瘍の周囲の皮膚は正常か異常か？

まず，潰瘍の周囲の皮膚が正常か異常かをみます．異常がある場合には①**色素沈着**，②**網状の紅斑（皮斑）**，③**瘢痕の有無**をチェックします．

◆ 1．色素沈着：静脈うっ滞

下肢の途中に皮膚潰瘍が突然できる場合に，もっとも多い疾患は静脈うっ滞による下腿潰瘍です（**図3**）．潰瘍の周囲に**広範囲に褐色の色素沈着**（ヘモジデリンとメラニン沈着が混じった汚い褐色調）と下腿（とくに内側）から足背にかけて**怒張した静脈や毛細血管拡張**，慢

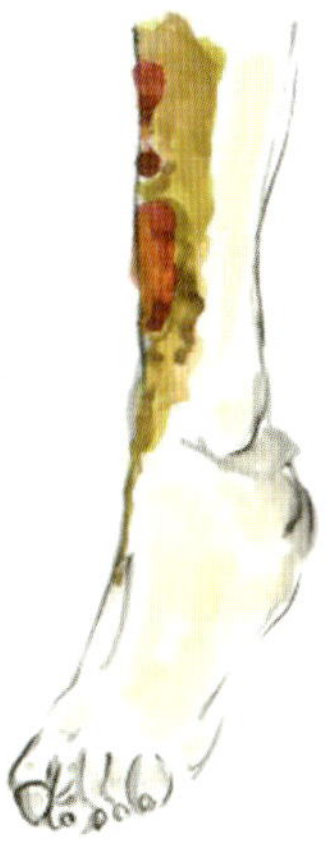

図3　静脈うっ滞による下腿潰瘍

性化すると瘢痕を伴います.

◆2. 網状の紅斑(皮斑)がある:塞栓症あるいは血管炎

潰瘍周囲の皮膚で観察しなければいけないもう1つの重要な所見は**皮斑**です. 具体的には**線状, 稲妻状, 枝状の紫がかった赤色の紅斑**です(**図4**). これは真皮と皮下脂肪の境界領域の動脈(太さ 0.1 ~ 0.2 mm)に閉塞があるときに認められる所見です. 動脈血の供給低下によって酸素分圧が下がり, チアノーゼをおこした状態がこのタイプの皮斑の正体と考えています. 血管閉塞の主な原因は塞栓か血管炎です. したがって潰瘍周囲に皮斑を認めた場合は十分な原因追及が必要であり, 生検が必須となります.

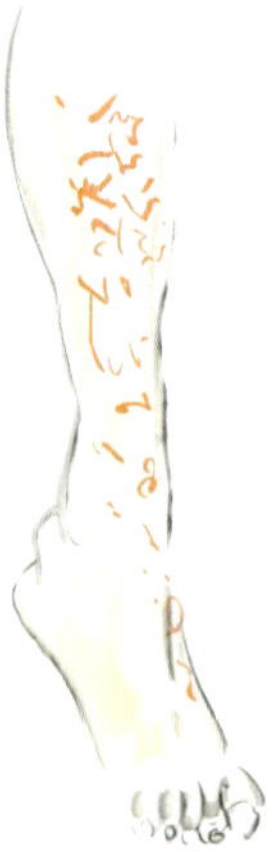

図4 潰瘍に網目状の紅斑を伴っていたら, 0.1 ~ 0.2 mm の細い動脈の閉塞(結節性多発動脈炎や抗リン脂質抗体症候群など)を疑います.

◆3. 瘢痕がある:悪性腫瘍, 肉芽腫症, 感染症

潰瘍の周囲に**瘢痕ケロイド**(熱傷, 外傷, 骨髄炎などの炎症後で角化を伴うことが多い)があれば有棘細胞がん(**図5**), 抗酸菌症, 特種な真菌症などの感染症を疑います. 表面皮膚は平滑だが茶色から黄色調で板状の硬結があれば, サルコイドーシスなどの肉芽腫症を疑います.

潰瘍型の有棘細胞がんは, すぐに植皮ができそうなほどに良好な肉芽面を呈していますので, 見た目で鑑別するのは危険です. 潰瘍周囲に瘢痕がある場合は, 基本的には生検が必要になります. 生検組織は HE 用のほかに, 抗酸菌と真菌の検出のための組織培養に分けて提出します. 専門医にまかせたほうがよいかもしれません.

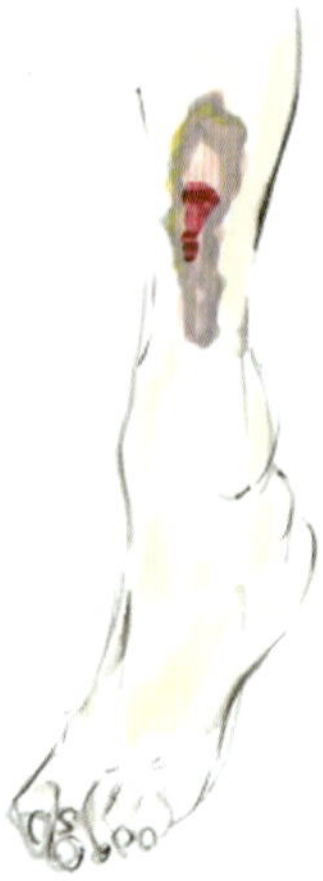

図5 骨髄炎や熱傷瘢痕に発症した潰瘍(皮膚がん)

◆4. 正常である:動脈炎による潰瘍, 壊疽性膿皮症, 薬剤性, 悪性腫瘍, 感染症など

潰瘍の周囲皮膚がほぼ正常である, あるいは潰瘍周囲を縁どる程度の紅斑の

みの場合は，皮下脂肪以深の太めの動脈炎による潰瘍，壊疽性膿皮症（**図6**），薬剤（ハイドロキノン，メトトレキサートなど），皮膚がん，抗酸菌症などを疑います．

壊疽性膿皮症は，境界明瞭で潰瘍辺縁では下掘れを伴うきたならしい感じがする潰瘍で，好中球が用もないのに集まってきて皮膚に障害をおこす疾患です（好中球性皮膚症）．好中球遊走能が亢進するリウマチ疾患や炎症性腸疾患，大動脈炎症候群，骨髄異形成症候群などに合併することがあります．

メトトレキサートによる潰瘍は，EBV関連の悪性リンパ腫が有名です．傷がきれいでも生検が必要です．メトトレキサートは関節リウマチで内服していることが多いと思いますが，関節リウマチは薬剤と関係なく皮膚の血管炎や壊疽性膿皮症を合併することがあるので，皮膚潰瘍の診察の際は必ず聞かなければいけない疾患です．

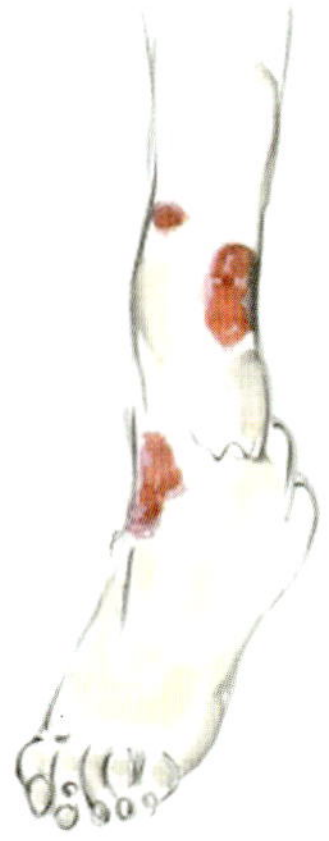

図6　潰瘍のまわりが正常の場合は，動脈炎か医原性か感染症か壊疽性膿皮症を疑う

2 強い痛みやしびれはないか？

◆ 1．痛みがある：血管炎，calciphylaxis

動脈が閉塞すると**強い痛み**が出現します．長期間の透析患者におきるcalciphylaxisは，血管壁へのカルシウム沈着による閉塞による皮膚潰瘍で，強い痛みと周囲に皮斑を伴うのが特徴です．

血管炎によって皮膚から皮下脂肪の動脈の閉塞がおきる疾患では**筋肉痛**（たぶん筋肉内の細い血管も詰まっている）を伴うことがあります．したがって紫斑や皮斑や皮膚潰瘍に筋肉痛を伴う場合も血管炎の存在を疑います．

◆ 2．しびれがある：血管炎（結節性多発動脈炎）

皮膚型の結節性多発動脈炎では四肢末梢のしびれ（末梢神経障害）を伴うことがあります．

3 潰瘍の部位

◆1．下腿内側の脛骨上：静脈うっ滞による皮膚炎

日常的にもっとも頻度が高い静脈うっ滞による皮膚潰瘍の好発部位は，大伏在静脈が走行する下腿内側の脛骨上です．

◆2．下腿外側や後面：血管炎，感染症，壊疽性膿皮症

下腿内側に皮膚の異常がなく，潰瘍が下腿の外側や後面にできている場合は血管炎や感染症や腫瘍や壊疽性膿皮症（好中球性皮膚症）を疑うサインの１つとなります．下腿外側から後面は下に筋肉が存在するため，本来血液の供給はよいはずです．そんな条件のよいところの皮膚が潰瘍化するというのは，何か尋常でない局所的な理由がそこにあるということです．

メモ3 皮膚潰瘍の原因検索のための血管造影の意義

皮膚潰瘍が血管に起因すると考えたときは，血管造影を行うことが多いと思います．

しかし個人的な経験では，動脈硬化やバージャー病などの四肢末端の趾が壊死になる疾患を除くと，下腿から足首に皮膚潰瘍をおこす皮膚の動静脈疾患では，血管造影で有益な情報がえられることは稀です．

その理由は，皮膚の潰瘍をおこす血栓や動脈炎の首座となる血管は真皮から皮下脂肪に存在し，その太さは最大でも0.1～0.2 mmと細いため，血管造影では映りにくいからです．したがって，皮膚潰瘍の診断のために生検が非常に重要な診断ツールとなります．

稀な疾患

生検しても原因がわからない時は，稀ですが以下のような原因が隠れていることがあります．

1）プロテインＡやＣの異常，先天性アンチトロンビンⅢ欠損症，glucose-6-phosphate dehydrogenase欠損症，高ホモシステイン血症．

2）クラインフェルター症候群，マルファン症候群．

メモ4 会話で鑑別する下腿から足の皮膚潰瘍

患者さん（電話越し）「下腿に潰瘍ができて治らないのですが……」

「潰瘍は下腿の内側にあって，周りにシミはありませんか？」
……Yesなら静脈うっ滞性皮膚炎

「潰瘍の周りの皮膚は正常だが痛みはありませんか？」「潰瘍から火焔や稲妻状に発赤が広がっていませんか？」
……Yesなら動脈炎か血栓をおこす全身疾患（危険な疾患）

「潰瘍はどのくらい前からありますか？」……1年以上治らない場合や，原因についてきちんとした説明がなされていなければ，血管以外に総合的に皮膚潰瘍の原因を診断できる医療機関を受診するように勧める．皮膚がんや真菌症，抗酸菌症，外用薬による皮膚障害，壊疽性膿皮症など，鑑別疾患が多数出てくる．生検が必要な場合が多い．

「潰瘍ができる前にやけどのあとのケロイドや慢性骨髄炎がありませんでしたか？」……Yesなら有棘細胞がんの可能性がある．

病歴紹介

① [セタノール含有の複数の外用薬で接触皮膚炎を来した 1 例]

39 歳, 女性. 低温熱傷による下腿潰瘍に対し, リドメックス® コーワクリーム, フィブラスト® スプレー, ゲーベン® クリーム, オルセノン® 軟膏による外用治療を受けていたが難治であった. 初診時, 熱傷部周辺に発赤腫脹および全身に瘙痒を伴う紅色丘疹を認めた. パッチテストでリドメックスコーワクリーム, ゲーベンクリームおよびオルセノン軟膏が陽性だった. 成分パッチテストで**セタノールが陽性**だった. (小猿恒志 ほか: 臨皮 66: 479-83, 2012)

コメント 著者らは「下腿潰瘍は外用薬による接触皮膚炎を併発することが多く, 難治化の原因となる. とりわけ基剤に対する感作が成立した場合は多数の薬剤が原因となりうるため, パッチテストが必須である」とコメントしています.

コメント 創傷用の外用薬の効果にそれほど差はありません. したがって, 難治性の潰瘍については原因を探すことが重要であり, 外用薬だけを変更しても解決しないことがあります.

② [ポビドンヨード液による皮膚潰瘍]

症例 1 46 歳, 男性. 右下腿切断断端部の水疱に対して約 2 カ月, イソジン消毒, カデックス軟膏で処置していたが潰瘍化した.

症例 2 72 歳, 男性. 包茎手術後にイソジンで自己消毒を約 1 カ月続けたところ同部が潰瘍化した. (久保田由美子 ほか: 西日皮膚 69: 375-81, 2007)

③ [ラノリンによる接触皮膚炎を伴った難治性下腿潰瘍]

41 歳, 男性. 左下腿の難治性皮膚潰瘍. パッチテストで, キュティセリンとアズノールの共通成分である精製ラノリンも陽性だった. (鶴見純也 ほか: 臨皮 60: 914-6, 2006)

④ [再発をくり返した足部潰瘍]

74 歳, 女性. 左足趾および足背の皮膚潰瘍再発により入院をくり返していた. 糖尿病, 高血圧による慢性心不全, 末梢動脈疾患を有しており, 脳梗塞, 静脈うっ滞性下腿潰瘍の既往がある. 日常生活はほぼ車椅子上で下肢下垂の状態で過ごしている. 仰臥位と下肢挙上を徹底したところ再発しなくなった. (田中摩弥 ほか: 西日皮膚 76: 335-9, 2014)

コメント とても教育的な報告です．もともとむくみやすく自力で体を動かすことが困難な高齢者が，日中車椅子に座りっぱなしの状態に置かれる環境は，エコノミークラス症候群をおこす状況と同じです．マンパワーが乏しい状況から完璧にケアすることは困難ですが，1時間に1回程度横にさせるか，弾性ストッキングを使用することが予防になるかと思います．

⑤［下腿の多発皮膚潰瘍から血管炎症候群が疑われた1例］

61歳，女性．半年前から両下腿に潰瘍が出現した．HbA1c 6.6%であり糖尿病性皮膚潰瘍として治療を開始したが，改善しなかった．血管炎を疑いPSLを投与したところ軽快した．病理組織所見は血管炎で矛盾しないものであった．経過中に関節リウマチと診断された．（口石倫太朗 ほか：整形外科と災害外科 63: 788-91, 2014）

コメント 原著の病歴には近くの皮膚科で8カ月間ゲーベン処置をされていたが治らないため紹介されたと記載されていました．また，潰瘍部分の生検像で血管壁の壊死像が認められたとのことです．詳細は不明ですが，潰瘍部では血管炎がなくても血管壁の変性を認めることがあるので，注意が必要です．

⑥［*Mycobacterium chelonae* 皮膚感染症］

57歳，女性．2カ月前から左Ⅲ趾背に皮膚潰瘍があり，1カ月前から下腿に硬結を触れる紅斑が出現し，一部に皮下膿瘍を伴ってきた．全身性エリテマトーデスでプレドニゾロン11 mg/日 内服中だった．膿瘍部の抗酸菌培養および菌体を用いたDNA分析で診断した．（筒井清広 ほか：石川県立中央病院医学誌 36: 47-8, 2014）

コメント 免疫不全状態の患者に突然皮下のしこりや潰瘍が出てきた場合は，抗酸菌症と真菌症を絶対に見逃さないような心構えが必要です．

⑦［関節リウマチ患者治療中に発症した壊疽性膿皮症］

73歳，女性．2年半前より時々下腿に疼痛を伴う紅斑が出現し，ステロイド外用で軽快していた．今回，下腿に出現した紅斑が熱感および疼痛を伴い急速に拡大し潰瘍化した．関節リウマチでメトトレキサートとインフリキシマブを併用していた．生検組織で診断した．インフリキシマブの中止とプレドニゾロン内服で上皮化した．（青笹尚彦 ほか: 皮膚臨床 56: 1427-31, 2014）

コメント 関節リウマチがある場合は，ほかに血管炎，クリオグロブリン血症，好中球性皮膚症，メトトレキサートによる潰瘍性リンパ腫，抗 TNF- α 抗体による免疫不全に発症した感染症などが鑑別としてあがります．

⑧［肝細胞癌再々術後に生じた膵逸脱酵素上昇を伴う皮下結節性脂肪壊死症］

64 歳，男性．総胆管内に発生した肝細胞癌再発に対する手術後に高熱と膵酵素値の上昇が持続し，下腿に 1 ～ 2cm 大の発赤を伴う皮下硬結が出現し，一部は自壊して潰瘍を形成してきた．下腿紅斑部の病理組織検査で ghost-like cell を伴う脂肪織の壊死を認めた．（倉沢友輔 ほか: 皮膚臨床 56: 1335-8, 2014）

⑨［Calciphylaxis］

72 歳，男性．1 年前より左下腿に疼痛を伴う潰瘍が出現し，一度治癒したが，両下腿に再発した．9 年間，糖尿病性腎不全で透析中だった．画像検査で全身の小動脈の石灰化による高度狭窄と閉塞所見を認めた．（片野あずさ ほか: 西日皮膚 76: 340-4, 2014）

コメント Calciphylaxis はほとんどすべてが長期の透析患者に発症し，強い痛みと潰瘍周囲の網目状紅斑が特徴です．

⑩［Peripheral T-cell Lymphoma］

87 歳，女性．右下腿に腫脹，発赤，皮膚潰瘍が出現し，近医で蜂窩織炎として治療したが改善しなかった．初診時，右下腿全体に著明な発赤，腫脹と表面に黄色壊死組織が固着した**不整形な虫食い状の潰瘍**を認めた．皮膚生検で診断した．（佐藤さゆり ほか: 西日皮膚 76: 105-8, 2014）

コメント 虫食い状の境界明瞭な潰瘍は潰瘍型の悪性リンパ腫の特徴です．鑑別は壊疽性膿皮症と血管炎と血栓症です．

⑪ [クリオグロブリン血症]

61 歳，女性．初診 1 年前より両下腿から足背にかけて**紫斑**が，1 カ月前から小潰瘍が出現してきた．初診時，下腿と足背に網状皮斑と大小の**打ち抜き潰瘍**を認めた．既往歴に B 型肝炎と関節リウマチがある．真皮全層の白血球破砕性血管炎を認め，IgG の混合型（Ⅱ型）クリオグロブリン血症とマクログロブリン血症と診断した．（松本考平 ほか: 臨皮 68: 223-8, 2014）

⑫ [ハイドロキシウレア® による下腿潰瘍]

85 歳，女性．両外顆の皮膚潰瘍．右外踝と，両側の踵骨隆起後面部に有痛性潰瘍を認め，外用療法で改善しなかった．本態性血小板血症に対してヒドロキシカルバミド（HU）を 1 年 6 カ月間投与中であった．（田村奈渚 ほか: 日本医科大学医学会雑誌 10: 13-5, 2014）

コメント 同剤による潰瘍は踵に好発します．10 年以上の内服後に突然潰瘍を発症した症例もあるため，内服期間にごまかされないように注意します．

⑬ [スポロトリコーシス]

自験例は透析患者の左足関節内踝部の難治性皮膚潰瘍として受診した．スポロトリコーシスはわが国の代表的な深在性皮膚真菌症である．（木村有太子 ほか: 皮膚病診療 35: 1069-72, 2013）

⑭ [リポイド類壊死症]

79 歳，女性．2 年前より両下腿前面に軽い痛み，痺れを伴う小紅斑が多発し，局面を形成し，潰瘍化した．2 回目の皮膚生検で診断できた．（西村景子 ほか: 皮膚の科学 11: 418-22, 2012）

⑮ [うっ滞性潰瘍に発生した有棘細胞癌]

72 歳，男性．**30 歳**ごろから両下腿静脈うっ滞性潰瘍で治療を受けていた．1 年前より**潰瘍部が隆起**したため剥削術を行ったが，再度隆起してきた．左下腿に 25 × 15cm の腫瘤と同側鼠径リンパ節の腫脹を認めた．腫瘍より動脈性出血を認めた．（山尾 健 ほか: Skin Cancer 27: 64-6, 2012）

コメント 20年以上続いている慢性の潰瘍（脊損患者の褥瘡や慢性骨髄炎など）については定期的に生検を行ったほうがよいと思います．臨床的には良質の肉芽面として認められ，早期病変を肉眼で判断することは困難です．

⑯［壊疽性膿皮症に類似した結節性臭素疹］

6歳，女児．明らかな誘因なく右下腿に紅色丘疹が出現し，ステロイド薬外用を行ったが悪化し，潰瘍を形成した．10カ月前より症候性てんかんで治療中である（臭化カリウム，フェノバルビタール，クロバザム）．初診時，右下腿前面に径5 cm大，辺縁不整の潰瘍がみられ，生検組織には真皮から脂肪織にかけて著明な好中球浸潤が認められた．血中臭化物濃度は中毒域以下であった．臭化カリウムの中止後，潰瘍はすみやかに上皮化し，2カ月後に治癒した．（古市 恵 ほか: 皮膚臨床 53: 73-5, 2011）

⑰［Klinefelter症候群に伴った難治性下腿潰瘍］

57歳，男性．初診の14年前に両下腿内踝部に皮膚潰瘍が出現した．潰瘍周囲には著明な色素沈着と皮膚萎縮・硬化と両下腿に静脈瘤があり，右大腿には静脈ストリッピング術による創痕があった．身長184cmで，声が高く，体毛は少なく，女性化乳房，両精巣萎縮を認めた．理解力不足，軽度の言語発達遅滞も感じられた．血清LH，FSH増加とテストステロン低下を認め，染色体検査で核型47，XXYを検出した．（藏岡 愛 ほか: 西日皮膚 71: 392-5, 2009）

コメント Klinefelter症候群の下腿潰瘍は有名です．同症候群の有病率は男性1,000人に1人ですからそれほど珍しい疾患ではありません．患者の特徴としておとなしい性格で膝下が非常に長い印象があります．

⑱［マルファン症候群に伴ううっ滞性下腿潰瘍］

数年の経過で両下腿にヘモジデリンの色調を持つ色素沈着を伴った難治性の皮膚炎をくり返し，同部位への外傷をきっかけに潰瘍を形成し，治療に抵抗性であった．母，祖父，叔母，従弟妹が同症である．（松村和子 ほか: 皮膚臨床 38: 151-4, 1996）

⑲［バザン硬結性紅斑］

43歳，女性．両下腿の皮膚潰瘍を伴う硬結病変．胸部X線では異常所見はみられなかったが，ツベルクリン反応は強陽性であり，母親に肺結核の既往があった．イソニアジド投与 6 カ月後に潰瘍は上皮化し，硬結も消褪した．（安田万理子 ほか: 皮膚病診療 29: 1051-4, 2007）

⑳［本態性血小板血症による潰瘍］

56 歳，男性．半年前から左足の疼痛，しびれを生じ，次第に悪化してきた．初診時，両下腿と両足趾の網状の紫紅色斑と左足趾のチアノーゼ様変化，潰瘍が認められた．血液検査にて血小板が著明に増加していた．（樋口睦美 ほか: 西日皮膚 76: 7-9, 2014）

コメント　物理的な血栓塞栓症はまず末梢の足趾先端に症状が出ます．

㉑［多発単神経炎を合併した皮膚型結節性動脈周囲炎］

48 歳，女性．両下肢の紫紅色斑，左足内踝の潰瘍を主訴に当科を受診した．両下腿のしびれを認め，軸索性ニューロパチーの所見がみられた．（馬場俊右 ほか: 皮膚臨床 56: 678-81, 2014）

コメント　皮膚の血管炎による潰瘍は末梢の趾ではなく途中にできます．

㉒［脊髄係留症に伴う足部潰瘍］

22 歳，男性．16 歳ごろから跛行，18 歳頃から内反凹足変形が出現し，初診の 1 年前から内踝，外踝，踵，足底に潰瘍が多発してきた．生下時から存在した腰仙部の皮下腫瘤を 4 歳時に摘出した．神経学的に両膝以下の知覚低下，下腿の筋力低下，アキレス腱反射の消失を認めた．MRI で第 3，4 腰椎の位置に脊髄係留症を認めた．（田村俊哉 ほか: 臨皮 48: 585-7, 1994）

コメント　脊髄障害の後に脊髄空洞症や脊髄係留症（硬膜の瘢痕による脊髄の係留）が発症することがあり，さまざまな神経症状を呈します．足の荷重部に難治性の潰瘍を認めた場合は必ず感覚低下の有無をチェックします．あれば糖尿病や脊髄疾患（二分脊椎，脊髄腫瘍，クモ膜炎，脊髄空洞症など）を疑います．

㉓［外傷性動静脈瘻］

58 歳，男性．50 歳ごろより両下腿に腫脹，硬結，色素沈着，さらに有痛性の小潰瘍が出現し，難治性であった．62 歳時，処置中に潰瘍底から大量の出血を来した．血管性雑音が確認された．（與田直美 ほか: 皮膚臨床 42: 2043-6, 2000）

㉔［強皮症］

33 歳，女性．5 年前から手指の腫脹，レイノー現象，半年前から左足趾に潰瘍が生じ，前医で足趾切断を提案されたが保存的治療を希望し当科を紹介された．（牧野 智ほか: 皮膚臨床 57: 19-22, 2015）

コメント　動脈硬化による末梢の循環不全や強皮症による指趾の壊死を，安易にデブリードマンしてはいけません．血行不良で壊死に陥っているのですから，まずは血行の改善に全力を尽くすべきです．血行が良くない状態でデブリードマンを行うと切断面がさらに壊死に陥り，壊死を拡大させてしまいます．

まとめ

局所の皮膚潰瘍をみたとき，重要な疾患を見逃さないためのポイント

- 1 カ月間何をやっても治らない……普通の潰瘍ではない．潰瘍の原因（基礎疾患）を探す．見つからなければ専門施設へ紹介する．
- ものすごく痛がる……血管炎（局所的な動脈閉塞による虚血）
- 潰瘍周囲に稲妻状，網目状，樹枝状の紅斑がある……血管炎か血栓症（局所的な動脈閉塞による虚血）
- 潰瘍が下腿前内側にあって，潰瘍周囲に褐色色素沈着（実際はヘモジデリン）がある……静脈うっ滞による潰瘍
- 潰瘍周囲に瘢痕ケロイドと一部に角化がある（数年以上潰瘍が出没していた．慢性骨髄炎が 10 年以上ある）……皮膚がん（有棘細胞がん）
- 潰瘍周囲に皮膚萎縮，色素沈着がある（数十年前に皮膚科で光治療を受けたことがあり，その後潰瘍が治らなかった）……慢性放射性皮膚炎にできた皮膚がん
- 70 歳以上の耳の前方，（はげている男性）の頭部に数 mm ～ 1cm 程度の不正なびらん潰瘍がある．一部に黄色い鱗屑や痂皮がついている……光線角化症（表皮内がん），基底細胞がん
- 爪がいつの間にかとけて赤くただれた……メラノーマ

索引 | Index

（五十音順）

皮膚科診断をきわめる

目を閉じて診る，もうひとつの診断学

2016 年 4 月 5 日　第 1 版第 1 刷発行

著　者　　宇原　久（うはら　ひさし）
発行人　　影山博之
編集人　　向井直人
（企画編集）　宇喜多具家
発行所　　株式会社 学研メディカル秀潤社
〒141-8414 東京都品川区西五反田 2-11-8
発売元　　株式会社 学研プラス
〒141-8415 東京都品川区西五反田 2-11-8
印刷・製本　株式会社 廣済堂

この本に関する各種お問い合わせ
【電話の場合】 ●編集内容については Tel. 03-6431-1211（編集部）
●在庫，不良品（落丁・乱丁）については Tel. 03-6431-1234（営業部）
【文書の場合】 〒141-8418　東京都品川区西五反田 2-11-8
学研お客様センター『皮膚科診断をきわめる　目を閉じて診る，もうひとつの診断学』係
【電子メールの場合】 info@shujunsha.co.jp（件名『皮膚科診断をきわめる　目を閉じて診る，もうひとつの診断学』にて送信ください）

●ショメイ：ヒフカシンダンヲキワメル　メヲトジテミルモウヒトツノシンダンガク

カバーデザイン　柴田真弘（有限会社アヴァンデザイン研究所）
DTP　株式会社 麒麟三隻館　　　編集協力　鳥越暁子